Atenção à
Saúde Cardiovascular do Idoso

Uma Abordagem Interdisciplinar

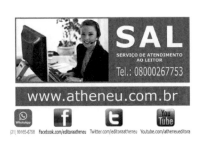

Atenção à Saúde Cardiovascular do Idoso

Uma Abordagem Interdisciplinar

Fernanda Marciano Consolim-Colombo

Ieda Biscegli Jatene

Lígia de Moraes Antunes Corrêa

Eugenia Velludo Veiga

Adriana Castello Costa Girardi

Vanessa Marques Ferreira

Nágila Raquel Teixeira Damasceno

Walmyr Ribeiro de Mello

Jennifer de França Oliveira Nogueira

Sandra dos Santos Cruz

Paula Vieira de Vincenzi Gaiolla

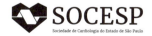 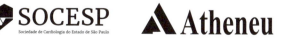

EDITORA ATHENEU

São Paulo	*Rua Avanhandava, 126 – 8° andar*
	Tel.: (11) 2858-8750
	E-mail: atheneu@atheneu.com.br
Rio de Janeiro	*Rua Bambina, 74*
	Tel.: (21) 3094-1295
	E-mail: atheneu@atheneu.com.br

CAPA: Equipe Atheneu
PRODUÇÃO EDITORIAL: MKX Editorial

Ilustração da Seção II: Eva Brasil.
Foto ilustrativa da Seção VII: Serviço de Documentação Científica da Escola de
Enfermagem de Ribeirão Preto da Universidade de São Paulo (EERP-USP).

CIP-BRASIL. CATALOGAÇÃO NA PUBLICAÇÃO
SINDICATO NACIONAL DOS EDITORES DE LIVROS, RJ

A885

Atenção à saúde cardiovascular do idoso : uma abordagem interdisciplinar / organização
Fernanda Marciano Consolim-Colombo ... [et al.] ; colaboração Acaris Benetti ... [et al.].
- 1. ed. - Rio de Janeiro : Atheneu, 2019.

Inclui bibliografia
ISBN 978-85-388-1000-1

1. Cardiologia geriátrica. 2. Sistema cardiovascular - Doenças - Diagnóstico. I.
Consolim-Colombo, Fernanda Marciano. II. Benetti, Acaris.

19-56778

CDD: 618.97612
CDU: 616.12-053.9

Leandra Felix da Cruz - Bibliotecária - CRB-7/6135
02/05/2019   02/05/2019

CONSOLIM-COLOMBO, F.M,; JATENE, I.B.; CORRÊA, L.M.A.; VEIGA, E.V.; GIRARDI, A.C.C.; FERREIRA,
V.M.; DAMASCENO, N.R.T.; MELLO, W.R.; NOGUEIRA, J.F.O.; CRUZ, S.S.; GAIOLLA, P.V.V.
Atenção à Saúde Cardiovascular do Idoso – Uma Abordagem Interdisciplinar – SOCESP.

©*Direitos reservados à Editora ATHENEU – São Paulo, Rio de Janeiro, 2019*

ORGANIZADORES

Fernanda Marciano Consolim-Colombo

Livre-Docente em Cardiologia pela Faculdade de Medicina da Universidade de São Paulo (FMUSP). Médica-Assistente do Instituto do Coração do Hospital das Clínicas da FMUSP (InCor-HCFMUSP). Coordenadora do Programa de Pós-Graduação em Medicina da Universidade Nove de Julho (UNINOVE). Diretora de Publicações da Sociedade de Cardiologia do Estado de São Paulo (SOCESP) (2018-2019).

Ieda Biscegli Jatene

Doutora em Medicina pela Faculdade de Medicina da Universidade de São Paulo (FMUSP). Coordenadora do Serviço de Cardiopatias Congênitas e Cardiologia Pediátrica do Hospital do Coração (HCor). Diretora Financeira da Sociedade de Cardiologia do Estado de São Paulo (SOCESP) (2018-2019).

Lígia de Moraes Antunes Corrêa

Docente do Departamento de Educação Física Adaptada da Faculdade de Educação Física da Universidade Estadual de Campinas (FEF-Unicamp). Doutora e Pós-Doutora em Ciências (Cardiologia) pela Faculdade de Medicina da Universidade de São Paulo (FMUSP). Pesquisadora Colaboradora da Unidade de Reabilitação Cardiovascular e Fisiologia do Exercício do Instituto do Coração do Hospital das Clínicas da FMUSP (InCor-HCFMUSP). Diretora do Departamento de Educação Física da Sociedade de Cardiologia do Estado de São Paulo (SOCESP) (2018-2019).

Eugenia Velludo Veiga

Professora Titular do Departamento de Enfermagem Geral e Especializada da Escola de Enfermagem de Ribeirão Preto da Universidade de São Paulo (EERP-USP). Diretora Executiva do Departamento de Enfermagem da Sociedade de Cardiologia do Estado de São Paulo (SOCESP) (2018-2019). Líder do Grupo Interdisciplinar de Pesquisa em Hipertensão Arterial (GIPHA). Área de Enfermagem Clínica em Cardiologia do Adulto e Idoso.

Adriana Castello Costa Girardi

Professora-Associada do Departamento de Cardiopneumologia da Faculdade de Medicina da Universidade de São Paulo (FMUSP). Pesquisadora do Laboratório de Genética e Cardiologia Molecular no Instituto do Coração do Hospital das Clínicas da FMUSP (InCor-HCFMUSP). Farmacêutica pela USP. Mestrado e Doutorado em Fisiologia Humana pela USP/Yale University. Pós-Doutorado na Yale University (EUA). Diretora Executiva do Departamento de Farmacologia da Sociedade de Cardiologia do Estado de São Paulo (SOCESP).

Vanessa Marques Ferreira

Especialista em Fisioterapia Cardiovascular pelo Instituto Dante Pazzanese de Cardiologia (IDPC). Especialista em Fisiologia do Exercício pela Universidade Federal de São Paulo (UNIFESP). Coordenadora Científica do Serviço de Fisioterapia do IDPC. Tutora do Programa de Residência em Cuidados Intensivos Adulto da UNIFESP. Coordenadora das Unidades de Terapia Intensiva (UTIs) da Disciplina de Anestesiologia, Dor e Terapia Intensiva.

Nágila Raquel Teixeira Damasceno

Doutora e Mestre. Diretora do Departamento de Nutrição da Sociedade de Cardiologia do Estado de São Paulo (SOCESP). Diretora da Divisão de Nutrição e Dietética do Hospital Universitário da Universidade de São Paulo (HU-USP). Docente do Curso de Nutrição Faculdade de Saúde Pública da USP (FSP-USP). Coordenadora de Projetos de Pesquisa e Extensão na Área de Nutrição, Metabolismo e Doenças Crônicas Não Transmissíveis.

Walmyr Ribeiro de Mello

Mestre em Ciências Médicas pela Faculdade de Medicina da Universidade de São Paulo (FMUSP). Professor Convidado da Pós-Graduação em Odontologia Hospitalar na Fundação Bauruense de Estudos Odontológicos e Faculdade de Odontologia de Bauru da Universidade de São Paulo (FUNBEO-FOBUSP). Diretor Executivo do Departamento de Odontologia da Associação Brasileira de Transplantes de Órgãos (ABTO). Coordenador da Equipe de Odontologia Hospitalar no Hospital Samaritano de São Paulo. Diretor Executivo do Departamento de Odontologia da Sociedade de Cardiologia do Estado de São Paulo (SOCESP) (2019).

Jennifer de França Oliveira Nogueira

Psicóloga pela Universidade de Taubaté (UNITAU). Especialista em Psicologia Clínica Hospitalar em Cardiologia pelo Instituto do Coração do Hospital das Clínicas da Faculdade de Medicina da Universidade de São Paulo (InCor-HCFMUSP) e pelo Conselho Federal de Psicologia (CFP). Diretora Executiva do Departamento de Psicologia da Sociedade de Cardiologia do Estado de São Paulo (SOCESP) (2018-2019). Psicóloga na Clínica Coração Vivo, em São José dos Campos – SP.

Sandra dos Santos Cruz

Graduada em Serviço Social pela Pontifícia Universidade Católica de São Paulo (PUC-SP). Especialista em Gestão de Políticas Públicas pela Faculdade Paulista de Serviço Social (FAPSS). Membro do Comite de Ética em Pesquisa do Hospital do Coração (HCor). Diretora Executiva do Departamento de Serviço Social da Sociedade de Cardiologia do Estado de São Paulo (SOCESP). Supervisora de Serviço Social na Associação de Assistência à Criança e ao Adolescente Cardíacos e os Transplantados do Coração (ACTC – Casa do Coração).

Paula Vieira de Vincenzi Gaiolla

Cardiopediatra e Cardiointensivista pelo Instituto do Coração do Hospital das Clínicas da Faculdade de Medicina da Universidade de São Paulo (InCor-HCFMUSP). Paliativista pelo Instituto Pallium Latinoamérica. Presidente do Grupo de Estudos de Cuidados Paliativos para o Cardiopata da Sociedade de Cardiologia do Estado de São Paulo (SOCESP). Coordenadora do Grupo de Cuidados Paliativos da Criança Cardiopata do InCor-HCFMUSP.

COLABORADORES

Acaris Benetti

Mestrando do Programa de Pós-Graduação em Ciências Médicas pela Faculdade de Medicina da Universidade de São Paulo (FMUSP). Bacharel em Ciências Biológicas pela Universidade Presbiteriana Mackenzie.

Adriana Araújo de Medeiros

Especialista em Psicologia Hospitalar pelo Instituto Central do Hospital das Clínicas da Faculdade de Medicina da Universidade de São Paulo (IC-HCFMUSP). Psicóloga Responsável pelos Serviços de Retaguarda e Pronto-Socorro do Instituto Dante Pazzanese de Cardiologia (IDPC). Integrante da Comissão de Cuidados Paliativos do IDPC. Membro do Departamento de Psicologia da Sociedade de Cardiologia do Estado de São Paulo (SOCESP) (2018-2019).

Alessandra Santos Menegon

Residência Multiprofissional em Prevenção e Terapêutica Cardiovascular pela Faculdade de Medicina da Universidade de São Paulo (FMUSP). Farmacêutica Clínica do Instituto do Coração do Hospital das Clínicas da FMUSP (InCor-HC-FMUSP).

Ana Carolina de Andrade Buhatem Medeiros

Especialista em Pacientes com Necessidades Especiais pelo Conselho Federal de Odontologia (CFO). Pós-Graduada em Odontologia Hospitalar pelo Hospital das Clínicas da Faculdade de Medicina da Universidade de São Paulo (HCFMUSP). Habilitação em Odontologia Hospitalar pelo Conselho Regional de Odontologia de São Paulo e CFO (CROSP/CFO). Cirurgiã-Dentista do Instituto Dante Pazzanese de Cardiologia (IDPC). Cirurgiã-Dentista Responsável pelo Serviço de Odontologia do Hospital Auxiliar de Cotoxó do HCFMUSP (HAC-HCFMUSP). Cirurgiã-Dentista Assistente da Área de Odontologia do Programa de Residência Multiprofissional em Saúde do Idoso em Cuidados Paliativos pelo HCFMUSP.

Ana Carolina Queiroz Godoy Daniel

Doutora em Ciências pela Escola de Enfermagem de Ribeirão Preto da Universidade de São Paulo (EERP-USP). Especialista em Enfermagem Clínica e Cirúrgica pela Escola Paulista de Enfermagem da Universidade Federal de São Paulo (EPE/UNIFESP). Diretora Científica do Departamento de Enfermagem da Sociedade de Cardiologia do Estado de São Paulo (SOCESP). Enfermeira do Hospital Israelita Albert Einstein (HIAE).

Ana Paula Chacon Ferreira

Psicóloga pela Universidade de São Paulo (USP). Aprimoramento Profissional em Psicologia Aplicada à Oncologia pela Universidade Estadual de Campinas (Unicamp). Mestrado em Psicologia Clínica pela USP. Psicóloga no Instituto do Coração do Hospital das Clínicas da Faculdade de Medicina da Universidade de São Paulo (InCor-HCFMUSP) .

Andressa Teoli Nunciaroni

Doutora em Ciências da Saúde na Área de Enfermagem e Trabalho pela Universidade Estadual de Campinas (Unicamp). Mestra em Ciências da Saúde pela Unicamp. Especialista em Saúde da Família e da Comunidade pelo Universidade Aberta do Sistema Único de Saúde/Universidade Federal de São Paulo (UnA-SUS/UNIFESP). Enfermeira da Estratégia de Saúde da Família na Prefeitura Municipal de Campinas.

Aparecida Maria Catai

Doutora em Ciências (Fisiologia) pela Universidade Estadual de Campinas (Unicamp). Pós-Doutorado no Laboratório de Fisiopatologia Cardiovascular da Università Degli Studi di Milano-Itália. Professora Titular do Departamento de Fisioterapia (DeFisio). Responsável pelo Laboratório de Fisioterapia Cardiovascular – Núcleo de Pesquisas em Exercício Físico do DeFisio. Docente do Curso de Graduação e dos Cursos de Pós-Graduação (Mestrado e Doutorado) em Fisioterapia da Universidade Federal de São Carlos (UFSCar).

Audrey Borghi Silva

Professora e Pesquisadora do Departamento de Fisioterapia da Universidade Federal de São Carlos (UFSCar). Coordenadora do Laboratório de Fisioterapia Cardiopulmonar da UFSCar. Pró-Reitora de Pós-Graduação em Fisioterapia da UFSCar. Pesquisadora Nível IB do Conselho Nacional de Desenvolvimento Científico e Tecnológico (CNPq). Mestre e Doutora pela UFSCar.

Camila Bertini

Fisioterapeuta graduada pela Universidade Federal de São Carlos (UFSCar). Aprimoramento em Exploração Funcional do Sistema Cardiovascular pelo Hospital das Clínicas da Faculdade de Medicina de Ribeirão Preto da Universidade de São Paulo (HC-FMRP-USP). Mestre em Clínica Médica – Investigação Biomédica pela FMRP-USP. Supervisora do Programa de Aprimoramento em Reabilitação Cardiovascular do HC-FMRP-USP. Supervisora do Estágio de Graduação de Fisioterapia em Cardiologia do Curso de Fisioterapia da FFMRP-USP.

Daniel Battacini Dei Santi

Graduação em Medicina e Residência de Clínica Médica pela Faculdade de Ciências Médicas da Universidade Estadual de Campinas (FCM-Unicamp). Especialização em Cardiologia pelo Instituto do Coração do Hospital das Clínicas da Faculdade de Medicina da Universidade de São Paulo (InCor-HCFMUSP). Título de Especialista em Cardiologia pela Sociedade Brasileira de Cardiologia (SBC). Especialização em Medicina Paliativa pelo Instituto Paliar. Médico-Assistente do Núcleo de Cuidados Paliativos do Hospital das Clínicas da Faculdade de Medicina da Universidade de São Paulo (HCFMUSP).

Daniela Regina Agostinho

Professora de Educação Física. Especialista em Condicionamento Físico voltado à Prevenção Cardiológica Primária e Secundária. Professora do Programa de Reabilitação Cardíaca da Unidade de Cardiologia do Exercício do Hospital Sírio-Libanês (HSL) e da Unidade de Reabilitação Cardiovascular e Fisiologia do Exercício do Instituto do Coração do Hospital das Clínicas da Faculdade de Medicina da Universidade de São Paulo (InCor-HCFMUSP). Colaboradora de Pesquisas Científicas na Unidade de Cirurgia Cardiovascular Infantil.

Douglas Roque Andrade

Professor do Curso de Educação Física e Saúde da Escola de Artes, Ciências e Humanidades da Universidade de São Paulo (EACH-USP). Professor do Programa de Pós-Graduação em Mudança Social e Participação Política da EACH-USP (PROMUSPP-EACH-USP). Mestre e Doutor em Saúde Pública pela Faculdade de Saúde Pública da USP (FSP-USP). Graduação em Educação Física. Integrante do Grupo de Estudos e Pesquisas Epidemiológicas em Atividade Física e Saúde da EACH-USP (GEPAF-EACH-USP). Pesquisador Colaborador do Centro de Estudos do Laboratório de Aptidão Física de São Caetano do Sul (CELAFISCS). Assessor Técnico-Científico do Programa Agita São Paulo.

Elaine Cristina Dalcin Seviero

Coordenadora/Assistente Social no Hospital do Coração da Associação Beneficente Síria (HCor). Graduada em Serviço Social pela Pontifícia Universidade Católica de São Paulo (PUC-SP). Especialista em Serviço Social em Hospital Público pela Universidade Federal de São Paulo (UNIFESP). Especialista em Benefícios Sociais pela PUC-SP. Membro da Diretoria Científica do Departamento de Serviço Social da Sociedade de Cardiologia do Estado de São Paulo (SOCESP).

Elaine Fonseca Amaral da Silva

Graduada em Serviço Social pela Pontifícia Universidade Católica de São Paulo (PUC-SP). Mestra em Serviço Social pelo Programa de Pós-Graduação em Serviço Social da Universidade Estadual Paulista "Júlio de Mesquita Filho" (UNESP). Doutora em Serviço Social pelo Programa de Pós-Graduação em Serviço Social da UNESP. Especialização em Serviço Social na Área da Cardiologia. Diretora do Serviço Social Médico do Instituto do Coração do Hospital das Clínicas da Faculdade de Medicina da Universidade de São Paulo (InCor-HCFMUSP). Supervisora do Curso de Aprimoramento Profissional de Serviço Social em Cardiologia do InCor-HCFMUSP. Supervisora do Programa de Residência Multiprofissional Prevenção e Risco Cardiovascular do InCor-HCFMUSP. Docente do Curso de Serviço Social da Universidade Nove de Julho (UNINOVE). Membro do Conselho do Suplemento da Revista da Sociedade de Cardiologia do Estado de São Paulo (SOCESP).

Eliane A. Castro

Mestranda em Educação pela Universidade São Francisco (USF) – Unidade Itatiba/SP. Bolsista da Coordenação de Aperfeiçoamento de Pessoal de Nível Superior (CAPES) (2018/2019). Professora Especialista do Centro Universitário de Itapira (UNIESI). Coordenadora do Curso de Serviço Social da UNIESI. Especialista em Serviços de Saúde e Administração Hospitalar pela Faculdade de Saúde Pública da Universidade de São Paulo (FSP-USP). Membro da Diretoria Científica do Departamento de Serviço Social da Sociedade de Cardiologia do Estado de São Paulo (SOCESP).

Fabiana S. Evangelista

Bacharel em Esporte na Escola de Educação Física e Esporte da Universidade de São Paulo (EEFE-USP). Mestre e Doutora em Ciência pelo Programa de Pós-Graduação em Biologia Molecular na Escola Paulista de Medicina da Universidade Federal de São Paulo (EPM/UNIFESP). Professora Livre-Docente da Escola de Artes, Ciências e Humanidades da Universidade de São Paulo (EACH-USP).

Fábio Luiz Coracin

Cirurgião-Dentista, Mestre em Clínica Médica pela Universidade Estadual de Campinas (Unicamp). Doutor em Odontologia pela Universidade de São Paulo (USP). Patologista Oral e Maxilofacial. Habilitado em Odontologia Hospitalar pelo Conselho Federal de Odontologia (CFO). Professor Doutor da Universidade Nove de Julho (UNINOVE). Membro da Equipe de Odontologia Hospitalar do Hospital Samaritano de São Paulo.

Fernanda Laporti Seredynskyj

Enfermeira pela Escola de Enfermagem de Ribeirão Preto da Universidade de São Paulo (EERP-USP). Especialista em Oncologia pelo Hospital do Câncer de Barretos – Fundação Pio XII. Doutoranda do Programa de Pós-Graduação em Enfermagem Fundamental em Saúde do Idoso pela EERP-USP. Enfermeira Assistencial no Centro de Referência em Saúde da Mulher de Ribeirão Preto. Membro do Núcleo de Pesquisa de Enfermagem Geriátrica e Gerontológica e da Liga Interdisciplinar de Cuidados Paliativos da EERP-USP.

Flávia De Conti Cartolano

Doutora e Mestre em Ciência na Área de Nutrição em Saúde Pública pela Faculdade de Saúde Pública da Universidade de São Paulo (FSP-USP). Especialista em Nutrição nas Doenças Crônicas não Transmissíveis pelo Hospital Israelita Albert Einstein (HIAE).

Flávia Rossi Caruso

Doutora em Fisioterapia Universidade Federal de São Carlos (UFSCar). Pós-Doutoranda pela UFSCar.

Francisco Luciano Pontes Júnior

Docente do Curso de Bacharelado e do Programa de Pós-Graduação em Gerontologia da Escola de Artes, Ciências e Humanidades da Universidade de São Paulo (EACH-USP). Doutor em Ciências pela Escola Paulista de Medicina da Universidade Federal de São Paulo (EPM/UNIFESP). Mestrado em Educação Física pela Escola de Educação Física e Esporte da Universidade de São Paulo (EEFE-USP). Especialista em Reabilitação Cardiovascular pelo Instituto do Coração do Hospital das Clínicas da Faculdade de Medicina da Universidade de São Paulo (InCor-HCFMUSP).

Frederico Buhatem Medeiros

Doutor em Patologia e Estomatologia Bucal pela Faculdade de Odontologia da Universidade de São Paulo (FOUSP). Mestre em Semiologia e Diagnóstico Bucal pela Universidade Paulista (UNIP). Especialista em Cirurgia e Traumatologia Bucomaxilofacial pela FOUSP. Especialista em Implantodontia pela Associação Paulista de Cirurgiões Dentistas (APCD). Habilitação em Odontologia Hospitalar pelo Conselho Regional de Odontologia de São Paulo e Conselho Federal de Odontologia (CROSP/CFO). Pós-Graduado em Odontologia ao Cardiopata pelo Instituto Dante Pazzanese de Cardiologia (IDPC). Diretor Científico do Departamento de Odontologia da Sociedade de Cardiologia do Estado de São Paulo (SOCESP). Segundo Tenente Bucomaxilofacial da Reserva do Hospital da Força Aérea de São Paulo. Membro da Equipe em Odontologia Hospitalar do Hospital Samaritano (EqOH). Membro Titular do Colégio Brasileiro de Odontologia Hospitalar e Intensiva (CBROHI). Membro do Comitê de Odontologia da Associação Brasileira de Hematologia, Hemoterapia e Terapia Celular (ABHH).

Gabriela Moura Chicrala

Mestre em Estomatologia pela Faculdade de Odontologia de Bauru da Universidade de São Paulo (FOB-USP). Doutoranda em Biologia Oral, Estomatologia, Radiologia e Imaginologia pela FOB-USP. Membro da Equipe de Odontologia Hospitalar do Hospital Estadual de Bauru (HEB). Aperfeiçoamento em Cirurgia Oral Menor pela Associação Paulista de Cirurgiões Dentistas (APCD-Bauru). Habilitação em Odontologia Hospitalar pela Fundação Bauruense em Estudos Odontológicos (FUNBEO). Membro Associado da Sociedade Brasileira de Estomatologia (SOBEP), Sociedade de Cardiologia do Estado de São Paulo (SOCESP) e Multinational Association of Supportive Care in Cancer (MASCC).

Gustavo Henrique Ferreira Gonçalinho

Nutricionista e Mestrando em Nutrição e Saúde Pública pela Faculdade de Saúde Pública da Universidade de São Paulo (FSP-USP).

Helen Duarte Lamberti

Farmacêutica pela Universidade Federal Fluminense (UFF). Residente Farmacêutica do Programa Assistência Farmacêutica Hospitalar e Clínica pela Faculdade de Medicina da Universidade de São Paulo (FMUSP). Membro do Grupo de Estudos de Cuidados Paliativos em Cardiologia da Sociedade de Cardiologia do Estado de São Paulo (SOCESP).

Ilka Custodio de Oliveira

Assistente Social do Tribunal de Justiça de São Paulo (TJSP). Docente da Faculdade Paulista de Serviço Social (FAPSS). Coordenadora do Grupo de Pesquisa sobre Envelhecimento da FAPSS. Doutora e Mestra em Serviço Social pela Pontifícia Universidade Católica de São Paulo (PUC-SP). Especialista em Gerontologia pela Universidade Federal de São Paulo (UNIFESP).

Jack Roberto Silva Fhon

Enfermeiro pela Escuela Academico Profesional de Enfermería de la Universidad Norbert Wiener. Mestre e Doutor em Ciências pela Escola de Enfermagem de Ribeirão Preto da Universidade de São Paulo (EERP-USP). Pós-Doutorando pela EERP-USP. Pesquisador do Núcleo de Pesquisa em Geriatria e Gerontologia da EERP-USP. Colaborador na Tutoria da Liga Interdisciplinar de Cuidados Paliativos da EER-USP.

Janbison Alencar dos Santos

Graduado em Farmácia e Bioquímica pela Universidade Paulista (UNIP). Residência Multiprofissional em Cuidados Intensivos do Adulto pela Universidade Federal de São Paulo (UNIFESP). Especialista em Farmácia Hospitalar e Clínica pelo Hospital das Clínicas da Faculdade de Medicina da Universidade de São Paulo (HCFMUSP). Farmacêutico Clínico do Hospital Beneficência Portuguesa de São Paulo (BP).

José Francisco Kerr Saraiva

Professor Titular da Disciplina de Cardiologia da Faculdade de Medicina da Pontifícia Universidade Católica de Campinas (PUC-Campinas). Diretor de Pesquisa do Instituto de Pesquisa Clínica de Campinas (IPECC). *Fellow* do American College of Cardiology (ACC) e da European Society of Cardiology (ESC). Vice-Presidente do Departamento de Aterosclerose da Sociedade Brasileira de Cardiologia (SBC) (2018-19). Presidente da Sociedade de Cardiologia do Estado de São Paulo (SOCESP) (2018-19).

Juliana Tieko Kato

Nutricionista. Doutoranda em Ciências da Saúde Aplicada à Cardiologia pela Universidade Federal de São Paulo (UNIFESP). Diretora Científica do Departamento de Nutrição da Sociedade de Cardiologia do Estado de São Paulo (SOCESP). Membro da Nutrição da Sociedade Brasileira de Cardiologia (SBC). Coautora da Atualização da Diretriz Brasileira da Dispilidemia e Prevenção da Aterosclerose (2017).

Karla Fabiana Begosso Sampaio da Fonseca Carbonari

Psicóloga. Enfermeira. Acadêmica de Medicina. Mestre em Medicina Preventiva e Social pela Universidade Estadual de Campinas (Unicamp). Psico-Oncologista e Especialista em Tanatologia. Coordenadora de Equipe de Cuidados Paliativos. Diretora Científica do Departamento de Psicologia da Sociedade de Cardiologia do Estado de São Paulo (SOCESP). Diretora do Conselho Editorial do Suplemento da Revista da SOCESP.

Larissa Ferreira dos Santos

Doutoranda no Programa de Cardiologia no Instituto do Coração do Hospital das Clínicas da Faculdade de Medicina da Universidade de São Paulo (InCor-HCFMUSP). Mestra em Ciências pela Escola de Educação Física e Esporte da Universidade de São Paulo. Especialista em Condicionamento Físico Aplicado à Prevenção Cardiológica Primária e Secundária pelo Instituto do Coração/Escola de Educação Permanente do HCFMUSP.

Leandro Campos de Brito

Licenciatura Plena em Educação Física pela Universidade Paulista (UNIP). Mestre em Ciências pelo programa de Educação Física da Escola de Educação Física e Esporte da Universidade de São Paulo (EEFE-USP). Doutor em Ciências pelo Programa de Educação Física da EEFE-USP. Pós-Doutorando no Laboratório de Hemondinâmica da Atividade Motora da EEFE-USP.

Levy Anderson Cesar Alves

Pós-Doutorando em Ciências Odontológicas pela Faculdade de Odontologia da Universidade de São Paulo (FOUSP). Doutor em Ciências Odontológicas pela FOUSP. Especialização em Informática Médica pela Escola Paulista de Medicina da Universidade Federal de São Paulo (EPM/UNIFESP). Especialização em Cirurgia pela Universidade Estadual de Campinas (Unicamp). Professor Titular das Disciplinas de Emergências Médicas, Farmacologia Clínica e Aplicada, Anestesiologia, Técnicas Cirúrgicas e Cirurgia e Traumatologia Buco-Maxilofacial na Faculdade de Odontologia da Universidade Paulista (FOUNIP). Professor-Assistente da Disciplina de Pacientes com Necessidades Especiais na Universidade Guarulhos (UnG). Professor no Curso de Especialização em Pacientes com Necessidades Especiais na FOUNIP. Professor Convidado nos Cursos de Aperfeiçoamento, Especialização, Mestrado e Doutorado na Faculdade São Leopoldo Mandic. Professor e Vice-Coordenador do Curso de Cirurgia Bucal para Pacientes com Comprometimentos Sistêmicos na Faculdade de Odontologia da Associação Paulista de Cirurgiões Dentistas (FAOA) – Vila Mariana. Membro da Diretoria Científica da Sociedade de Cardiologia do Estado de São Paulo (SOCESP). Graduado em Odontologia pela Faculdade de Odontologia de São José dos Campos da Universidade Estadual Paulista (UNESP).

Lilia Timerman

Doutora em Ciências da Saúde pela Faculdade de Medicina da Universidade de São Paulo (FMUSP). Mestre em Saúde Pública pela Faculdade de Saúde Pública da Universidade de São Paulo (FSPUSP). Especialista em Pacientes com Necessidades Especiais pelo Conselho Federal de Odontologia (CFO). Habilitação em Odontologia Hospitalar pelo Conselho Regional de Odontologia de São Paulo e CFO (CROSP/CFO). Diretora Científica da Sociedade de Cardiologia do Estado de São Paulo (SOCESP). Membro do Colégio Brasileiro de Odontologia Hospitalar e Intensiva (CBROHI). Cirurgiã-Dentista do Instituto Dante Pazzanese de Cardiologia (IDPC).

Linda Massako Ueno-Pardi

Docente da Escola de Artes, Ciências e Humanidades da Universidade de São Paulo (EACH-USP). Pós-Doutora em Ciências pela Faculdade de Medicina da Universidade de São Paulo (FMUSP). Doutora em Estudos Humanos e Meio Ambiente pela Universidade de Kyoto, Japão.

Lúcia Caruso

Nutricionista do Hospital Universitário da Universidade de São Paulo (HU-USP). Coordenadora Técnica da Equipe Multidisciplinar de Terapia Nutricional do HU-USP. Mestre em Nutrição Humana Aplicada pela Faculdade de Ciências Farmacêuticas da USP (FCF-USP). Especialista em Nutrição Clínica pelo Centro Universitário São Camilo (CUSC). Especialista em Nutrição Enteral e Parenteral pela Sociedade Brasileira de Nutrição Parenteral e Enteral (SBNPE). Membro do Departamento de Nutrição da Associação de Medicina Intensiva Brasileira (AMIB).

Luciana Kusumota

Enfermeira. Professora Doutora da Escola de Enfermagem de Ribeirão Preto da Universidade de São Paulo (EERP-USP). Pós-Doutorado pela University of Alberta, Canadá. Membro do Núcleo de Pesquisa Genética e Gerontológica da EERP-USP (NUPEGG-EERP-USP). Pesquisadora na Área de Saúde do Idoso e Enfermagem em Nefrologia.

Luciene de Oliveira

Nutricionista Clínica do Hospital São Paulo da Escola Paulista de Medicina da Universidade Federal de São Paulo (EPM/UNIFESP). Especialização em Nutrição em Saúde Pública pela EPM/UNIFESP. Especialista em Nutrição em Cardiologia pela Sociedade de Cardiologia do Estado de São Paulo (SOCESP). Especialista em Nutrição Clínica pela Associação Brasileira de Nutrição (ASBRAN).

Luís Henrique Gowdak

Médico-Assistente do Laboratório de Genética e Cardiologia Molecular e da Unidade Clínica de Coronariopatia Crônica e Coordenador Clínico do Núcleo de Estudos e Pesquisa em Angina Refratária (NEPAR) do Instituto do Coração do Hospital das Clínicas da Faculdade de Medicina da Universidade de São Paulo (InCor-HCFMUSP). Doutor em Cardiologia pela FMUSP. Professor-Colaborador da FMUSP. *Fellow* da Sociedade Europeia de Cardiologia.

Marcia Maria Godoy Gowdak

Nutricionista da Escola Vera Cruz. Nutricionista Doutora em Ciências pela Faculdade de Medicina da Universidade de São Paulo (FMUSP). Docente do Programa de Pós-Graduação *lato sensu* em Cardiologia do Hospital Israelita Albert Einstein (HIAE).

Marcus Vinicius Lúcio dos Santos Quaresma

Nutricionista pelo Centro Universitário São Camilo (CUSC). Especialista em Nutrição Esportiva pela FAPES e em Fisiologia do Exercício Aplicada à Clínica pela Universidade Federal de São Paulo (UNIFESP). Mestre em Ciências pela UNIFESP. Doutorando em Nutrição em Saúde Pública pela Universidade de São Paulo (USP). Membro do Grupo de Estudos em Nutrição, Atividade Física e Processos de Envelhecimento. Docente do Curso de Nutrição do Centro Universitário São Camilo (CUSC). Membro da Associação Brasileira de Nutrição Esportiva (ABNE).

Maria Barbosa da Silva

Pesquisadora Científica V. Assistente Social do Instituto Dante Pazzanese de Cardiologia (IDPC). Doutora em Serviço Social pela Pontifícia Universidade Católica de São Paulo (PUC-SP). Mestre em Serviço Social pela Faculdade de História, Direito e Serviço Social da Universidade Estadual Paulista (FHDSS-UNESP), Franca, SP. Mestre em Administração de Serviços de Saúde pelo Centro Universitário São Camilo (CUSC). Especialista em Saúde Pública pela Faculdade de Saúde Pública da Universidade de São Paulo (FSP-USP). Especialista em Política Social pela Universidade de Brasília (UnB). Membro do Conselho do Suplemento da Revista da Sociedade de Cardiologia do Estado de São Paulo (SOCESP). Membro da Diretoria Científica do Departamento de Serviço Social da SOCESP.

Maria Keiko Asakura

Especialista em Terapia Intensiva pela Escola de Enfermagem da Universidade de São Paulo (EEUSP). Especialista em Pediatria pela Escola Paulista de Enfermagem da Universidade Federal de São Paulo (EPE/UNIFESP). Secretária do Departamento de Enfermagem da Sociedade de Cardiologia do Estado de São Paulo (SOCESP). Enfermeira do Hospital do Coração da Associação Beneficente Síria (HCor).

Maria Urbana Pinto Brandão Rondon

Docente do Departamento de Biodinâmica do Movimento do Corpo Humano da Escola de Educação Física e Esporte da Universidade de São Paulo (EEFE-USP). Coordenadora do Laboratório de Controle Autonômico da Circulação da EEFE-USP. Doutora em Educação Física pela EEFE-USP.

Mariana Dolce Marques

Mestra em Ciências da Saúde pela Universidade Estadual de Campinas (Unicamp). Enfermeira pela Faculdade de Medicina de Marília (FAMEMA). Especialista em Urgência e Emergência pela Pontifícia Universidade Católica de Campinas (PUC-Campinas). Especialista em Preceptoria no Sistema Único de Saúde (SUS) pelo Instituto de Ensino e Pesquisa do Hospital Sírio-Libanês (IEP-HSL). Instrutora do Curso de Suporte Avançado de Vida em Cardiologia da American Heart Association (ACLS-AHA).

Michel Silva Reis

Doutor em Fisioterapia pela Universidade Federal de São Carlos (UFSCar). Líder do Grupo de Pesquisa em Avaliação e Reabilitação Cardiorrespiratória (GECARE). Professor do Departamento de Fisioterapia e dos Programas de Pós-Graduação em Cardiologia e Educação Física (Nível Mestrado e Doutorado) da Universidade Federal do Rio de Janeiro (UFRJ).

Natan Daniel da Silva Junior

Graduado em Educação Física pelas Faculdades Integradas São Pedro (FAESA). Especialista em Condicionamento Físico Aplicado à Reabilitação Cardíaca pelo Instituto do Coração do Hospital das Clínicas da Faculdade de Medicina da Universidade de São Paulo (InCor-HCFMUSP). Mestre e Doutor em Ciências pela FMUSP. Diretor Científico do Departamento de Educação Física e Esporte da Sociedade de Cardiologia do Estado de São Paulo (SOCESP) (2018-2019). Especialista de Laboratório da Escola de Educação Física e Esporte da Universidade de São Paulo (EEFE-USP). Docente da Universidade Ibirapuera.

Paulo Sérgio da Silva Santos

Professor-Associado do Departamento do Departamento de Cirurgia, Estomatologia, Patologia e Radiologia da Faculdade de Odontologia de Bauru da Universidade de São Paulo (FOBUSP). Professor Permanente do Programa de Pós-Graduação em Ciências Odontológicas Aplicadas da FOBUSP. Mestre e Doutor em Patologia Bucal pela FOUSP. Especialista em Odontologia para Pacientes com Necessidades Especiais pelo Conselho Federal de Odontologia (CFO). Habilitado em Odontologia Hospitalar pelo CFO. Pós-Graduado em Cirurgia Oral Menor pela Universidade Camilo Castelo Branco (Unicastelo). Bolsista de Produtividade do Conselho Nacional de Desenvolvimento Científico e Tecnológico (CNPq). Diretor Científico do Departamento de Odontologia da Sociedade de Cardiologia do Estado de São Paulo (SOCESP).

Rafael Trevizoli Neves

Psicólogo pela Universidade de São Paulo (USP). Especialista em Psicologia Hospitalar pelo Instituto Central do Hospital das Clínicas da Faculdade de Medicina da Universidade de São Paulo (IC-HCFMUSP). Diretor Científico do Departamento de Psicologia da Sociedade de Cardiologia do Estado de São Paulo (SOCESP) (2018-2019). Psicólogo Hospitalar no Hospital do Coração (HCor) na Unidade de Terapia Intensiva, no Serviço de Cuidados Paliativos e Programa de Artroplastias.

Rafaela Batista dos Santos Pedrosa

Doutora e Mestre em Ciências da Saúde pela Faculdade de Enfermagem da Universidade Estadual de Campinas (Unicamp). Especialista em Enfermagem em Cardiologia pelo Instituto do Coração do Hospital das Clínicas da Faculdade de Medicina da Universidade de São Paulo (InCor-HCFMUSP) . Diretora Científica do Departamento de Enfermagem da Sociedade de Cardiologia do Estado de São Paulo (SOCESP). Professora Titular do Curso de Graduação em Enfermagem da Universidade Paulista (UNIP). Enfermeira da Organização de Procura de Órgãos da Unicamp. Instrutora do Curso de Suporte Avançado de Vida em Cardiologia da American Heart Association (ACLS-AHA).

Raquel D'Aquino Garcia Caminha

Mestranda em Estomatologia pela Faculdade de Odontologia de Bauru da Universidade de São Paulo (FOBUSP). Especialista em Implantodontia pelo P-I Branemark Institute. Habilitação em Odontologia Hospitalar pela Fundação Bauruense em Estudos Odontológicos (FUNBEO). Habilitação em Laserterapia pela Faculdade São Leopoldo Mandic. Membro da Equipe de Odontologia Hospitalar do Hospital Estadual de Bauru. Pós-Graduação *lato sensu* em Periodontia pelo Instituto de Ensino Odontológico (IEO). Membro Associado da Sociedade Brasileira de Estomatologia (SOBEP). Membro Associado da Sociedade de Cardiologia do Estado de São Paulo (SOCESP).

Regina Helena Marques Pereira

Mestre em Nutrição na Área de Ciências do Envelhecimento pela Universidade São Judas Tadeu (USJT). Residência em Cardiologia pelo Instituto Dante Pazzanese de Cardiologia (IDPC). Especialista em Nutrição nas Doenças Crônicas Não Transmissíveis pelo Hospital Israelita Albert Einstein (HIAE).

Ricardo Tavares de Carvalho

Médico Cardiologista e Intensivista com Área de Atuação em Medicina Paliativa pela Associação Médica Brasileira (AMB). Doutor em Ciências e Professor-Colaborador do Departamento de Clínica Médica na Área de Geriatria pela Faculdade de Medicina da Universidade de São Paulo (FMUSP). Coordenador do Núcleo Técnico-Científico em Cuidados Paliativos do Hospital das Clínicas da FMUSP (HCFMUSP). Supervisor da Residência Médica de Medicina Paliativa do HCFMUSP. Vice-Supervisor da Residência Multiprofissional em Saúde do Idoso e Cuidados Paliativos do HCFMUSP. Diretor do Instituto Paliar.

Ronaldo Fernandes Rosa

Professor de Cardiologia da Faculdade de Ciências Médicas da Santa Casa de São Paulo (FCMSCSP). Mestrado pela FCMSCSP. Membro da Diretoria da Sociedade de Cardiologia do Estado de São Paulo (SOCESP) (2017-2018). Ex-Presidente do Departamento de Cardiogeriatria da Sociedade Brasileira de Cardiologia (SBC) (2006-2007).

Rosalina Aparecida Partezani Rodrigues

Enfermeira pela Escola de Enfermagem de Ribeirão Preto da Universidade de São Paulo (EERP-USP). Mestra, Doutora e Livre-Docente de Enfermagem pela EERP-USP. Professora Titular na EERP-USP. Especialista em Gerontologia pela Sociedade Brasileira de Geriatria e Gerontologia (SBGG). Coordenadora do Núcleo de Pesquisa em Geriatria e Gerontologia da EERP-USP. Tutora da Liga de Cuidados Paliativos da EERP-USP.

Solange Guizilini

Doutora em Ciências pelo Programa de Cardiologia da Universidade Federal de São Paulo (UNIFESP). Professora Associada da Graduação e Pós-Graduação da UNIFESP. Vice-Coordenadora e Tutora do Programa de Residência Multiprofissional em Cardiologia da UNIFESP. Diretora Científica do Departamento de Fisioterapia da Sociedade de Cardiologia do Estado de São Paulo (SOCESP).

Stéphanie de Souza Costa Viana

Farmacêutica pela Universidade São Judas Tadeu (USJT). Especialista em Assistência Farmacêutica Hospitalar e Clínica pelo Hospital das Clínicas da Faculdade de Medicina da Universidade de São Paulo (HCFMUSP). Vice-Coordenadora do Grupo Técnico de Cuidados Farmacêuticos ao Idoso do Conselho Regional de Farmácia do Estado de São Paulo (CRF-SP). Mestranda em Ciências Médicas, Educação e Saúde, com ênfase no Cuidado ao Idoso, pela FMUSP.

Valéria Papa

Mestre em Ciências da Saúde pela Faculdade de Medicina de Ribeirão Preto da Universidade de São Paulo (FMRP-USP). Membro Colaborador do Laboratório de Fisiologia do Exercício da Divisão de Cardiologia do Hospital das Clínicas da FMRP-USP. Membro do Departamento de Fisioterapia da Sociedade de Cardiologia do Estado de São Paulo (SOCESP).

Vanessa Santos Sallai

Enfermeira Especialista em Cardiologia pela Universidade Federal de São Paulo (UNIFESP). Supervisora de Enfermagem do Instituto do Coração do Hospital das Clínicas da Faculdade de Medicina da Universidade de São Paulo (InCor-HCFMUSP). Diretora Científica do Departamento de Enfermagem da Sociedade de Cardiologia do Estado de São Paulo (SOCESP).

Vera Lúcia dos Santos Alves

Mestrado em Gerontologia pela Pontifícia Universidade Católica de São Paulo (PUC-SP). Doutorado e Pós-Doutorado em Ciências da Saúde pela Faculdade de Ciências Médicas da Santa Casa de São Paulo (FCMSCSP). Professora-Adjunta da FCMSCSP e da Universidade de Mogi das Cruzes (UMC). Coordenadora do Serviço de Fisioterapia da SCSP. Diretora Científica do Departamento de Fisioterapia da Sociedade de Cardiologia do Estado de São Paulo (SOCESP).

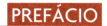

PREFÁCIO

Fernanda Marciano Consolim-Colombo
Ieda Biscegli Jatene

É com grande satisfação que apresentamos o livro *Atenção à Saúde Cardiovascular do Idoso – Uma Abordagem Multidisciplinar – SOCESP*. Este volume representa uma importante contribuição para a área de Gerontologia e será, com certeza, referência para todos os profissionais que atuam e pretendem atuar nessa importante área. A importância do tema é clara. O envelhecimento populacional traz consigo uma grande carga de doenças crônicas degenerativas e, dentre elas, as doenças cardiovasculares têm alta prevalência. Diferente das publicações disponíveis, este livro apresenta uma visão integrada de todos os aspectos do cuidado do idoso, com especial foco no acompanhamento das alterações cardiovasculares. A construção dos tópicos abordados no livro foi realizada de maneira primorosa, em reuniões com a participação de todos os organizadores, com o objetivo de escolher os pontos mais importantes que deveriam ser contemplados dentro de cada área de atuação. Além disso, considerando-se a aplicação correta da interdisciplinaridade, optou-se pela participação conjunta de profissionais com formações complementares na construção de vários capítulos. Os oito Departamentos da Sociedade de Cardiologia do Estado de São Paulo (SOCESP) e o Grupo de Estudos trabalharam com afinco para produzir um excelente material, com grande embasamento nas evidências científicas atuais, com uma apresentação prática e de modo muito didático. Destacamos os principais temas:

- Direito à saúde e os aspectos multidimensionais da assistência ao idoso;
- Saúde mental do paciente idoso, a mudança de papéis na sua família e a importância do bem-estar emocional dos cuidadores;
- Uso de polifármacos e estratégias para seu manejo;
- Aspectos nutricionais para prevenção de doenças cardiovasculares, o manejo nutricional do idoso frágil e do idoso em ambiente hospitalar;
- Promoção da saúde por meio da atividade física, a estratificação do risco cardiovascular para a prática de exercícios físicos e a reabilitação cardiovascular durante uma internação hospitalar e em atendimento domiciliar assistido;
- Importância de estratégias para prevenção primária e promoção da saúde cardiovascular;
- Saúde bucal do idoso;
- Aspectos multidimensionais dos cuidados paliativos nos idosos cardiopatas.

A leitura deste livro se tornará, com certeza, referência na área de cuidados ao idoso cardiopata. Parabéns à Diretoria da SOCESP, que não mediu esforços para promover a produção deste importante material científico.

São Paulo, Abril de 2019

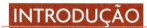

ENVELHECIMENTO SAUDÁVEL

José Francisco Kerr Saraiva
Ronaldo Fernandes Rosa

A população mundial vem apresentando tendência ao envelhecimento de 71,4 anos, confirmada por estudos populacionais e expectativa de vida global da Organização Mundial de Saúde (OMS).[1] No Brasil, dados do Instituto Brasileiro de Geografia e Estatística (IBGE) confirmam essa tendência, com estimativa de que, em 2050, a população idosa representará cerca de 30% da população total. Na cidade de São Paulo, cerca de 12% da população é composta de idosos.[2] Mesmo para o idoso, a expectativa de vida em nossa população merece destaque, pois quem chega aos 75 anos ainda tem uma expectativa de vida de mais oito anos. Em torno de 42% ultrapassarão os 80 anos.[3] Nesse contexto, o estudo das doenças cronicodegenerativas deve ser expandido continuamente, com o objetivo de proporcionar avanços que possam contribuir para a melhora da saúde de nossa população.

O envelhecimento de uma sociedade exige uma série de ações, com o objetivo de acolher e cuidar bem do idoso, incluindo ações de seguridade social, legislativas e da área de saúde, de modo que não só a família, mas a sociedade como um todo, sinta-se responsável pelo acolhimento e cuidado responsável de quem chegou à terceira idade. Espera-se que o idoso tenha não só capacidade física para desenvolver suas atividades, mas também capacidade intelectual e inserção social. Nesse contexto, através do trabalho de várias entidades de saúde, assistência social e defesa dos direitos dos idosos no Brasil, em 1994 foi divulgada a "Política Nacional do Idoso", que culminou em 2003 no "Estatuto do Idoso" (Lei 10.741, em 1º de outubro de 2003), com o objetivo de resguardar direitos fundamentais das pessoas com idade superior a 60 anos. O estatuto trouxe proteção jurídica para os idosos, bem como benefícios em programas habitacionais, educacionais, descontos em atividades culturais e direitos na área da saúde, incluindo a saúde suplementar.[4]

O envelhecimento, além do desafio social em si, é um desafio ao sistema de saúde, pois em decorrência do aumento da expectativa de vida o número de pacientes que usam serviços de saúde aumenta de maneira significativa. Estudo do Ministério da Saúde descreve que 75% dos idosos usam exclusivamente o SUS, destacando o enorme papel social que nosso sistema de saúde representa.[5] O Ministério da Saúde (MS) publicou, em 2014, o documento "Diretrizes para o cuidado das pessoas idosas no SUS: proposta de Modelo de Atenção Integral", com o objetivo de orientar a organização do cuidado ofertado à pessoa idosa no âmbito do SUS, potencializando as ações já desenvolvidas e propondo estratégias para fortalecer a articulação, a qualificação do cuidado e a ampliação do acesso da pessoa idosa aos pontos de atenção das Redes de Atenção à Saúde. Mais recentemente, foi publicado pelo MS a "Linha de Cuidado para Atenção Integral à Saúde da Pessoa Idosa no Sistema Único de Saúde – SUS" demonstrando a importância do tema nos últimos anos.

Para que a sociedade tenha uma população idosa saudável, é necessário que se invista em programas de promoção de saúde desde a infância, cultivando hábitos de vida saudáveis que resultarão em idosos com menos doenças, o chamado envelhecimento "bem-sucedido". Todavia, nessa população, o número de comorbidades é elevado, bem como o uso de muitos medicamentos, a chamada "polifarmácia". Além do excesso de medicalização, faltam profissionais capacitados na atenção primária. Nesse contexto, a prescrição de exames e as intervenções terapêuticas (de resultados nem sempre efetivos) devem ser muito bem avaliadas nessa faixa etária. A divulgação do conhecimento, a formação de profissionais capacitados e políticas de saúde com foco em custo/efetividade nas intervenções são fundamentais para que todos os idosos tenham atendimento com qualidade. Além disso, políticas voltadas para a estruturação da rede com política de humanização, desospitalização e capacitação de cuidadores (inclusive a família) devem fazer parte do planejamento estratégico para as próximas décadas, qundo o envelhecimento populacional será um grande desafio.

O envelhecimento humano se processa de maneira desigual, influenciado por fatores genéticos (mais importantes nas primeiras décadas) mas, quando considerado o idoso em si, a influência dos fatores ambientais e do estilo de vida ao longo de décadas são predominantes. O papel da genética na biologia celular do envelhecimento é bastante complexo e alvo de intensos estudos de fisiopatologia e controle celular de várias funções em si, e seu estudo torna-se fascinante com a perspectiva atual de aplicabilidade desses conceitos. Todavia, envolve entendimento da regulação da telomerase, da ação de organelas celulares e degradação de proteínas no citoplasma e merece atenção em toda ação em que se queira avaliar os aspectos celulares do envelhecimento.[6] Alguns autores incluem o processo inflamatório como fator importante, que diminui a longevidade.[7]

O envelhecimento "bem-sucedido" é um conceito amplo e que envolve aspectos biológicos bastante distintos quando se atinge décadas mais avançadas. Nesse contexto, além de aspectos físicos, fatores sociais e culturais podem ser incluídos no conceito, com o objetivo de entender a velhice como uma fase da vida que pode agregar bem estar e qualidade de vida, que está intimamente ligada ao curso individual e acumulado ao longo da vida. Podemos, ainda, incluir fatores como autonomia percebida, integração social, prazer da dieta, estabilidade financeira e espiritualidade, que fazem parte da maioria do cotidiano dos idosos. De acordo com a Organização Mundial de Saúde, o desafio será viver mais e de maneira saudável, destacando o estudo em que foi avaliada a "carga de doenças" em diferentes países como importante preditor para medir a qualidade de vida.[8] Nesse mesmo estudo, a doença cardiovascular aparece como a mais impactante, com porcentual de 38,4%.

Embora o envelhecimento seja global, alguns sistemas contribuem mais para diferentes causas de mortalidade. Considerando que a doença cardiovascular é a mais prevalente em idosos, o entendimento e a adoção de medidas preventivas relacionadas com o sistema cardiovascular produzem o maior impacto em termos de redução de mortalidade e morbidade global. A Organização Mundial de Saúde desenvolve trabalho contínuo para prevenção de fatores de risco e mortalidade por doenças não transmissíveis, com plano de ação específico para essa área (Plano de Ação Global da OMS para a Prevenção e Controle de DNTs 2013-2020).[9] Dentre as principais ações, podemos citar:

1. Redução de 25% no risco de mortalidade prematura, de doenças cardiovasculares, câncer, diabetes ou doenças doenças respiratórias;
2. Redução de pelo menos 10% no uso nocivo do álcool;
3. Redução de 10% no sedentarismo;
4. Redução de 30% no consumo médio de sódio pela população;
5. Redução de 30% no uso atual do tabaco em pessoas com mais de 15 anos;

6. Redução de 25% na prevalência de hipertensão arterial, de acordo com as circunstâncias nacionais;
7. Cessar o aumento de obesidade e diabetes;
8. Garantir que pelo menos 50% das pessoas elegíveis recebam terapia medicamentosa e aconselhamento (incluindo controle glicêmico) para prevenir ataques cardíacos;
9. Disponibilidade de 80% das tecnologias básicas acessíveis e medicamentos essenciais, incluindo genéricos, necessários para tratar doenças não transmissíveis em instalações públicas e privadas.

As sociedades médicas têm buscado difundir medidas preventivas como ponto-chave para o envelhecimento saudável.[10] A Sociedade de Cardiologia do Estado de São Paulo (SOCESP), através de seu Departamento Científico e de seus oito Departamentos, tem promovido ações referentes à divulgação de informações científicas e de saúde pública com esse objetivo, em atividades presenciais e também por meio da *web*.[11] É um esforço conjunto da área médica com profissionais de Enfermagem, Farmácia, Serviço Social, Educação Física, Fisioterapeutas, Nutricionistas, Dentistas e Psicólogos, com o objetivo de cuidar da saúde cardiovascular da população.

Todavia, além dos esforços dos profissionais de saúde, as políticas públicas devem contribuir para a redução dos fatores de risco. Nesse aspecto, muitas leis foram criadas, principalmente referentes ao controle do tabaco (Lei Antifumo do Estado de São Paulo)[12] e acordos para redução do sal nos alimentos. Com relação à restrição do sal, existem estudos que demonstram que a retirada quase total do sal pode aumentar o risco, expondo a chamada "curva em J".[13] Desse modo, a orientação precisa quanto à redução do sal deve ser feita por profissionais da saúde com conhecimento sobre o tema.

De fato, para o envelhecimento saudável são necessárias ações desde a infância para a redução dos fatores de risco, ações para detecção precoce, tratamento e acompanhamento dos pacientes. Porém, o desafio ainda é grande, pois os fatores de risco cardiovasculares são mais frequentes na população de baixo nível socioeconômico e de baixa escolaridade.[14] Entende-se que, para redução desses fatores, deve-se investir não só em saúde pública, mas também na escolaridade da população.

Cuidar bem da saúde cardiovascular no contexto do "envelhecimento" deve ser entendido como promoção da saúde desde a infância, com alimentação saudável, atividade física e cuidado com a saúde bucal, práticas que devem ser seguidas durante toda a vida. Com a facilidade de acesso às plataformas digitais e aplicativos, muitas maneiras criativas (sobretudo para os mais jovens) podem ser desenvolvidas como estímulo à alimentação saudável e à atividade física. Com relação à atividade física, o cuidado é de não promover exercícios extremos, que não são benéficos e podem até ser prejudiciais.[15] Políticas públicas com esse objetivo devem fazer parte do plano de ação dos governos, em todos os níveis. Alimentos devem ter suas informações nutricionais descritas de maneira clara para a orientação e escolha dos mais saudáveis. O acesso ao sistema de saúde deve ser amplo e rápido, com o objetivo de detectar precocemente as doenças e permitir controle e tratamento adequados, diminuindo o risco de agravamento com o passar dos anos. A equipe multiprofissional na atenção básica tem papel fundamental, pois as ações de prevenção são sempre as mais importantes quando se pensa em impacto populacional.

Com o objetivo de promover a saúde, boas relações familiares, no trabalho, atividades lúdicas e participação comunitária estão associadas ao menor adoecimento na terceira idade. Nesse contexto, nos últimos anos vem ganhando destaque a espiritualidade como um campo para, cada vez mais, ser estudado, podendo, inclusive, melhorar a adesão ao tratamento da insuficiência cardíaca.[16] E, finalmente, a atividade sexual que, além de promover qualidade de vida, pode melhorar a sobrevida.[17]

Enfim, os desafios são grandes, porém os profissionais de saúde com conhecimento científico e motivados podem orientar e cuidar bem dos pacientes, promovendo saúde, detectando e tratando precocemente as doenças, fazendo com que nossa população possa chegar à terceira idade saudável e com qualidade de vida.

REFERÊNCIAS BIBLIOGRÁFICAS

1. Sítio da Organização Mundial de Saúde (OMS). <http://www.who.int/gho/mortality_burden_disease/life_tables/situation_trends/en/>. Acesso em 10 de abril de 2019.

2. Sítio do Instituto Brasileiro de Geografia e Estatística (IBGE). <http://cidades.ibge.gov.br/painel/populacao.php>. Acesso em 10 de abril de 2019.

3. Sítio da Organização Panamericana de Saúde (OPAS). <https://www.paho.org/bra/index.php?option=com_content&view=article&id=5504:expectativa-de-vida-aumenta-para-75-anos-nas-americas&Itemid=875>. Acesso em 10 de abril de 2019.

4. Brasil. Ministério da Saúde. Estatuto do Idoso/Ministério da Saúde - Brasília: Ministério da Saúde, 2003.

5. Sítio do Ministério da Saúde. <http://portalms.saude.gov.br/noticias/agencia-saude/44451-estudo-aponta-que-75-dos-idosos-usam-apenas-o-sus>. Acesso em 10 de abril de 2019.

6. DiLoreto R, Murphy CT. The cell biology of aging. Mol Biol Cell. 2015;26(25):4524–4531. doi:10.1091/mbc.E14-06-1084.

7. Arai Y, Martin-Ruiz CM, Takayama M, Abe Y, Takebayashi T, Koyasu S, Suematsu M, Hirose N, von Zglinicki T. Inflammation, but not telomere length, predicts successful ageing at extreme old age: a longitudinal study of semi-supercentenarians. EBioMedicine 2 (10), 2015, 1549-1558.

8. Chang AY, Skirbekk VF, Tyrovoras S, Kassebaum NJ & Dielman JL. Measuring population ageing: an analysis of the Global Burden of Disease Study 2017. Lancet Public Health. 2019; 4: e159-e167.

9. Sítio da Organização Mundial de Saúde (OMS). <https://www.who.int/nmh/publications/ncd-action-plan/en/>. Acesso em 10 de abril de 2019.

10. Simão AF, Précoma DB, Andrade JP, Correa Filho H, Saraiva JFK, Oliveira GMM, et al. Sociedade Brasileira de Cardiologia. I Diretriz Brasileira de Prevenção Cardiovascular. Arq Bras Cardiol. 2013: 101 (6Supl.2): 1-63.

11. Sítio da Sociedade de Cardiologia do Estado de São Paulo (SOCESP). <http://socesp.org.br/home/>. Acesso em 10 de abril de 2019.

12. Lei Antifumo do Estado de São Paulo, disponível no sítio <https://governo-sp.jusbrasil.com.br/legislacao/231462/lei-antifumo-do-estado-de-sao-paulo-lei-13541-09>. Acesso em 10 de abril de 2019.

13. O'Donnell M, Mente A, Rangarajan S, McQueen MJ, Wang X, Liu L, Yan H, Lee SF, Mony P, Devanath A, et al. Urinary sodium and potassium excretion, mortality, and cardiovascular events. N Engl J Med. 2014. 371(7):612–23.

14. Schultz WM, Kelli HMJC, et al. Socioeconomic Status and Cardiovascular Outcomes. Circulation. 2018;137:2166-78.

15. Eijsvogels et al. Amount of Exercise to Reduce CV Events JACC 2 0 1 6, vol 67, N. 3 , Jan: 316-29.

16. Álvarez JS, Goldraich LA, Nunes AH, Zandavalli MC, Zandavalli RB, Belli KC, et al. (2016). Associação entre Espiritualidade e Adesão ao Tratamento em Pacientes Ambulatoriais com Insuficiência Cardíaca. Arquivos Brasileiros de Cardiologia, 106(6), 491-501.

17. Chen HK, Tseng CD, Wu SC, et al. A prospective cohort study on the effect of sexual activity, libido and widowhood on mortality among the elderly people: 14-year follow-up of 2453 elderly Taiwanese. International Journal of Epidemiology 2007, Vol 36, 5, 1136-42.

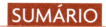

SUMÁRIO

Seção I – DEPARTAMENTO DE SERVIÇO SOCIAL, 1

1. O Mosaico de Legislações para a Garantia do Direito à Saúde no Envelhecimento, 3
   Ilka Custodio de Oliveira

2. A Multidimensionalidade da Assistência ao Idoso, 17
   Elaine Cristina Dalcin Seviero
   Elaine Fonseca Amaral da Silva
   Eliane A. Castro
   Maria Barbosa da Silva

Seção II – DEPARTAMENTO DE PSICOLOGIA, 29

3. Corações Senescentes: Envelhecimento, Saúde Mental e Doenças Cardiovasculares, 31
   Adriana Araújo de Medeiros
   Jennifer de França Oliveira Nogueira
   Rafael Trevizoli Neves

4. A Família do Idoso e as Mudanças dos Papéis com o Processo de Adoecer, 41
   Ana Paula Chacon Ferreira
   Karla Fabiana Begosso Sampaio da Fonseca Carbonari
   Sandra dos Santos Cruz

Seção III – DEPARTAMENTO DE FARMACOLOGIA, 51

5. Polifarmácia em Cardiogeriatria, 53
   Alessandra Santos Menegon
   Luís Henrique Gowdak

6. Manejo Farmacológico no Idoso Cardiopata, 63
   Acaris Benetti
   Adriana Castello Costa Girardi
   Janbison Alencar dos Santos
   Stéphanie de Souza Costa Viana

Seção IV – DEPARTAMENTO DE NUTRIÇÃO, 73

7. Prevenção e Manejo Nutricional de Fatores de Risco Cardiovasculares no Idoso, 75

Flávia De Conti Cartolano
Gustavo Henrique Ferreira Gonçalinho
Juliana Tieko Kato
Nágila Raquel Teixeira Damasceno

8. Manejo Nutricional da Fragilidade e Sarcopenia no Idoso, 83

Marcus Vinicius Lúcio dos Santos Quaresma
Nágila Raquel Teixeira Damasceno
Regina Helena Marques Pereira

9. Manejo Nutricional do Paciente Idoso Crítico, 93

Lúcia Caruso
Luciene de Oliveira
Marcia Maria Godoy Gowdak
Nágila Raquel Teixeira Damasceno

Seção V – DEPARTAMENTO DE EDUCAÇÃO FÍSICA, 103

10. Promoção da Saúde do Idoso por Meio do Exercício Físico, 105

Douglas Roque Andrade
Fabiana S. Evangelista
Francisco Luciano Pontes Júnior

11. Estratificação e Avaliação do Risco Cardiovascular para Prática de Exercícios Físicos em Idosos, 115

Daniela Regina Agostinho
Leandro Campos de Brito
Lígia de Moraes Antunes Corrêa
Natan Daniel da Silva Junior

12. Reabilitação Cardiovascular Baseada em Exercício Físico, 125

Larissa Ferreira dos Santos
Linda Massako Ueno-Pardi
Maria Urbana Pinto Brandão Rondon

Seção VI – DEPARTAMENTO DE FISIOTERAPIA, 135

13. Reabilitação Cardiovascular no Idoso Cardiopata Clínico e Cirúrgico na Fase Hospitalar, 137

Solange Guizilini
Vanessa Marques Ferreira
Valéria Papa
Vera Lúcia dos Santos Alves

14. Avaliação e Prescrição do Exercício Físico para o Idoso com Doença Arterial Coronariana e Insuficiência Cardíaca Crônica, 145

Aparecida Maria Catai
Camila Bertini
Michel Silva Reis

15. Avaliação e Prescrição do Exercício Físico na Fase IV da Reabilitação, na Assistência Domiciliar e com Uso de Tecnologias no Paciente Idoso Cardiopata, 157

Audrey Borghi Silva
Flávia Rossi Caruso

Seção VII – DEPARTAMENTO DE ENFERMAGEM, 167

16. Estratégias para o Controle da Doença Cardiovascular Crônica na Atenção Primária, 169

Andressa Teoli Nunciaroni
Mariana Dolce Marques
Maria Keiko Asakura
Rafaela Batista dos Santos Pedrosa

17. Intervenções para a Promoção da Saúde Cardiovascular em Idosos, 179

Luciana Kusumota
Ana Carolina Queiroz Godoy Daniel
Eugenia Velludo Veiga
Vanessa Santos Sallai

Seção VIII – DEPARTAMENTO DE ODONTOLOGIA, 189

18. Cuidados da Saúde Bucal na Prevenção Cardiovascular e Doenças Cronicodegenerativas, 191

Fábio Luiz Coracin
Levy Anderson Cesar Alves
Lilia Timerman
Walmyr Ribeiro de Mello

19. Condições e Doenças Bucais no Idoso: Riscos Cardiovasculares, 201

Frederico Buhatem Medeiros
Gabriela Moura Chicrala
Paulo Sérgio da Silva Santos
Raquel D'Aquino Garcia Caminha

Seção IX – GRUPO DE ESTUDOS DE CUIDADOS PALIATIVOS EM CARDIOLOGIA, 211

20. Cuidados Paliativos em Cardiologia, 213

Rosalina Aparecida Partezani Rodrigues
Fernanda Laporti Seredynskyj
Jack Roberto Silva Fhon

21. Manejo Clínico do Idoso Cardiopata em Cuidados Paliativos, 219

Daniel Battacini Dei Santi
Helen Duarte Lamberti

22. Aspectos Nutricionais, Odontológicos e Fisioterapêuticos no Fim da Vida, 229

Daniel Antunes Alveno
Ana Carolina de Andrade Buhatem Medeiros
Regina Helena Marques Pereira

23. Suporte Psicossocial ao Idoso Cardiopata em Cuidados Paliativos, 241

Karla Fabiana Begosso Sampaio da Fonseca Carbonari
Rafael Trevizoli Neves
Sandra dos Santos Cruz

24. Legislação sobre Terminalidade de Vida no Brasil, 251

Ricardo Tavares de Carvalho

Índice Remissivo, 255

DEPARTAMENTO DE SERVIÇO SOCIAL

Seção I

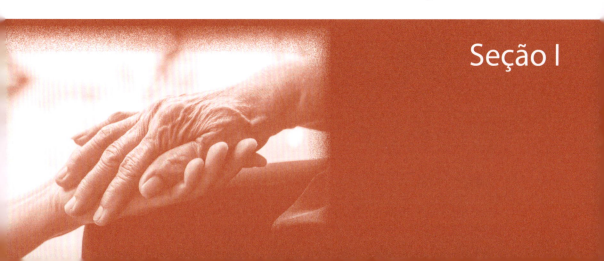

O Mosaico de Legislações para a Garantia do Direito à Saúde no Envelhecimento

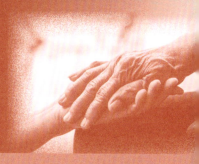

Ilka Custodio de Oliveira

Capítulo 1

INTRODUÇÃO

Neste texto pretendemos traçar algumas reflexões sobre o envelhecimento populacional brasileiro e as políticas de saúde.

Para a população de um país ser considerada envelhecida, é necessário que haja o aumento da proporção de idosos (decorrente da queda nas taxas de mortalidade) e a diminuição da proporção de jovens (decorrente da queda nas taxas de fecundidade), ambos de maneira concomitante. A Organização Mundial de Saúde (OMS), a partir dos anos 2000, considerou que o Brasil tem uma população envelhecida.[A]

Os avanços da área da Saúde Pública,[B] apontados como os principais responsáveis pelo processo de envelhecimento populacional, podem indicar que todas as pessoas envelhecem igualmente, o que entendemos ser uma abordagem do processo do envelhecimento como uma universalidade abstrata, isto é, como um fenômeno compreendido em si mesmo, a partir de generalizações que não são explicadas de acordo com a centralidade das condições materiais de vida das pessoas ao longo da vida, que desenham diferentes vivências do processo de envelhecimento.

[A] O IBGE - Instituto Brasileiro de Geografia e Estatística apontou no censo demográfico de 2010, que a população brasileira era composta de 190.775.799 pessoas, das quais 19 milhões, ou seja, 10% eram idosos, entre eles 51,5% eram mulheres e 48,5%, homens. O processo de transição demográfica tem quatro estágios, o Brasil encontra-se no terceiro: 1º) População predominantemente jovem: alta taxa de fecundidade e alta taxa de mortalidade; 2º) População jovem: alta taxa de fecundidade e a mortalidade começa a cair; 3º) População predominante adulta: início da queda nas taxas de fecundidade e mortalidade; e, 4º) População envelhecida: contínua redução da queda nas taxas de fecundidade e de mortalidade (a fecundidade pode não atingir níveis de reposição).

[B] A década de 1920 foi marcada por campanhas de vacinação compulsórias, que se intensificaram na década de 1960. Na década de 1940, chegou ao Brasil o antibiótico penicilina e sua utilização logo foi em larga escala; com isso, doenças até então fatais, como pneumonia, sífilis e febre tifoide, passaram a ser curadas. Na década de 1970, houve a implantação da primeira unidade de terapia intensiva (UTI), que possibilitou a utilização de tecnologia para verificação dos sinais vitais e avaliação em tempo real do funcionamento dos órgãos, o que, por sua vez, permitiu o controle de infecções, a diminuição dos riscos pós-cirúrgicos e o aumento da sobrevida dos doentes, que também logo foi utilizada em larga escala, tanto em hospitais privados como em públicos.

A compreensão do processo de envelhecimento como universalidade abstrata traz a falsa ideia de que todos envelhecerão bem desde que não consumam tabaco, consumam álcool moderadamente, tenham uma alimentação saudável e pratiquem exercício físico. Ou seja, a responsabilidade pelo alcance de idades mais avançadas recai sobre cada pessoa, individualmente. Entendemos, porém, que o processo de envelhecimento é muito mais complexo do que a simples junção entre elementos facilitadores (urbanização, melhoria nutricional, elevação dos níveis de higiene pessoal, melhores condições sanitárias e ambientais no trabalho e nas residências) e elementos limitadores (consumo de tabaco e álcool, obesidade, falta de atividade física, exposição a fatores estressantes e doenças cardiovasculares). Entendemos que o processo de envelhecimento não é homogêneo, ricos e pobres não o vivenciam da mesmo modo, quanto maior a vivência da pobreza, mais difícil é a vivência do processo de envelhecimento.

Segundo Teixeira[1] "[...] o fato é que há idosos em diferentes camadas, segmentos e classes sociais, que eles vivem o envelhecimento de maneira diferente e, principalmente, de que é para os trabalhadores envelhecidos que essa etapa da vida evidencia a reprodução e a ampliação das desigualdades sociais, constituindo o envelhecimento do trabalhador numa das expressões da questão social na sociedade capitalista, constantemente reproduzida e ampliada, dado o processo de produção e valorização do capital em detrimento da produção para satisfazer as necessidades humanas dos que vivem ou viveram da venda da sua força de trabalho".

Sabemos também que pobreza brasileira, por ter gênero e raça/etnia, é feminina[A] e negra.[B] As diferenças raciais acirram as desigualdades sociais ao longo do ciclo de vida porque a organização social brasileira foi alicerçada no regime escravagista. Essa particularidade germinou a cisão da população brasileira entre brancos e negros,[C] e estes últimos compõem os estratos mais empobrecidos da população. As desigualdades de gênero estão presentes também em todos os estratos sociais, mas se compreendermos essas desigualdades como desvantagens para as mulheres no acesso ao mercado de trabalho e aos direitos sociais, nossa compreensão nos leva às mulheres negras pobres, que enfrentando barreiras sociais ao longo da vida, não será o 60° aniversário que, magicamente, transformará suas vidas em momentos de plena satisfação.

Por isso, nossa compreensão do processo de envelhecimento brasileiro abarca também o entendimento sobre gênero, que entendemos ser o sexo atribuído. Não é próprio do sexo biológico, e sim um aprendizado do que é ser homem ou mulher (o que inclui a impossibilidade socialmente determinada de ser os dois), aprendizado este que depende da época e do lugar. Nesse sentido, o conceito de gênero nos possibilita compreender a maneira pela qual o poder é definido, estruturado e exercido em todas

---

[A] O Banco Mundial classifica como extrema pobreza o rendimento familiar *per capta* mensal de R$ 133,72. Dados do IBGE (2017) mostram que em 2017 6,5% da população brasileira vivia na condição de extrema pobreza e 19,6% era composta de mulheres negras, entre as mulheres brancas o índice é de 7,2%. Os lares mais atingidos eram os formados por mulheres negras, sem companheiros e com filhos, 64%.

[B] O censo de 2010 trouxe que 97 milhões dos brasileiros se declaram negros, destes, 9,7% são idosos, os negros tinham 8,4 anos de estudos, os brancos 10,4 anos. Havia 14,1 milhões de negros não alfabetizados e 5,9 de brancos nessa condição. A taxa de desemprego entre os negros era 41% maior do que entre os brancos. O rendimento da população negra era 40% menor do que o da população branca. Dados do IBGE (2016) mostram que os trabalhadores negros ocupados ganhavam, em média, em 2015, 59,2% do rendimento recebido pelos trabalhadores brancos. A população negra é mais pobre do que a branca. O IBGE (2017) trouxe que na população que forma o grupo dos 10% mais pobres, com renda média de R$ 130,00 por pessoa na família, em 2004, 73,2% eram negros, patamar que aumentou para 76% em 2014.

[C] A população brasileira também é composta por indígenas e pessoas de ascendência asiática. Os primeiros estão sofrendo um processo de genocídio há mais de 500 anos, compondo 0,47% da população brasileira (IBGE, 2010) o que comprometem diretamente as taxas de envelhecimento nesse segmento. A descendência asiática que compõem 1,09% da população brasileira (IBGE, 2010) não compõe os extratos mais empobrecidos da população.

as esferas da vida, admitindo-se a existência do lócus da produção e da estratificação da desigualdade de gênero: a família; a economia; a política; e a religião. Nas políticas referentes ao idoso, a família sempre ocupa lugar central, então não há como evitar o conceito de gênero na discussão sobre saúde da população idosa.

Por fim, precisamos pontuar que a compreensão de saúde como a ausência de doença é uma falácia quando pensamos no processo de envelhecimento brasileiro, tendo em vista que, 69,3% dos idosos brasileiros sofrem de pelo menos uma doença crônica e 29,8% com duas ou mais doenças crônicas[A]. O controle e o agravo das doenças crônicas são um item essencial, mas não exclusivo para a saúde dos idosos, que precisa abarcar a manutenção da capacidade funcional,[B] ou seja, a capacidade dos idosos viverem seus cotidianos, com independência financeira e suporte social. Trata-se de um direito humano, que deve ser acessível por meio de políticas públicas, universais e intersetoriais.

Essa concepção de saúde encontra respaldo nas legislações brasileiras protetivas do segmento idoso, especialmente a PNSPI – Política Nacional de Saúde da Pessoa Idosa e Estatuto do Idoso, que surgiram como resultado do reconhecimento político do envelhecimento populacional brasileiro, que também não se efetivou de modo isolado de outros processos da sociedade brasileira. Das muitas possibilidades de interlocução entre envelhecimento e as conquistas sociais contemporâneas, optamos por fazê-la com o Movimento da Reforma Sanitária Brasileira.

CONSENSOS INTERNACIONAIS SOBRE O PROCESSO DE ENVELHECIMENTO POPULACIONAL E AS TENTATIVAS BRASILEIRAS DE REGULAMENTAR A PROTEÇÃO AO IDOSO, ESPECIALMENTE NO TOCANTE AO DIREITO À SAÚDE

Determinaremos a década de 1970 como o marco inicial para as reflexões aqui propostas por ela ser considerada o nascedouro do Movimento da Reforma Sanitária Brasileira e também porque, antes dessa década, não há registros de encontros promovidos pela Organização das Nações Unidas (ONU) para a discussão do envelhecimento populacional.

Em 1970, o atendimento em saúde, restrito a ações de caráter curativo, estava vinculado à inserção no mercado formal de trabalho urbano, por meio de serviços oferecidos pelo Instituto Nacional de Previdência Social (INPS), conforme Pinto et al.[2], tendo, assim, as características de seguro saúde, e não de direito de cidadania, que atendia menos de 50% da população brasileira, a histórica exclusão dos negros do mercado formal de trabalho bloqueava também seu acesso aos serviços de saúde. Ao Ministério da Saúde cabiam as ações de Saúde Pública, direcionadas principalmente à população maternoinfantil, com ênfase na vacinação. Assim, idosos alcançavam o acesso ao atendimento em saúde se aposentados pelo Instituto Nacional de Previdências Social (INPS), ou se dependentes de aposentados. A partir de 1974, o INPS ampliou um pouco o atendimento aos idosos, não por meio de inclusão no acesso ao atendimento em saúde, mas pela oferta de um valor em dinheiro (que não podia ultrapassar 60% do

---

[A] ELSI – Estudo Longitudinal de Saúde dos Idosos Brasileiros (Ministério da Saúde, 2018).

[B] Habilidades físicas e cognitivas necessárias para realização de atividades básicas e instrumentais da vida diária, isto é, para uma vida com independência e autonomia.

salário mínimo vigente), a Renda Mensal Vitalícia (RMV), cuja utilização era livre, inclusive para pagar serviços privados de saúde,[A] o que o baixo valor não permitia de fato.

Paiva et al.[3] nos trazem que "as narrativas em torno da reforma sanitária brasileira localizam, como regra, a origem do movimento no contexto da segunda metade dos anos 1970 (...) o processo de formação de atores e de instituições identificados com mudanças radicais no sistema de saúde então vigente também relaciona-se com um conjunto de aspectos que vão do desenvolvimento dos cursos de medicina preventiva, a partir da década de 1950, ao fortalecimento de uma visão contrária ao regime autoritário que via, na sua derrocada, o único modo de construção de um sistema de saúde eficiente e democrático". Isto é, nas fendas das contradições criadas pelo então governo ditatorial (1964 – 1985), diversos segmentos da sociedade (profissionais e estudantes da área da Saúde, comunidades eclesiais de bairros periféricos vinculadas à Igreja Católica, partidos de oposição à ditadura miliar, políticos e intelectuais, entre outros), surgiu um movimento de questionamento sobre o modelo de atendimento em saúde vigente, que ansiava pela saúde como um direito de acesso universal e equânime aos serviços e ações de promoção, proteção e recuperação da saúde, com garantia da integralidade da atenção, considerando as diferentes realidades e necessidades de saúde da população. Uma completa reforma sanitária.

Em 1982, houve a I Assembleia Mundial do Envelhecimento em Viena, pois muitos países, principalmente o Japão e os Estados Unidos, já estavam no quarto estágio da transição demográfica. Esse Encontro promoveu o conceito "sociedade para todas as idades", as deliberações foram centradas no idoso independente financeiramente, que deveria compor um novo nicho no mercado consumidor, e na medicalização das doenças próprias do envelhecimento. O Brasil em franco processo de redemocratização, considerando-se um "jovem país", esteve presente, mas nem o Estado nem o Movimento da Reforma Sanitária demonstraram interesse nas recomendações do Encontro, especificas ao segmento populacional idoso. O primeiro tentava manter o poder político mediante uma grande crise econômica e os sanitaristas estavam convencidos e engajados na conquista da universalidade de um sistema de saúde, sem ser específico para nenhum segmento populacional.

Em 1986, foi realizada a 8ª Conferência Nacional de Saúde, considerada o principal marco da Reforma Sanitária, cuja principal deliberação foi a proposta de uma política universal de atendimento à saúde, que trouxe no texto final, de maneira explícita, a necessidade de assistência à população idosa. A coroação veio em 1988, quando a Constituição Federal deu *status* de cidadania a todos os grupos etários, o que incluiu os idosos. Além disso, propôs uma política de saúde como um "direito de todos e um dever do Estado",[B] sustentada pelos pilares da universalização,[C] da integralidade,[D]

[A] A Renda Mensal Vitalícia (Lei n. 6.179/74), por meio do INPS, era destinada às pessoas "maiores de 70 (setenta) anos de idade e aos inválidos *definitivamente incapacitados para o trabalho, que, num ou noutro caso, não exerçam atividade remunerada*" e não recebiam rendimento superior a 60% do valor do salário mínimo. Além disso, não poderiam ser mantidos pela família, bem como não poderiam ter outro meio de se sustentar. A título de ilustração, temos que a expectativa de vida na década de 1960 era de 48 anos, em 1974 o salário mínimo era de Cr$ 386,80 (mês de maio) e a inflação de 8,2%. A população vivenciava a perda do poder aquisitivo do salário mínimo, aumento dos preços e crise nos serviços públicos, como o transporte, por exemplo.

[B] A saúde é direito de todos e dever do Estado, garantido mediante políticas sociais e econômicas que visem à redução do risco de doença e de outros agravos e ao acesso universal e igualitário às ações e serviços para sua promoção, proteção e recuperação (art. 196 da Constituição Federal de 1988).

[C] Acesso aos serviços em todos os níveis de assistência para todos os cidadãos brasileiros independentemente de prévia contribuição, vinculação formal ao mercado de trabalho, idade, renda, classe social, gênero ou etnia.

[D] Atendimento em saúde em todos os seus aspectos (física e mental), em todos os níveis da assistência (prevenção, tratamento e reabilitação) e em todas as fases da vida.

da descentralização[A] e da participação popular,[B] e componente da Seguridade Social brasileira, ao lado da Assistência Social[C] e da Previdência Social. Entre as três, a última continuou a proteger exclusivamente os trabalhadores inseridos no mercado formal (concessão de benefícios mediante prévia contribuição financeira), as duas outras tiveram demandas desvinculadas da inserção no mercado de trabalho (concessão de serviços e benefícios mediante prévia contribuição financeira), o que foi importante para os idosos, pois nem todos tiveram uma vida laborativa na formalidade.

No período pós-Constituinte, mediante a mobilização social que se manteve, houve avanços na elaboração das legislações necessárias para que os direitos garantidos na Carta Magna se efetivassem por meio de políticas sociais, mas a década de 1990 trouxe consigo os preceitos do Consenso de Washington.[4] Estado máximo para a acumulação capitalista e mínimo para a efetivação das políticas públicas, para esse último efetuar-se, o Estado implantou a ainda atual prática da precária dotação orçamentária para a operacionalização dos programas, projetos e serviços.

Mesmo assim, o aguerrido Movimento da Reforma Sanitária participou efetivamente da aprovação da Lei Orgânica da Saúde (Lei n. 8.080/90[D]), que trouxe a garantia do atendimento universal para todas as faixas etárias, o que abarca desde acesso a serviços de prevenção a agravos de saúde até ações muito complexas como transplantes de órgãos. Para a implementação de ações referentes aos idosos era necessária uma base de dados epidemiológicos, o que é bastante sensato, mas não se cria de um momento para outro. Sempre há uma "sensatez" a ser superada na barreira burocrática para a efetiva implantação de serviços de atendimento aos idosos e, nesse meio tempo, sempre há idosos que têm a vida dificultada ou ceifada por precisarem de serviços de saúde que não foram implantados porque não havia uma base de dados que justificasse sua necessidade.

Em 1992, a Assembleia Geral da ONU aprovou a "Proclamação sobre o Envelhecimento", que estabeleceu o ano de 1999 como o Ano Internacional dos Idosos com o *slogan* "Promoção de uma sociedade para todas as idades". A ONU expôs a proposta de substituição gradual da compreensão dos idosos como um grupo populacional vulnerável e dependente para a de um segmento populacional ativo e atuante, que deveria ser incorporado na busca do bem-estar de toda a sociedade. Ora, oficialmente o Brasil não era um país com a população envelhecida, e, portanto, os idosos não apareciam como prioridade política, mesmo perante os dados do censo demográfico de 1990 revelando que 7,3% da população brasileira era idosa (IBGE, 2010).

Aqui, os esforços dos profissionais das áreas de geriatria e gerontologia resultaram na aprovação, em 1994, da Política Nacional do Idoso (PNI – Lei n. 8.842/94[E]) com

---

[A] Redefinição das atribuições e responsabilidades dos três níveis de governo para a oferta dos serviços de saúde, com especial importância aos municípios, o que aproxima as ações de saúde das necessidades dos cidadãos, ao mesmo tempo que é um dos maiores desafios para a efetivação da política e, virtude da ampla diversidade dos municípios brasileiros quanto ao tamanho, densidade demográfica e desenvolvimento social, político e econômico.

[B] Por meio de conselhos deliberativos presentes em cada nível de governo, na definição da política e no acompanhamento de sua execução.

[C] A assistência social conquistou a regulamentação em 1993, com a Lei Orgânica de Assistência Social (Lei n. 8.742/93), que no art. 2º traz o compromisso de oferecer proteção à velhice, que se efetivaria, entre outras formas, pela substituição da RMV pelo Benefício de Prestação Continuada (BPC), cujo valor de um salário mínimo era maior do que o valor da RMV, ao idoso com idade igual ou superior a 70 anos, que não era beneficiário da Previdência Social e cuja renda familiar fosse menor que um quarto do salário mínimo.

[D] Como principais legislações da área da Saúde. somamos Normas Operacionais Básicas (NOB), editadas em 1991, 1993 e 1996, que, por sua vez, regulamentam e definem as estratégias e os movimentos táticos que orientam a operacionalidade do Sistema.

[E] Foi regulamentada pelo Decreto n. 1.948/96, 2 anos depois da sua aprovação.

o objetivo redundante de garantir os direitos sociais conquistados na Constituição, assegurando aos idosos o exercício da cidadania, sem fazer nenhuma menção às particularidades de classe, raça/etnia e gênero dentro do envelhecimento, o que entendemos indicar a compreensão do processo de envelhecimento como uma universalidade abstrata, pois não considera as particularidades da formação da sociedade brasileira. No tocante à saúde, a PNI fez uma abordagem do envelhecimento a partir do conceito de capacidade funcional, que é a medida do grau de condições que o idoso tem para uma vida independente no próprio domicilio e na comunidade,[A] que seria assegurada com a garantia da intersetorialidade das políticas públicas. No mais, a PNI implantou os conselhos de direitos do idoso em todas as esferas do governo, não abordou de maneira enfática a violência contra o idoso e não trouxe normatizações sobre as instituições asilares.

Porém, no dia 30 de maio de 1996, um caso de mortes e maus tratos de idosos ganhou a grande mídia, que ficou conhecido como "incidente na Clínica Santa Genoveva": somente naquele mês, num, então asilo, da cidade do Rio de Janeiro, registrara-se o óbito de 52 pacientes, as investigações posteriores apontaram que, num prazo de 2 meses, o número de mortes era de 84 idosos. A PNI não pôde ser aplicada na resolução desse problema porque não abordava explicitamente a violência contra o idoso, o que na ocasião lhe trouxe descrédito, mas hoje entendemos que tal lastimável episódio foi utilizado como uma justificativa para o fato de o governo ainda reconhecer o Brasil como um país jovem, o que se somou à invisibilidade social do idoso[B] e à ofensiva neoliberal de cortes com gastos públicos.

O Plano Integrado de Ação Governamental, criado em 1997 para dar materialidade a PNI, definiu as ações e as estratégias para cada órgão setorial, pactuou recursos financeiros entre as três esferas de governo – federal, estadual e municipal – e propôs ações de acompanhamento, controle e avaliação das ações para assegurar ao idoso todos os direitos de cidadania, com a família, a sociedade e o Estado responsáveis em garantir sua participação na comunidade, defender sua dignidade, seu bem-estar e seu direito à vida.

Em 1999, o Ministério da Saúde buscou adequar suas ações às necessidades apontadas pela PNI e aprovou a primeira versão da Política Nacional de Saúde do Idoso (PNSI), na qual todas ações objetivavam manter o idoso na comunidade pelo maior tempo de vida, junto de sua família, do modo mais digna e confortável possível. Seu deslocamento para um serviço de longa permanência, seja ele um hospital ou uma residência, estava garantido, mas como última alternativa (BRASIL, 1999). Nesse intento, essa primeira versão da PNSI apresentou o modelo de cuidados domiciliares, como proposta, para baratear custos de internações hospitalares e potencializar a recuperação do idoso, mantendo-o na residência, com o necessário suporte afetivo e de cuidados. No texto dessa legislação, a proposta dos cuidados domiciliares contatava com a prestação do suporte aos cuidadores familiares efetivado pelo Estado por meio da oferta de programas de orientação e apoio de profissionais capacitados em saúde do

---

[A] As perdas da capacidade funcional comportam uma gradação (leve, moderada e grave) e podem não atingir todos os domínios do funcionamento do idoso ao mesmo tempo. Como as pessoas de outras faixas etárias, o idoso é capaz de ativar mecanismos de compensação e otimização para enfrentar as perdas da funcionalidade, tais como equipamentos de apoio para deambular, suporte social, presença de familiares, etc.

[B] Se a invisibilidade social, arquitetada pelo sistema capitalista, "coisifica" o homem, o ser humano envelhecido nos é apresentado, pela ideologia dominante, como um aparelho ultrapassado. Cria-se e alimenta-se o medo social de envelhecer, o que reafirma a existência de valores de uma busca pela eterna juventude, ideal impossível de ser alcançado. Uma estratégia é manter os idosos cada vez no espaço doméstico, para não serem vistos e, assim, não desmentirem com a própria existência a falácia da eterna juventude e insaciável necessidade do novo.

idoso, e não eximia o Estado de realizar ações de promoção, proteção e recuperação da saúde dos idosos que recebessem os cuidados domiciliares, nos três níveis de gestão do SUS. Mas, o contínuo afastamento do Estado da operacionalização das políticas públicas, com a constante busca de diminuição dos gastos públicos, acabou por fazer da proposta dos cuidados domiciliares a única possibilidade de sobrevivência dos idosos dependentes, realizados de maneira exclusiva e desassistida pelos cuidadores familiares, uma vez que os programas de orientação e apoio não são oferecidos na mesma proporção que os cuidados são necessários. Por fim, é importante pontuar que os idosos, ao passarem muito tempo no ambiente doméstico, seja por não mais realizarem atividade laborativa, seja pelas parcas opções de atividades educativas e culturais, seja por limitações físicas ou cognitivas, ficam mais suscetíveis à falta de diálogo, ao abandono e às demais formas de violência.

Em 2000, os dados do IBGE mostraram que 8,6% da população brasileira tinha idade igual ou superior a 60 anos, o que levou a ONU a considerar que o Brasil tinha uma população envelhecida. Em 2002, a ONU afirmou que o processo de envelhecimento populacional já não era privilégio dos países tidos de capitalismo avançado, estava presente no mundo todo e que não se tratava de um processo passageiro. No mesmo ano, foi realizada a II Assembleia Mundial de Envelhecimento, em Madri. O plano de ação teve três princípios básicos:

1. participação ativa dos idosos na sociedade, no desenvolvimento e na luta contra a pobreza;
2. fomento da saúde e bem-estar na velhice com a promoção do envelhecimento ativo; e
3. criação de um entorno favorável ao envelhecimento.

O documento também afirmava a importância da integração da perspectiva de gênero nas políticas de proteção ao envelhecimento, pois também era mundial o fato de as mulheres viverem mais que os homens. Para Veras[5], uma das hipóteses para explicar por que as mulheres vivem mais do que os homens é que, ao estarem mais inseridas nas tarefas domésticas, estão menos expostas a acidentes de trabalho e de trânsito e à violência urbana. Tal explicação pode incluir as mulheres negras com uma ressalva: o ambiente doméstico no qual elas estiveram inseridas e, portanto, as protegeu, era de outras casas, não a sua, na qual trabalhavam como empregadas domésticas.

Essa Assembleia trouxe dois avanços: a tentativa de articular processo de envelhecimento e pobreza, uma fagulha na compreensão das condições materiais de vida da população idosa, e a inclusão da categoria de gênero, o que aduz a compreensão da ONU de que há maior vulnerabilidade social entre as mulheres idosas, que nós entendemos que foi construída em fases anteriores e que, no envelhecimento, é acentuada [A]. Mas as questões étnicas ou raciais permaneceram intocadas, o que ilustra uma das estratégias do racismo, que é manter a invisibilidade social das especificidades e necessidades da população negra. Por isso, em razão da timidez dos avanços na problematização do processo de envelhecimento e do não reconhecimento do racismo como condição que impacta negativamente a vida dos negros, entendemos que o processo de envelhecimento permaneceu uma universalidade abstrata.

Os ventos da Assembleia de Madrid chegaram como fortes rajadas por aqui, e, no mesmo ano, o Ministério da Saúde editou a Portaria n. 702/02 que criava os mecanismos

---

[A] Em 2016, as mulheres ganhavam em média cerca de 72% do que ganhavam os homens no Brasil, proporção que caiu para 70% em 2017, o primeiro recuo em 23 anos. Em 2017, a renda média de mulheres no Brasil era de R$ 1.798,72, enquanto a de homens era de R$ 2.578,15. Os dois gêneros tiveram aumento médio geral de renda em relação a 2016, mas enquanto o incremento entre os homens foi de 5,2%, entre as mulheres foi de 2,2% (PNAD, 2017).

de organização e implantação de Redes de Assistência à Saúde do Idoso, cuja operacionalização deveria se dar no âmbito estadual. Ou seja, esses ventos trouxeram mais uma onda legislacionista com a compreensão de saúde do idoso restrita às atribuições do Ministério da Saúde e seus agentes diretamente subordinados, perspectiva que difere daquela da PNI, que aponta na direção de intersetoralidade na efetivação de todos os direitos sociais.

Como uma recomendação da ONU, no mesmo 2003, foi realizada uma Conferência Regional Intergovernamental sobre Envelhecimento da América Latina e Caribe, no Chile, para a elaboração e estratégias para a implementação dos acordos pactuados na Assembleia de Madrid.

Na área da Saúde, a meta geral foi oferecer acesso aos serviços de saúde integrais e adequados à necessidade do idoso, de modo a garantir melhor qualidade de vida com manutenção da funcionalidade e da autonomia. Neste encontro , o Brasil apresentou uma proposta de legislação com as adequações às orientações da Assembleia de Madrid – o Estatuto do Idoso (Lei n. 10.741/03), que assinala o envelhecimento como um direito personalíssimo e sua proteção como um direito social, portanto, dever do Estado de efetivá-la. O art. 4° diz nenhum idoso será objeto de qualquer tipo de negligência, discriminação, violência, crueldade ou opressão, e todo atentado aos seus direitos, por ação ou omissão, será punido na forma da lei. Assim, os idosos ficaram formalmente protegidos da violência que avançou do campo moral para o campo criminal, mas, além disso, e o mais importante, é que o Estatuto do Idoso consagrou o paradigma do pacto do acesso aos direitos sociais como forma de combate à violência, tornou obrigatória a comunicação de suspeita ou confirmação de todas as formas de violência pelos profissionais de saúde e exigiu a elaboração de um plano de enfrentamento da violência contra o idoso, superando qualitativamente a PNI. Sobre o princípio da Assembleia de Madri quanto à participação dos idosos na sociedade, o Estatuto trouxe vigor para a realização das conferências (municipal, estadual e nacional) do segmento.

No tocante à articulação entre processo de envelhecimento e pobreza , o Estatuto do Idoso determinou que o BPC, previsto na Lei Orgânica de Assistência Social (LOAS), fosse concedido a idosos com idade igual ou superior a 65 anos, em vez de 67 como até então.[A] O enfrentamento das desigualdades raciais e de gênero não foi pontuado nessa legislação, mas as mulheres negras foram beneficiadas por comporem os estratos mais empobrecidos da população.

Em 2005, a OMS retomou a deliberação da Assembleia de Madrid e divulgou o documento "Envelhecimento Ativo: uma política de Saúde", que no mesmo ano foi integralmente assumido pelo Brasil e alocado no Ministério da Saúde, mas teve pouca expressão de fato. Envelhecimento ativo é definido como um processo de otimização das oportunidades de saúde, participação e segurança, com o objetivo de melhorar a qualidade de vida à medida que as pessoas ficam mais velhas. Nessa seara, o conceito do envelhecimento ativo aplicava-se tanto a indivíduos como a grupos populacionais porque permitia que as pessoas percebessem seu potencial para o bem-estar físico, social e mental ao longo do curso da vida, e que, então, participassem da sociedade de acordo com suas necessidades, desejos e capacidades. Temos algumas ressalvas sobre a compreensão subjetiva e individualista do envelhecimento ativo, que é entendido

---

[A] O BPC é um benefício mensal no valor de um salário mínimo voltado aos idosos a partir de 65 anos que não tenham meios para prover sua subsistência e nem de tê-la provida por sua família. O benefício é pago pelo Instituto Nacional do Seguro Social (INSS), com recursos transferidos do Fundo Nacional de Assistência Social. Trata-se de um benefício não vitalício, podendo ser suspenso sempre que as condições que lhe deram motivo forem superadas.

como resultado de comportamentos saudáveis ao longo da vida, responsabilizando e culpabilizando os idosos que tenham algum tipo de dependência, seja física ou cognitiva, por haverem tido algum comportamento negligente com a saúde em fases anteriores. Novamente aqui o processo de envelhecimento é tratado de maneira abstrata, pois não são consideradas, por exemplo, as condições financeiras para se ter alimentação saudável, os hábitos culturais quanto à alimentação, a possibilidade de prática de atividade física nas idades anteriores, após longas e extenuantes horas de trabalho e de utilização do transporte público, entre outros aspectos. Como a população pobre pode ter qualidade de vida para viver o envelhecimento de maneira ativa, se não tem qualidade ao longo de toda a vida?

A década de 2000 foi marcada pela expansão de lutas pelos direitos humanos, a proteção contra diversos tipos de violência[A] ocupou lugar especial porque este se constituem violações dos direitos humanos e o mesmo ocorreu com o segmento idoso. No ano de 2005 a Secretaria Especial dos Direitos Humanos divulgou o documento "Violência contra os idosos: o avesso do respeito à experiência e à sabedoria",[B] no qual buscou problematizar a violência no envelhecimento, trazendo a heterogeneidade do processo de envelhecimento brasileiro, principalmente no tocante à desigualdade social, tendo em vista que quanto maior é a vivência da pobreza, maiores são as possibilidades da experiência da violência e que, quando contra o idoso, a violência tem um importante caráter doméstico,[C] tendo em vista que, na maioria das vezes, ocorre dentro de casa e o agressor é um membro da família (a maior prevalência é de filhos)[D] e causa impacto negativo na condição de saúde do idoso.

Em 2006, foi atualizada a Política Nacional de Saúde da Pessoa Idosa (PNSPI), que compreendia a definição e/ou readequação de planos, programas, projetos e atividades do setor da saúde, direta ou indiretamente relacionados com o envelhecimento

---

[A] Como aqui pontuamos nossa preocupação com a articulação entre envelhecimento, gênero e racismo, é importante trazer que, em 1994, a realizou a Convenção Interamericana para prevenir, punir e erradicar a violência contra a mulher, conhecida como "Convenção de Belém do Pará", promovida pela Organização dos Estados Americanos (OEA) e o documento final não traz nenhuma menção ao racismo e ao envelhecimento, mas foi na década de 2000, especificamente em 2006, que foi promulgada a Lei n. 11.340/2006 – Lei Maria da Penha –, a legislação brasileira que protege a mulher da violência doméstica e familiar, na qual as idosas estão incluídas, já que a lei abarca mulheres de todas as idades. Em 2001, a ONU promoveu a III Conferência Mundial Contra o Racismo, Discriminação Racial, Xenofobia e Intolerâncias Correlatas, conhecida como Conferência de Durban, a qual originou a Política Nacional de Saúde Integral da População Negra (Portaria n. 992/2009) que faz uma menção que particularmente nos interessa: Capítulo III – Das estratégias e responsabilidades das esferas de gestão: V – Fortalecimento da atenção à saúde mental das crianças, adolescentes, jovens, adultos e idosos negros com vistas à qualificação da atenção para o acompanhamento do crescimento, desenvolvimento e envelhecimento e a prevenção dos agravos decorrentes dos efeitos da discriminação racial e da exclusão social.

[B] O documento traz também as definições dos tipos de violência: Abuso físico ou violência física: uso da força física para obrigar o idoso a fazer o que não deseja, para feri-lo, provocar dor, incapacidade ou morte; Abuso psicológico ou violência psicológica: agressões verbais ou gestuais com o objetivo de aterrorizar o idoso, humilhar, restringir sua liberdade ou isolá-lo do convívio social; Abuso sexual ou violência sexual: ato ou jogo sexual de caráter homo ou hétero relacional contra a vontade do idoso (aliciamento nos casos de demências, violência física ou psicológica); Abandono: ausência dos responsáveis governamentais, institucionais ou familiares na prestação de proteção ao idoso; Negligência: recusa ou omissão de cuidados devidos e necessários por parte dos responsáveis governamentais, institucionais ou familiares; Abuso financeiro e econômico: consiste na exploração imprópria ou ilegal dos idosos ou o uso não consentido por eles de seus recursos financeiros ou patrimoniais; e Autonegligência: diz respeito à conduta da pessoa idosa que ameaça sua própria saúde ou segurança, pela reusa de prover cuidados necessários a si mesma. (MINAYO, 2005: 15).

[C] A violência contra os idosos é doméstica e vai desde cárcere privado, abandono, apropriação indébita de bens, tomada de suas residências, ameaças, até a morte (MINAYO, 2005). Segundo dados do IBGE (2010), 57% dos idosos são arrimos familiares com a renda de um salário mínimo, mas ser arrimo familiar não protege o idoso da violência doméstica (OLIVEIRA, 2016).

[D] Quanto maior a idade do idoso, maior a probabilidade de sofrer violência; quanto maior a dependência para as atividades de vida diária (AVD), maior a probabilidade de sofrer violência. Quanto maior a perda da autonomia, maior a probabilidade de sofrer violência. Quanto maiores a idade e a dependência para as AVD, maior a probabilidade de institucionalização e maior a probabilidade de sofrer violência.

Com o objetivo de alcançar um envelhecimento saudável, nos mesmos moldes do preconizado pela OMS no ano anterior, ou seja, o propósito basilar da saúde do idoso residia na promoção do envelhecimento saudável, na manutenção e melhoria, ao máximo, da capacidade funcional dos idosos, na prevenção de agravos, na recuperação da saúde dos doentes e na reabilitação daqueles que venham a ter a sua capacidade funcional restringida, mais especificamente de 20 a 25% dos idosos (IBGE, 2010). Ou seja, a ênfase no envelhecimento saudável não pôde desconsiderar o envelhecimento com dependência.

O BRASIL COMO PAÍS COM A POPULAÇÃO ENVELHECIDA E A IMPLANTAÇÃO DO SUS

Num determinado momento da implantação do SUS, mais especificamente a partir de 1994, escolheu-se manter o atendimento nos três níveis de atenção, mas dar especial ênfase na atenção básica[A] por meio da implantação do Programa Saúde da Família (PSF), que buscava unir as necessidades às expectativas da população quanto ao atendimento em saúde. Mediante os promissores resultados do PSF, segundo Pinto et al., em 2006, foi criada a Política Nacional de Atenção Básica (PNAB) que adotou a Estratégia Saúde da Família (ESF) como principal metodologia de trabalho. Desde então, a ESF passou a ser o principal vínculo entre a população e o sistema de saúde, tendo no apoio da família a centralidade das ações, ou seja, a articulação entre o cuidado comunitário e o cuidado familiar.

A ESF é um modelo assistencial de potencialização da atenção básica, complementada pela rede de serviços especializados e hospitalares, o que representa uma grande mudança no atendimento em saúde historicamente consolidado no Brasil desde a vinculação entre saúde e previdência: prática médica voltada para uma abordagem biológica e hospitalar, associada a uma utilização irracional dos recursos tecnológicos existentes, apresentando cobertura e resolubilidade baixas e com elevado custo. Na ESF, o trabalho dos profissionais de saúde[B] é voltado para a assistência integral e contínua de todos os membros das famílias vinculadas à Unidade Básica de Saúde (UBS), em cada uma das fases de seu ciclo de vida, sem perder de vista o seu contexto familiar e social. Nas palavras de Silvestre et al.[6] " (...) a Estratégia de Saúde da Família, de acordo com seus princípios básicos referentes à população idosa, aponta para a abordagem das mudanças físicas consideradas normais e identificação precoce de suas alterações patológicas. Destaca, ainda, a importância de se alertar a comunidade sobre os fatores de risco a que as pessoas idosas estão expostas, no domicílio e fora dele, bem como de serem identificados métodos de intervenção para sua eliminação ou minimização, sempre em parceria com o próprio grupo de idosos e os membros de sua família".

No tocante aos idosos, a ESF estabelece que os cuidados devem visar à manutenção de seu estado de saúde, com uma expectativa de vida ativa junto aos seus familiares e à comunidade, com o máximo de independência e autonomia possíveis, o

---

[A] A atenção básica de saúde é entendida pelo Ministério da Saúde como "um conjunto de ações, de caráter individual ou coletivo, situadas no primeiro nível de atenção dos sistemas de saúde, voltadas para a promoção da saúde, a prevenção de agravos, o tratamento e a reabilitação" (BRASIL, 1998).

[B] Cada equipe deve contar com um médico generalista, um enfermeiro, um auxiliar de enfermagem e seis agentes comunitários de saúde, responsáveis pelo atendimento de 3.450 pessoas, número este que pode ser alterado conforme necessidade da população atendida. A partir de 2008, as equipes da ESF passaram a contar com os Núcleos de Apoio à Saúde da Família (NASF) formados por profissionais de saúde graduados em diversas áreas do conhecimento, tais como serviço social, enfermagem, psicologia, nutrição, fisioterapia, entre outros.

que Fernandes et al.[7] pondera "(...) tanto a atenção à saúde primária quanto a estratégia de saúde da família apontam para a inespecificidade da atenção ao idoso, o que impacta em seu bem-estar. Dessa maneira, ele precisa receber do profissional um novo olhar, não mais focado na doença, porém na funcionalidade. Para a população idosa, a saúde não se restringe ao controle e à prevenção de agravos de doenças crônicas não transmissíveis", mas contempla também a interação entre a saúde física e mental, a independência financeira, a capacidade funcional e o suporte social .

O Estatuto do Idoso estabeleceu que não há limitação etária para que uma pessoa seja considerada apta para se governar, para ser autônoma, sendo assim, não é o fato de adentrar no envelhecimento que fará uma pessoa necessitar da tutela da família. Além disso, segundo o IBGE (2010), 75% dos idosos encontram-se vivendo de forma independente, sem precisar de auxílio para as atividades de vida diária (AVD) e instrumentais de vida diária (AIVD),[A] portanto, não necessitam do apoio familiar 15,3% dos idosos que moram sozinhos (IBGE, 2013). Assim, temos idosos autônomos e independentes que precisam de acompanhamento da saúde primária, mas, para serem alcançados pela ESF, precisam contar, formalmente, com o apoio da família, o que não condiz com a necessidade ou realidade desses idosos.

Quanto aos idosos dependentes para as AVD, que são cuidados por familiares e atendidos pela ESF, a periodicidade do acompanhamento realizado depende da situação de risco em que a família se encontra, o que, na legislação da ESF, se mostra suficiente para a garantia da qualidade de vida do idoso e da família. A efetividade da ação dependerá de recursos humanos disponíveis e treinados para a realização da atividade.

Quanto à centralidade no papel da família e à expectativa da sua capacidade protetiva, é importante ponderar que nossa organização social, pautada no sistema capitalista na sua fase globalizada e financeira, impõe a organização da vida a partir da inserção no mercado de trabalho e do valor recebido por ele. Nas últimas décadas, as jornadas de trabalho são cada vez maiores e os rendimentos menores, o que impõe às famílias a necessidade de restringir o número de membros e isso, no mínimo, diminui também a quantidade de pessoas do núcleo familiar como potenciais cuidadoras de idosos (assim como crianças, doentes e deficientes). Essa mesma organização social, que não criou a exploração da mulher, mas se apropriou dela e a potencializou, sustenta que à mulher cabe o papel de cuidadora no ambiente familiar, ao mesmo tempo, contemporaneamente, exige que ela tenha atividade laborativa remunerada, o que, em geral, ocorre fora do domicilio e a coloca como arrimo familiar[B]. Conforme Lopes et al.,[8] o principal local onde oorrem atos de violência contra o idoso é a residência, os dois principais tipos são a psicológica e a física, e as mulheres são as principais vítimas.

Nas palavras de Mota et al.,[9] a "assistência à saúde no domicílio não se encerra levando a equipe à casa do indivíduo. Implica perceber e interpretar adequadamente o contexto familiar, socioeconômico e cultural, extrapolando as fronteiras do modelo biomédico, e demandando a integração das redes de apoio e o desenvolvimento

---

[A] As atividades de vida diária (AVD) estão relacionadas ao autocuidado (tomar banho, comer, deambular, cuidar da aparência, vestir-se e ir ao banheiro a tempo) e estão restritas ao ambiente doméstico. As atividades instrumentais de vida diária (AIVD) requerem maior capacidade de planejamento e execução (cozinhar, fazer compras, lidar com dinheiro, usar telefone, utilizar o transporte público) e estão relacionadas com a inserção do idoso na família e na comunidade da qual ele faz parte. Existem também as atividades avançadas de vida diária (AAIVD) que são as que requerem autonomia e independência preservadas (p. ex.: dirigir, viajar, praticar esportes).

[B] Segundo dados do IBGE (2010), nas famílias compostas de mãe e filhos, há uma maior proporção das mulheres negras como chefes de família (17,7%) em relação às mulheres brancas (14,3%). Entre as mulheres brancas, o aumento da contribuição para a renda das suas famílias passou de 32,3% (IBGE, 2000) para 36,1%, e, entre as negras, o aumento foi de 24,3% para 28,5%.

de tecnologias diferenciada". Assim, a ESF enquanto uma metodologia de atenção à saúde centrada no cuidado familiar precisa estar atenta e adaptar-se às mudanças que estão acontecendo na sociedade brasileira, das quais as famílias são fiel reflexo. O aumento da pobreza, as diversas configurações familiares, o menor tempo disponível das mulheres para as atividades do cuidado e a lenta apropriação dos homens dessas mesmas tarefas precisam balizar o planejamento das ações para que sejam eficazes para os idosos.

PARA SER SAÚDE INTEGRAL PRECISA SER INTERSETORIAL

Por maiores que sejam os esforços do Ministério da Saúde para implantar a ESF, por mais adequados à realidade brasileira que sejam os objetivos da ESF, a PNI traz que, para a população idosa, a saúde não se restringe ao controle e à prevenção de agravos de doenças crônicas não transmissíveis, mas deve contemplar também a inter-ração entre a saúde física e mental, a independência financeira a capacidade funcional e o suporte social. Por isso, a PNI defende a interface entre a intersetorialidade e o direito à saúde, o que está acordado com a Constituição Federal, neste intento, os equipamentos que compõem a rede de atendimento em saúde não comportam a totalidade dos serviços que são importantes para a manutenção ou conquista da autonomia e independência do idoso, o que faz dos serviços que formam a rede sócio assistencial, vinculados à política de Assistência Social, imprescindíveis a saúde dos idosos.

Da LOAS à PNAS promulgada em 2004, integra a população usuária dessa política "quem dela necessitar", o que particularmente refere-se a crianças, idosos, portadores de deficiência, indivíduos ou famílias e aqueles economicamente vulneráveis. Os atendimentos são oferecidos pela implementação do Sistema Único de Assistência Social (SUAS), que reorganizou os serviços, programas, projetos e benefícios relativos à assistência social, buscando garantir proteção social básica e especial de média e alta complexidade, tendo a centralidade na família e no espaço social onde seus usuários vivem.

A proteção social básica, sob responsabilidade dos municípios, se operacionaliza no Centro de Referência da Assistência Social (CRAS) por meio do Programa de Atenção Integral à Família (PAIF) tem, entre outros objetivos, fortalecer a função protetiva da família e prevenir a ruptura dos vínculos familiares e comunitários, que, por sua vez, estão relacionados à prevenção de situações de violência contra os idosos, o que compromete a saúde do idoso.

Entendemos que a violência contra o idoso está no arcabouço da violência produzida no contexto social e político e assim deve ser entendida e enfrentada, não podendo ser explicada em si mesma ou atribuída exclusivamente à família, mas é no ambiente doméstico que a violência contra o idoso tem a maior prevalência. Faleiros[10] afirma que "a violência implica relações desiguais de condições sociais e de poder que negam a vida, a autoridade legítima, a diferença, que destroem a tolerância, transgridem o pacto social de convivência ou legal, violam direitos, negando-se a construção de uma relação mediada de conflitos. A violência implica ainda prejuízos materiais, morais ou de imagem/imaginário ou a morte do outro em função de aumento de desvantagens para si ou de manutenção de uma estrutura de desigualdade". A violência contra o idoso envolve relações de poder naturalizadas, portanto, justificadas.

Entendemos que há uma relação direta entre desigualdade social e violência contra o idoso, tendo em vista que quanto maior a vivência da pobreza, maiores as possibilidades da experiência da violência nesse intento, benefícios de transferência de renda, que também compõem a proteção social básica e, embora não influenciem na diminuição da desigualdade social, aumentam o poder de compra e podem minimizar a vivência da pobreza, portanto, podem favorecer a proteção contra a violência, o que interfere positivamente nas condições de saúde da população idosa.

A proteção social especial de média e alta complexidades, sob responsabilidade conjunta entre os estados e os municípios, se operacionaliza no CREAS e tem, entre outros objetivos, garantir a proteção integral, por exemplo, moradia, alimentação, higienização, para indivíduos que se encontram em situação de violação de direitos humanos. Nesse âmbito, a sobrevivência dos idosos é garantida quando estes necessitam de auxílio para a realização das AVD e não contam com apoio de um cuidador familiar, seja porque não contam com familiares para o desempenho da atividade, seja porque os familiares são incapazes de oferecer cuidados, seja porque os submeteram a situações de violência.

CONSIDERAÇÕES FINAIS

As pressões internacionais, vindas da ONU e da OMS foram importantes para a conquistas das legislações nacionais protetivas do segmento idoso, a Política Nacional do Idoso e o Estatuto do Idosos. O Movimento da Reforma Sanitária conquistou o Sistema Único de Saúde, que, preservando as legislações específicas, incluiu os idosos entre a população que tem o direito a um atendimento integral e universal, por meio PNSPI. Nos últimos 30 anos, assistimos a uma vasta gama de serviços implantados em diversos locais do Brasil, com muitos objetivos e atividades propostas, mas acompanhamos igualmente a captação precária de recursos financeiros, frágil sistema de informação para a análise das condições de vida e de saúde, como também a capacitação inadequada e insuficiente de recursos humanos.

A ESF é uma metodologia interessante para a atenção básica em saúde, mas precisa manter-se atenta ao fato de que o processo de envelhecimento brasileiro é dinâmico e, se pensado a partir da peculiar formação social brasileira, pautada nas desigualdades sociais, raciais e de gênero, torna-se especialmente complexo, o que exige constância no monitoramento e revisão das políticas de saúde a cada passo da sua implementação para que as necessidades sanitárias regionais sejam atendidas.

O movimento da Reforma Sanitária vem nos ensinando que a concepção ampla de saúde não é possível num Estado que não se compromete seriamente com a efetivação dos serviços de atendimento em saúde das ações. Para chegarmos aonde estamos, foi preciso estabelecer parcerias e desenvolver planos de ação com ampla participação popular por meio de conselhos e conferências de saúde. Relembremos esses ensinamentos. Uma estratégia promissora pode ser a inclusão das preocupações com o processo de envelhecimento para elaborar as pautas de lutas de todos os movimentos sociais vinculados à defesa dos direitos humanos para que a tinta que escreveu o art. 196 da Constituição Federal não se apague. Um Brasil digno para todas as idades será digno para os idosos também.

REFERÊNCIAS BIBLIOGRÁFICAS

1. Teixeira SM. Envelhecimento e trabalho no tempo do capital: implicações para a proteção social no Brasil. São Paulo: Cortez; 2008.
2. Pinto LF, Giovanella L. Do programa à Estratégia Saúde da Família: expansão do acesso e redução das internações por condições sensíveis à atenção básica (ICSAB). Revista Ciência & Saúde Coletiva, 23(6):1903-1913, 2018.

3. Paiva CHA, Teixeira LA. Reforma Sanitária e a criação do Sistema Único de Saúde: notas sobre contextos e autores. História, Ciências, Saúde – Manguinhos, Rio de Janeiro, v.21, n.1, jan.-mar. 2014, p.15-35.

4. Mateus RPF de. O Consenso de Washington e as propostas do Banco Mundial para a reforma do Estado em perspectiva política (1989-1997). XXVIII Simpósio Nacional de História. Florianópolis - SC, 2015.

5. Veras RP. A Longevidade da população: desafios e conquistas. Revista Serviço Social & Sociedade, São Paulo, v. 75, p. 05-18, set. 2003.

6. Silvestre JA, Costa Neto MM. Abordagem do idoso em programas de saúde da família. Cadernos de Saúde Pública, Rio de Janeiro, 19(3):839-847, mai-jun, 2003.

7. Fernandes MTO, Soares S. O desenvolvimento de políticas públicas de atenção ao idoso no Brasil. Revista Escola de Enfermagem USP, São Paulo, 2012; 46(6):1494-1502.

8. Lopes EDS, Ferreira AG, Pires CG, Moraes MCS, D´Elboux MJ. Maus tratos a idosos no Brasil: uma revisão integrativa. Revista Brasileira de Geriatria e Gerontologia, Rio de Janeiro, 2018; 21(5): 652-662.

9. Motta LB, Aguiar AC de, Caldas CP. Estratégia Saúde da Família e a atenção ao idoso: experiências em três municípios brasileiros. Caderno de Saúde Pública, Rio de Janeiro, 27(4):779- 786, abr, 2011.

10. Faleiros VP. Violência contra a pessoa idosa: ocorrências, vítimas e agressores. Brasília: Universa; 2007.

11. Alcantâra AO, Camarano AA, Giacomin KC. Política nacional do idoso: velhas e novas questões. Rio de Janeiro: IPEA; 2014.

12. Belmiro GM, Ceretta LB, Soratto MT. A atuação do assistente social na saúde do idoso na atenção básica. Caçador, v.6, nº 1, p. 61-71, 2017.

13. Fernandes MTO, Soares SM. O desenvolvimento de políticas públicas de atenção ao idoso no Brasil. Revista Escola de Enfermagem USP, São Paulo, 2012; 46(6):1494-1502.

14. Guedes MBOG, Lima KC, Caldas CP, Veras RP. Apoio social e o cuidado integral à saúde do idoso. Physis Revista de Saúde Coletiva, Rio de Janeiro, 27 [4]: 1185- 1204, 2017.

15. Menicucci TMG. História da reforma sanitária brasileira e do Sistema Único de Saúde: mudanças, continuidades e a agenda atual. História, Ciências, Saúde. Manguinhos, Rio de Janeiro, v.21, n.1, jan.-mar. 2014, p.77-92.

A Multidimensionalidade da Assistência ao Idoso

Elaine Cristina Dalcin Seviero
Elaine Fonseca Amaral da Silva
Eliane A. Castro
Maria Barbosa da Silva

INTRODUÇÃO

Este capítulo apresenta discussões sobre o processo de envelhecimento populacional, fenômeno mundial presente na sociedade contemporânea que merece destaque e estudos por parte de pesquisadores, gestores e autoridades. Segundo dados do IBGE, em 2025 nosso país deverá ter 15% de sua população constituída por idosos, levando o Brasil ao 6° lugar no *ranking* mundial do envelhecimento. O aumento de expectativa de vida deve ser acompanhado por melhores condições de educação, saúde e bem-estar, com maior acesso à oferta de serviços e com investimentos pessoais para atender as demandas da população, para que tenham uma velhice ativa e saudável.

Nesse sentido, se faz necessário conhecer a condição de vida desse segmento populacional para se promover, prevenir e planejar ações, programas e políticas que abranjam todos os aspectos de sua existência e resultem em benefícios significativos para todos.

A metodologia adotada foi a pesquisa teórica e bibliográfica, com a coleta de dados em publicações, documentos, registros, sites e material de institutos de pesquisa que abordam o tema de envelhecimento. Está estruturada em:

1. Direitos Sociais do Idoso: a invisibilidade ao envelhecer
2. Políticas Públicas Direcionadas ao Idoso
3. Negligência e Violência Contra o Idoso
4. Rede de Suporte Social: família e cuidador

DIREITOS SOCIAIS DO IDOSO

O envelhecimento pode ser conceituado como um processo dinâmico e progressivo, no qual há alterações morfológicas, funcionais e bioquímicas, que vão alterando progressivamente o organismo, ocorrendo mudanças pautadas geneticamente para a espécie e para cada indivíduo, que se traduzem em aumento da vulnerabilidade, em concentração de processos perdas evolutivas e no aumento da probabilidade de morte. O ritmo, a duração e os efeitos desse processo comportam diferenças individuais e de grupos etários, dependentes de eventos e da natureza genético-biológica, sócio-histórica e psicológica. O critério utilizado para definir um indivíduo como idoso é o limite etário. A Organização Mundial da Saúde (OMS) considera 60 anos para os que vivem em países em desenvolvimento e 65 anos para quem vive em países desenvolvidos.[1]

No Brasil, a Política Nacional do Idoso, Lei n. 8.842, de 4 de janeiro de 1994, e o Estatuto do Idoso, Lei n. 10.741, de 1º de outubro de 2003, consideram idosos todos os que compõem a população de 60 anos e mais.[2,3]

Na contemporaneidade, nota-se globalmente que a população idosa é o segmento populacional que mais cresce. Para o ano 2050, estima-se que haverá cerca de 2 bilhões de pessoas com 60 anos a mais no mundo; a maioria delas vivendo em países em desenvolvimento, portanto, o envelhecimento é um processo contínuo universal e irreversível.[1]

O aumento da população idosa vem acompanhado de evolução científica que, de certo modo, garante longevidade e melhores condições para uma velhice saudável.[4]

Em 2050, segundo o IBGE, a expectativa de vida nos países desenvolvidos será de 87,5 anos para homens e 92,5 para mulheres. Nos países em desenvolvimento, a expectativa de vida será de 82 anos para homens e 86 anos para mulheres. Sendo assim, 21,5 anos a mais do período atual que é de 62 anos para homens e 65 anos para mulheres. Diante dessa análise, a população idosa emergente demandará novos enfoques das políticas sociais do Estado.[5]

A velhice, pelas análises das contribuições teóricas acerca da civilização ocidental, recebe o que é cabível para a sociedade. Por muitas ocasiões, a sociedade condena o idoso por considerá-lo improdutivo, ela o vê como assexuado e, a partir dessas observações equivocadas, constrói os significados sociais, sejam estes maléficos ou benéficos, atribuídos ao processo de envelhecimento.

A velhice é tratada como um período no qual o cronômetro do tempo dispara, principalmente, nas sociedades industriais e capitalistas, o organismo adquire novas formas, as dores aparecem e, de maneira rudimentar, expõe-se à conotação entre palavras que quase se tornam sinônimas: velho e feio.

A velhice é natural e universal, um fenômeno biológico e cultural quando "revestida de conteúdos simbólicos". Ainda, reforçando essa interpretação do que é considerado natural e universal, também trazendo sua distinção, a partir de uma perspectiva antropológica, que entende a velhice como uma "categoria socialmente produzida".[6]

As décadas de 1980 e 1990 foram marcadas pela inclusão do envelhecimento na agenda social como um problema político, social relevante. Até a década de 1980, as políticas voltadas à população idosa estavam centradas em ações vinculadas ao asilamento. Aqueles que tinham condições socioeconômicas não participavam de programas sociais, nem de serviços oferecidos aos idosos.

Os direitos sociais foram assegurados inicialmente pela Constituição e, regulamentados por meio da Lei Orgânica de Assistência Social (LOAS), Lei n. 8.742/93 e também documento intitulado "Políticas para a Terceira Idade nos anos 90", que originou, mais tarde, em 1994, a Política Nacional do Idoso, a Lei n. 8.842, de 04 de janeiro de 1994. A partir dessa política, várias outras foram instituídas, com destaque para o Estatuto do Idoso, a Lei n. 10.741, de 03 de outubro de 2003.[2,3,7-9]

Cabe lembrar que a primeira iniciativa destinada ao público idoso e tratada no âmbito federal deu-se, no Brasil, no ano de 1974, mediante a criação da Renda Mensal Vitalícia, que garantia um benefício de meio salário mínimo àquelas pessoas totalmente sem renda e que não recebiam nenhum tipo de benefício da Previdência Social.[9]

Nesse contexto, o envelhecimento, na cena pública, não se caracterizava apenas pelo seu crescimento numérico, mas pelos processos de pressão e de reivindicações de instituições, profissionais da área, inclusive de organizações internacionais responsáveis pela problematização das questões relativas ao processo "envelhecer".

Assim, cabe à sociedade e ao Estado o dever de amparar as pessoas idosas, fomentando e assegurando-lhes a participação na vida comunitária, articulando, portanto, condições para o exercício da dignidade, bem-estar e o direito à vida, já positivados na Carta Constitucional de 1988.[6]

As novas configurações, por um lado, sociais trazem em seu bojo mudanças de cunho tecnológico, econômico, político, social, entre outros e agigantam as relações mercado/consumo. Enquanto, por outro lado, restringem a condição humana ao *status* de consumidor. Por consequência, nessa lógica valoriza-se quem produz e quem consome. As atribuições do Serviço Social se vinculam à garantia dos direitos do ser humano, bem como o processo de promoção, capacitação e valorização com vistas à sua plena integração e participação na sociedade.[10]

O desafio do Serviço Social frente ao segmento idoso é também estabelecer ações propositivas que implicam o diálogo entre as diferentes faixas etárias, superar o isolamento e exclusão social, potencializando os espaços de atuação profissional como *lócus* de construção da cidadania do idoso, o que poderá reverberar em uma representação menos excludente da velhice na sociedade.

POLÍTICAS PÚBLICAS DIRECIONADAS AO IDOSO

No contexto atual, com o aumento do número de idosos, a necessidade de melhorar as condições de assistência a esse segmento populacional torna-se importante, como também o incremento de políticas públicas. Entre 2012 e 2017, o Brasil teve um acréscimo de 4,8 milhões de novos idosos, que correspondem a um crescimento de 18% de pessoas acima de 60 anos.[5]

Assim, o futuro será formado por uma legião de pessoas mais velhas que, se não estiver consciente das transformações e preparada para enfrentar esta nova realidade, estará fadada a viver em uma civilização solitária e totalmente deficiente de direitos e garantias na terceira idade.

O acelerado crescimento do número de idosos exige que o Estado e a sociedade se preparem para atender às necessidades específicas dessa parcela populacional e, principalmente, promover o seu bem-estar social, reduzindo a situação de exclusão social.

Viver mais tempo não é sinônimo de viver com qualidade, pois os idosos, na sociedade brasileira, vivenciam as expressões da questão social como a fome, o abandono, a falta de habitação, o acesso precário à saúde, o analfabetismo. Condições estas não vivenciadas somente por idosos, mas também por pessoas de todas as idades; contudo, para o idoso é ainda mais cruel porque ele já não é mais considerado útil como força de trabalho para o capital, mas apenas como consumidores em potencial.[11]

Nessa realidade, a atenção ao idoso requer o enfrentamento de desafios para suprir suas exigências e necessidades, à luz da integralidade com ações e políticas intersetoriais abrangentes, como também a confluência de vários saberes e distintos campos que vão desde a saúde, assistência, previdência social, educação, justiça, esporte e lazer.

Serão destacados a seguir ações, programas e políticas destinados aos idosos nas áreas públicas e privadas.

O Estatuto do Idoso, aprovado pela Lei n. 10.741, de 1° de outubro de 2003, é o principal instrumento de direito e garantias fundamentais do idoso, ao atender seus interesses e necessidades, em todas as esferas públicas da Federação. Sua aprovação representou um passo importante da legislação brasileira ao prever dispositivos que consagram a proteção e a promoção da pessoa idosa, atribuindo essas funções tanto ao Estado como à sociedade e à família, criando uma rede de proteção, consagrada anteriormente na Constituição de 1988.[3,12]

A Política Nacional do Idoso, aprovada pela Lei n. 8.842/1994, posteriormente regulamentada pelo Decreto n. 1.948 de 03 de julho de 1996, que criou o Conselho Nacional do Idoso, tem como finalidade assegurar direitos sociais que garantam a promoção da autonomia, a integração e a participação efetiva do idoso na sociedade, de modo a que ele exerça sua cidadania.[2]

Como parte das estratégias e diretrizes dessa política, destaca-se a descentralização de suas ações envolvendo estados e municípios, em parceria com entidades governamentais e não governamentais, com os seguintes princípios: assegurar ao idoso todos os direitos de cidadania, com a família, a sociedade e o Estado sendo responsáveis em garantir sua participação na comunidade, sua dignidade, seu bem-estar e o direito à vida.

O Conselho Nacional dos Direitos do Idoso (CNDI), criado pelo Decreto n. 5.109, de 17 de junho de 2004. É um órgão colegiado de caráter deliberativo, tem como finalidade elaborar as diretrizes para a formulação e implementação da Política Nacional do Idoso, observadas as linhas de ação e as diretrizes conforme o Estatuto do Idoso, bem como acompanhar e avaliar a sua execução.[4;2]

A Política Nacional da Saúde do Idoso (PNSI), editada pela Portaria n. 1.395, de 10 de dezembro de 1999, fundamenta a ação do setor da Saúde na atenção integral à população idosa e àquela em processo de envelhecimento, na conformidade do que determinam a Lei Orgânica da Saúde (n. 8.080/90) e a Lei n. 8.842/94, que asseguram os direitos desse segmento populacional. As diretrizes essenciais da PNSI que norteiam a definição ou a redefinição dos programas, planos, projetos e atividades do setor na atenção integral às pessoas em processo de envelhecimento e à população idosa são: a promoção do envelhecimento saudável; a prevenção de doenças; a manutenção da capacidade funcional; a assistência às necessidades de saúde dos idosos; a reabilitação da capacidade funcional comprometida; a capacitação de recursos humanos; o apoio ao desenvolvimento de cuidados informais; e o apoio aos estudos e pesquisas.[8]

A Política Nacional de Saúde da Pessoa Idosa (PNSPI), aprovada pela Portaria n. 2.528, de 19 de outubro de 2006, tem como finalidade recuperar, manter e promover a autonomia e a independência dos indivíduos idosos (todo cidadão com 60 anos ou mais de idade), direcionando medidas coletivas e individuais de saúde para esse fim, em consonância com os princípios e diretrizes do Sistema Único de Saúde (SUS).[8]

As diretrizes da PNSPI são: promoção do envelhecimento ativo e saudável; atenção integral à saúde da pessoa idosa; estímulo às ações intersetoriais, visando à integralidade da atenção; provimento de recursos capazes de assegurar qualidade da atenção à saúde da pessoa idosa; estímulo à participação e fortalecimento do controle social; formação e educação permanente dos profissionais de saúde do SUS na área de saúde da pessoa idosa; divulgação e informação sobre a PNSPI para profissionais de saúde, gestores e usuários do SUS e apoio ao desenvolvimento de estudos e pesquisas.[8]

A Coordenação de Saúde da Pessoa Idosa, do Ministério da Saúde, publicou, nos anos de 2013 e 2014, o documento "Diretrizes para o cuidado das pessoas idosas no SUS: proposta de Modelo de Atenção Integral", que orienta a organização do cuidado ofertado à pessoa idosa no âmbito do SUS, potencializando as ações já desenvolvidas e propondo estratégias para fortalecer a articulação, a qualificação do cuidado e a ampliação do acesso da pessoa idosa aos pontos de atenção das Redes de Atenção à Saúde. A Atenção Básica, principal porta de entrada para o SUS, apresenta-se como ordenadora do cuidado e este deve considerar as especificidades desse grupo populacional, a partir de sua capacidade funcional.[13]

A Portaria n. 825, de 26 de abril de 2016, redefine a Atenção Domiciliar no Âmbito do SUS e representa um marco na estruturação da atenção domiciliar em todo o Brasil, apresentando as diretrizes dessa modalidade de cuidado, a maneira como deve se organizar e estabelece o incentivo federal para apoiar os gestores no aperfeiçoamento e/ou implementação da atenção domiciliar nas suas localidades.[10]

A Atenção Domiciliar contempla o Programa Melhor em Casa para as pessoas com dificuldades temporárias ou definitivas para sair de casa e chegar até uma unidade de saúde. O Programa possibilita o atendimento em casa por equipes multidisciplinares, formadas prioritariamente por médicos, enfermeiros, técnicos em enfermagem e fisioterapeuta ou assistente social.[14]

O Programa Farmácia Popular foi criado a partir do Programa Federal Saúde Não Tem Preço, em 2011, e do acordo entre o Ministério da Saúde, a indústria farmacêutica e o comércio. O Programa disponibiliza gratuitamente os medicamentos para tratamento de asma, hipertensão arterial e diabetes melito e desconto para a compra de fraldas geriátricas, reúne farmácias da rede própria do SUS e rede credenciada.[15]

O Programa Nacional de Imunização (PNI) do Ministério da Saúde investe na mobilização da população idosa para a vacinação desde 1999 principalmente contra *Influenza* oferecida anualmente durante a Campanha Nacional de Vacinação do Idoso. O SUS disponibiliza ainda três tipos de vacina: hepatite B; dupla adulto (difteria e tétano); e febre amarela (apenas para idosos que estejam morando ou passando por áreas com recomendação de vacina).[16]

A Rede de Atenção à Saúde da Pessoa Idosa (RASPI) se inicia na Unidade Básica de Saúde (UBS), a porta de entrada no Sistema de Saúde (SUS). O idoso deve estar sempre vinculado e matriculado à UBS, onde a maioria das doenças e outros problemas que apresenta podem ser diagnosticados, controlados e tratados.

A RASPI deve estar integrada à rede de serviços sociais para alavancar e otimizar as respostas do Estado às necessidades da população idosa; no SUS ela deve aumentar e facilitar o acesso do cidadão a todos os níveis de atenção, com estrutura física adequada, insumos e pessoal qualificado.[17]

A Constituição Federal do Brasil concebe o lazer como direito social, presente também na Declaração Universal dos Direitos Humanos e no Estatuto do Idoso. Ele deve ser incentivado pelo *poder público como modo de promoção social*.[3,13]

O lazer e o turismo revelam-se como importantes agentes para os idosos ao possibilitar que estes obtenham maior convivência social e até mesmo ao reabilitar aqueles que já passaram por um período difícil de isolamento e/ou problemas psicológicos.

As atividades de lazer e o turismo proporcionam a inclusão do idoso, melhoraram seu desenvolvimento intelectual, fortalecem suas habilidades físicas e mantêm sua independência.[18]

A participação dos idosos em atividades culturais e de lazer será proporcionada mediante descontos de pelo menos 50% (cinquenta por cento) nos ingressos para eventos artísticos, culturais, esportivos e de lazer, bem como o acesso preferencial aos respectivos locais.[3]

Os idosos têm direito de viajar para diversos destinos com preços reduzidos, segundo o Programa Viaja Mais – Melhor Idade, criado pelo Ministério do Turismo para proporcionar a idosos, aposentados e pensionistas a oportunidade de viajar pelo Brasil, ao mesmo tempo em que se fortalece o turismo interno. O programa beneficia idosos em viagens por todo o país e apresenta diversas opções de pacotes, para outros países com preços promocionais e condições de pagamento mais acessíveis.[13]

Além dos serviços oferecidos pelas Políticas Públicas das três esferas governamentais, os idosos têm direito de participar de eventos culturais, esportivos e de lazer, pagando apenas a metade do preço, ou seja, apenas 50% do valor total nos cinemas, teatros, estádios e arenas de eventos esportivos e eventos em geral.[14]

Outro serviço importante dirigido à população em geral e especificamente para idosos é o proporcionado pelo Serviço Social do Comercio (SESC). O SESC é uma entidade privada, mantida pelos empresários do comércio de bens, turismo e serviços que tem como objetivo proporcionar o bem-estar e a qualidade de vida aos trabalhadores desse setor e de sua família.[15]

NEGLIGÊNCIA E VIOLÊNCIA CONTRA O IDOSO

Segundo informações do Ministério da Saúde, "o Brasil, em 2016, tinha a quinta maior população idosa do mundo, e, em 2030, o número de idosos ultrapassará o total de crianças entre zero e 14 anos".[19]

O conceito de idoso é diferenciado para países em desenvolvimento e para países desenvolvidos. Nos primeiros, são consideradas idosas aquelas pessoas com 60 anos e mais; nos segundos são idosas as pessoas com 65 anos e mais. Essa definição foi estabelecida pela Organização das Nações Unidas (ONU), por meio da Resolução 39/125, durante a Primeira Assembleia Mundial das Nações Unidas sobre o Envelhecimento da População, relacionando-se com a expectativa de vida ao nascer e com a qualidade de vida que as nações propiciam aos seus cidadãos.[20]

Segundo o que postula a Resolução, o envelhecimento não está relacionado à vida anterior; mas se trata de uma continuidade do indivíduo que se constitui enquanto ser individual e social nas diversas etapas de sua vida, trazendo suas experiências vivenciadas, vínculos afetivos formados ou não, meio em que vive e características genéticas herdadas.

Assim, o envelhecer tende a ser distinto para cada pessoa e essas diferenças dependem de fatores como estilo de vida, condições sociais e econômicas e doenças crônicas, compreendendo um processo natural do indivíduo, em que há diminuição gradativa do sistema funcional.

A sociedade, muitas vezes, exalta a juventude e mitiga o envelhecer; contudo, ao negar o processo natural do envelhecer, ela perde a sensibilidade e a solidariedade, tornando irreal o destino inevitável de todo ser humano, que é justamente o envelhecimento.

O envelhecimento, quase sempre, leva o ser humano a necessitar de alguma assistência diferenciada abalando o núcleo familiar, alterando expressivamente a rotina da família. Esses cuidados e assistência são frequentemente oferecidos pelos membros familiares que, muitas vezes, não têm capacidade nem disponibilidade de tempo para cuidar do idoso. Diante dessas dificuldades e carência de cuidados, vividas pela pessoa idosa no processo de envelhecimento, a violência contra alguém assim vulnerável tem trazido grandes preocupações.

No contexto da violência urbana que atemoriza o país, parcela considerável da população idosa torna-se vítima por ser um segmento fragilizado, pelas características próprias da idade, como a reduzida mobilidade, higidez comprometida e vulnerabilidades diversas consequentes à hipossuficiência em vários aspectos do cotidiano.[21]

O cuidado que se mostra de maneira inadequada, insuficiente ou inexistente é visto em situações em que familiares não estão dispostos ou preparados para essa responsabilidade, levando o idoso a ser vítima de maus-tratos e violência.[21]

As questões relativas à violência na sociedade contemporânea se tornaram objeto de reflexão e de estudo em virtude da sua magnitude e complexidade. A violência doméstica, a institucional, o abuso sexual, os acidentes de trânsito, a exploração econômica, os assaltos e homicídios, entre outros, revelam a capacidade humana de produzir e legitimar a violência como ferramenta para resolver conflitos e exercer poder.[22]

Dessa maneira, o idoso na está fora dessa estatística e vem tendo um crescimento espantoso no número de casos em que são vitimas nos diversos tipos de violência praticada, principalmente as no convívio familiar. Essa vitimização muitas das vezes é tolerada ou consentida pelos idosos, dependentes que ficam da assistência e proteção de familiares ou cuidadores.[23]

Estudos mostram que milhões de idosos no mundo são vítimas diárias de violência decorrente de golpes com objetos ou pequenos empurrões, que podem resultar em fraturas, queimaduras e ferimentos.[25]

Grande parte dessa violência física é cometida por familiares, mas o idoso não denuncia por vergonha, culpa pelo fracasso das relações familiares, além do medo de aumentar as hostilidades ou de perder o "amor" da família.

A violência parece revelar ao idoso o sentimento de incapacidade em lidar com os filhos, os netos, o (a) companheiro (a) e em enfrentar o mundo que o cerca, fator que o leva à solidão, ao isolamento crescente assinalando, sobretudo, que as marcas da agressão sofrida não são apenas físicas, mas também psicológicas.

Essa violência representa uma séria violação dos direitos do idoso como ser humano, evidencia o retrocesso da evolução social quanto aos direitos humanos e ocorre frequentemente em todo o mundo. A violência familiar é o fato que mais contraria os princípios desses direitos que protegem o idoso.[25]

Pode-se dizer que a violência contra a pessoa idosa é um fenômeno que não se restringe à realidade de um país, de uma cidade ou localidade, mas que se trata de um fenômeno complexo que atinge o mundo todo e, principalmente, o âmbito familiar, se agravando ainda mais na atualidade. O idoso se torna uma vítima fácil porque, muitas vezes, depende de seus familiares em diversos aspectos nos cuidados da saúde, nas relações sociais, financeiramente ou até mesmo pela simples convivência familiar.[25]

A violência contra o idoso é prática que envolve várias classes sociais, representa um abuso de poder que gera medo, insegurança e revolta, provoca a diminuição da autoestima do idoso e, em alguns casos, pode causar até depressão e isolamento porque o afasta do convívio social.[26]

A natureza da violência que a população idosa sofre coincide com a violência social que a sociedade brasileira vivencia e reproduz nas suas relações e na sua cultura.[23]

Conforme o Manual de Enfrentamento à Violência contra a Pessoa Idosa, o conceito de violência, usado como sinônimo de "maus-tratos" e "abuso", refere-se aos processos, às relações interpessoais, de grupos, classe, gêneros ou de sua coação direta e indireta causando-lhes danos físico, mentais e morais. Os abusos podem ser físicos, psicológicos e econômicos, assim como o abandono, a negligência e os abusos financeiros.[27]

A maioria das internações acontece por causas externas, por lesões e traumas provocados por quedas e atropelamentos. A violência contra idosos, porém, é muito mais abrangente e disseminada no país, evidenciando-se em abusos físicos, psicológicos, sexuais e financeiros e em negligências que não chegam aos serviços de saúde: ficam naturalizadas, sobretudo, no cotidiano das relações familiares e nos tipos de negligência social e das políticas públicas.[23]

A negligência é conceituada como uma das principais formas de violência praticada contra os idosos brasileiros nos últimos três anos. O descuido é caracterizado pela omissão ou fracasso por parte dos familiares ou instituições responsáveis pelos cuidados básicos para o desenvolvimento físico, emocional e social da população a partir dos 60 anos, se dá de diversos modos, como privação de medicamentos, descuido com a higiene e saúde, ausência de proteção contra o frio e o calor.

A OMS define a violência contra a pessoa idosa como *ações ou omissões cometidas uma vez ou muitas vezes, prejudicando a integridade física e emocional da pessoa idosa, impedindo o desempenho de seu papel social. A violência acontece como uma quebra de expectativa positiva por parte das pessoas que a cercam, sobretudo dos filhos, dos cônjuges, dos parentes, dos cuidadores, da comunidade e da sociedade em geral.*[1]

Negligência contra o idoso se distingue pela negação do cuidado e supervisão adequada (especialmente em casos de pessoas com incapacidades físicas ou mentais), deixar o idoso sozinho e com fome, não dar as medicações corretamente, não levar às consultas marcadas, não prover outros cuidados físicos, isolá-lo dos outros, vesti-lo inadequadamente face ao clima ou às condições ambientais.[27]

Autonegligência: abrange situações nas quais o idoso mentalmente capaz (que compreende as consequências das suas ações) se comporta e toma decisões conscientes e voluntárias sobre atos que ameaçam a sua saúde ou segurança.[27]

Violência intrafamiliar: praticada por membros da família, por afinidade ou por afetividade, se expressa como abuso físico, sexual, psicológico ou como negligência ou abandono.[27]

Violência física: qualquer ação que machuque ou agrida intencionalmente uma pessoa, por meio da força física, arma ou objeto, provocando ou não danos e lesões internas ou externas no corpo.[27]

Violência institucional: permeia todas as instituições públicas e privadas; apresenta-se na relação de servidores com o idoso, pode se dar de diversas maneiras: ineficácia e negligência no atendimento, discriminação de gênero, étnico-racial, econômica, intolerância, falta de escuta, desqualificação do saber do paciente, uso de poder, e ou massificação do atendimento.[27]

Violência moral: ação destinada a caluniar, difamar ou injuriar a honra ou a reputação da idoso.[28]

Violência psicológica: ação ou omissão destinada a degradar ou controlar as ações, comportamentos, crenças e decisões de outra pessoa, por meio de intimidação, manipulação, ameaça direta ou indireta, humilhação, isolamento ou qualquer outra conduta que implique prejuízo à saúde psicológica, à autodeterminação ou ao desenvolvimento pessoal.[27]

Os fatores de risco para violência contra idoso surgem quando existe dependência decorrente de declínio cognitivo, da perda de memória ou de dificuldades motoras para realizar atividades do cotidiano; pela falta de cuidados básicos com a alimentação e/ou higiene do idoso que fica sozinho em casa; dependente do auxílio de apenas uma pessoa e de familiares que não podem ou não querem participar do cuidado; repetidas ausências às consultas agendadas; explicações improváveis sua ou de seus familiares para determinadas lesões e traumas e três ou mais quedas por ano podem ser indicador de existência de violência.[28]

O idoso vitimado ao ser encaminhado e atendido em qualquer serviço tem de ser acolhido por toda a equipe de saúde, com respeito, humanização e sigilo.

O Serviço Social atua nos casos de notificação, realizando entrevista para levantamento dos dados de rotina, a fim de possibilitar o conhecimento da complexidade em que a vítima se encontra e promover o apoio psicossocial. Nesse momento, elabora o perfil socioeconômico da vítima e documentação específica sobre o atendimento. A intervenção social não ocorre apenas com a vítima, sendo extensiva aos familiares e ou colaterais, quando necessária. A partir do perfil identificado, com o possível apoio familiar e/ou a rede de relacionamento do paciente frente ao ocorrido, buscam-se alternativas para a condução da ação nas diversas possibilidades como fortalecimento da autoestima, identificação da demanda social apresentada como direitos trabalhistas, desemprego, relacionamento familiar, direitos observados no Estatuto do Idoso da Declaração dos Direitos Humanos e de Cidadania e, ainda, auxiliar no processo de reorganização da vida após a violência vivenciada.[3]

O Serviço Social também, articula a Rede de Proteção, Atenção e Responsabilização para prevenir e atender às vítimas de violência, bem como divulga a importância do atendimento médico imediato nas ocorrências de violência sexual para prevenir DST/AIDS.

O Estatuto do Idoso assinala no art. 19: *Os casos de suspeita ou confirmação de maus-tratos contra o idoso serão obrigatoriamente comunicados pelos profissionais de saúde a quaisquer dos seguintes órgãos: Autoridade Policial; Ministério Público; Conselho Municipal do Idoso; Conselho Estadual do Idoso e ou Conselho Nacional do Idoso.*[3]

O profissional de saúde, ao se deparar com uma situação de violência contra o idoso, deve encaminhar uma notificação para o órgão competente, de acordo com a gravidade do fato. Em situação de violência e irregularidades em instituição de idosos, deve-se notificar o Conselho do Idoso.

O dia 15 de junho marca o Dia Mundial de Conscientização da Violência contra a Pessoa Idosa. A data foi instituída em 2006, pela ONU e pela Rede Internacional de Prevenção à Violência à Pessoa Idosa, objetiva criar uma consciência mundial, social e política da existência da violência contra a pessoa idosa e, simultaneamente, disseminar a ideia de não aceitá-la como normal.[29,30]

REDE DE SUPORTE SOCIAL: FAMÍLIA E CUIDADOR

Os homens se desenvolvem de acordo com o ciclo de vida na qual estão inseridos, bebê, criança, adolescente, adulto e velho.

As relações sociais na velhice se tornam fundamentais para a manutenção e qualidade da vida cotidiana. Tais relações são criadas, construídas ou mesmo destruídas ao longo da vida, formando uma rede de suporte.[31]

Networks ou redes surgiram na Sociologia e na Antropologia nas décadas de 1930 e 1940 e se caracterizam como uma teia de relacionamento ao redor do indivíduo nas relações de trocas afetivas ou mesmo na constituição de grupos sociais definidos como religiosos, associações, entre outros, podendo acompanhar o indivíduo ao longo de todo ciclo vital.[32]

As redes de suporte social do idoso podem ser classificadas em dois grupos: apoio formal; e informal. A primeira diz respeito à formada por profissionais dos equipamentos da rede pública de acordo com o nível de complexidade de assistência, como cuidado domiciliar, centros de convivências/acolhimento e instituições de longa permanência (LPI). Já as redes de apoio informal estão relacionadas à família, aos amigos, vizinhos, líderes religiosos.[33]

É na família, principal agente de socialização, que os homens desdobram suas vivências nas comunidades a que pertencem, desenvolvendo-se física e mentalmente, adquirindo princípios valores morais e éticos, em que são criados os laços de parentesco, amizade, companheirismo, compadrio entre outros. Nesse palco de múltiplas interpretações se estabelece a rede de sustentação e apoio mútuo, em que cada indivíduo representa um papel, buscando alternativas e soluções para as vicissitudes cotidiana, cuidando ajudando, entre outros.

Segundo o Instituto de Pesquisa Econômica Aplicada (IPEA, 2010), a família é vista como fonte de apoio informal mais direta para a população idosa. Os pesquisadores analisaram as mudanças da composição do domicílio da família brasileira com idosos no período de 1980 a 2000 e concluíram que, com o enxugamento das políticas sociais, as famílias estão sendo cada vez mais requeridas para cuidar dos seus segmentos "vulneráveis" mediante arranjos familiares como estratégias de sobrevivência.

Um dos papéis da família também diz respeito ao cuidado presente em todos os momentos do dia, no trabalho, lazer, na doença, cuidar do idoso. O cuidar do outro adquire diferentes enfoques dependendo da relação estabelecida entre os sujeitos e o nível de expectativa que um espera do outro, portanto o cuidar está inscrito na esfera das relações.

O ato de cuidar leva os cuidadores a encontrarem, no seu próprio âmbito familiar, soluções ou novos arranjos envolvendo diversas pessoas.

Assim, o ambiente familiar deve ser local propício para que os idosos se sintam amados, protegidos, cuidados e seguros caso haja a instalação de alguma doença, ou mesmo para manter uma qualidade de vida satisfatória.

CONSIDERAÇÕES FINAIS

A avaliação multidimensional da pessoa idosa deve contemplar os múltiplos aspectos de sua vida como o biológico, o físico, mental e social, contribuir na identificação do conjunto das suas necessidades e, assim, possibilitar a otimização da alocação de recursos e estratégias para sua assistência.

Ao mesmo tempo, deve ampliar a compreensão do processo de envelhecimento, permitindo a identificação e classificação de riscos e, finalmente, garantir o direito à informação e ao acesso a uma assistência humanizada e de qualidade, em todas as Políticas Públicas, de todos os níveis da Federação e áreas profissionais que possam atender a pessoa idosa, desde a saúde integral passando pela educação, cultura, esporte, lazer e transporte, ou seja, propiciar que esta se traduza em responsabilidade e resolutividade do Estado, da sociedade e da família.

O idoso deve ser protagonista de sua história, garantir seus direitos, indicar caminhos e promover a possibilidade de ampla rede de cuidados, com dignidade, em uma sociedade mais justa e solidária, na qual envelhecer seja de fato um triunfo para todos. Ao se respeitar o idoso, internalizam-se os princípios da vulnerabilidade, da fragilidade e da finitude em toda a rede de cuidados e se constrói uma cultura de solidariedade, dignidade e justiça social.

REFERÊNCIAS BIBLIOGRÁFICAS

1. Organização Mundial da Saúde. OMS. Resumo Relatório Mundial de envelhecimento e Saúde. Genebra, Suíça. 30p, https://sbgg.org.br.

2. Brasil. Ministério do Desenvolvimento Social e Combate à Fome. Política Nacional do Idoso. Lei n. 8.842, de 4 de janeiro de 1994. Dispõe sobre a Política Nacional do Idoso, cria o Conselho Nacional do Idoso e dá outras providências. Brasília.

3. Brasil. Ministério da Saúde. Estatuto do Idoso. Lei n. 10.741, de 1º de outubro de 2003. 1ª Político do Serviço Social: elementos para o debate. In: Bravo, Maria Inês Souza, et al. (org.) Saúde e Serviço Social. São Paulo: Cortez; Rio de Janeiro: UERJ; 2004.

4. Brasil. Ministério dos Direitos Humanos. Conselho Nacional dos Direitos do Idoso - CNDI, criado pelo Decreto n. 5.109, de 17 de junho de 2004. Brasília.

5. Brasil. Instituto Brasileiro de Geografia e Estatística (IBGE), 2017.

6. Debert GG. A antropologia e o estudo dos grupos e das categorias de idade, p. 49-67. In Lins de Barros MM (org.). Velhice ou terceira idade? Estudos antropológicos sobre identidade, memória e política. Fundação Getúlio Vargas, Rio de Janeiro; 1998.

7. Brasil. Constituição da República Federativa do Brasil. Promulgada em 5 de outubro de 1988. Brasília, DF: Senado Federal, 1988.

8. Associação Nacional de Gerontologia. Recomendações de Políticas para a 3ª Idade nos Anos 90. Seminário Nacional "O Idoso na Sociedade Atual" – Brasília, DF – Outubro 1989.

9. Brasil. Ministério do Desenvolvimento Social e Combate à Fome. Lei Orgânica de Assistência Social-LOAS- Lei nº 8742 de 7 de dezembro de 1993. Brasília. (Dispõe sobre a organização da Assistência Social e dá outras providências).

10. Meireles P. Glossário de Serviço Social. São Paulo: Brasiliense; 1993.

11. Berzins MAV. da S. Envelhecimento populacional: uma conquista para ser celebrada. Serviço Social & Sociedade. São Paulo: Cortez, n. 75, p. 19-35; 2003.

12. Bravo MIS; Mattos MC. Reforma Sanitária e projeto ético-político do Serviço Social: elementos para o debate. Saúde e Serviço Social. São Paulo: SP, Cortez; Rio de Janeiro: RJ, UERJ, 2004.

13. Diretrizes para o Cuidado das Pessoas Idosas no SUS: proposta de modelo de atenção integral. XXX Congresso Nacional de Secretarias Municipais de Saúde, 2014. Disponível em: <http://bvsms.saude.gov.br/bvs/publicacoes/ diretrizes_cuidado_pessoa_idosa_sus.pdf>.

14. Brasil. Portaria n. 825, de 25 de abril de 2016. Redefine a Atenção Domiciliar no âmbito do Sistema Único de Saúde (SUS) e atualiza as equipes habilitadas. Disponível em: <http://bvsms.saude.gov.br/bvs/saudelegis/gm/2016>.

15. Brasil. Ministério do Turismo. Secretaria Nacional de Políticas de Turismo. Portaria n. 228, de 3 de setembro de 2013. Disponível em: <http://aplicacoes.mds.gov.br>.

16. Watanabe HAW, et al. 2009. Rede de atenção à pessoa idosa. Secretaria Estadual de Assistência e Desenvolvimento Social. Fundação Padre Anchieta; São Paulo; 2009.

17. Organização das Nações Unidas. Declaração Universal dos Direitos Humanos. Assembleia Geral das Nações Unidas em Paris. 10 dez. 1948. Disponível em: <http://www.dudh.org.br/wpcontent/uploads/2014/12/dudh.pdf>. Acesso em: 9 mar 2019.

18. Barreto MLF. Lazer e cultura na velhice. Encontro Nacional de Recreação e Lazer. Belo Horizonte. Coletânea. Belo Horizonte, PBH/CELAR, p.130-136,1997.

19. Brasil. Ministério da Saúde. Estratégia para Promoção do Envelhecimento Saudável. 2017. Disponível em: <http://portalms.saude.gov.br>.

20. ONU-Organização das Nações Unidas. Resolução 39/125, 1ª Assembleia Mundial das Nações Unidas sobre o Envelhecimento da População, 1982. https://nacoesunidas.org/.

21. Minayo MCS. Manual de enfrentamento à violência contra a pessoa idosa. Secretaria de Direitos Humanos da Presidência da República. Brasília, 2014.

22. Melman J; Cruz RCA. O Desafio de Lidar com a Violência no Setor Saúde. Cogitare Enferm. 2010 Out/Dez; 15(4): 599-60.

23. Brasil, Cristiane et al. Brasil 2050: Desafios de uma Nação que Envelhece. Câmara dos Deputados, Centro de Estudos e Debates Estratégicos, Consultoria Legislativa. Edições Câmara (Série estudos estratégicos, n. 8) Brasília 2017.

24. Brasil. Secretaria de Direitos Humanos da Presidência da República. Manual de Enfrentamento à Violência contra a Pessoa Idosa. É possível prevenir. É necessário superar. Texto de Maria Cecília de Souza Minayo. Brasília, DF: 2013. 90p Minayo (2014, p. 13).

25. Gondim LVC. Violência intrafamiliar contra o idoso: uma preocupação social e jurídica. 2015. Disponível em:. Acesso em: 10 de março de 2019. Gondim (2015, p. 1).

26. David CG. Violência intrafamiliar contra o idoso e a intervenção do serviço social. Disponível em: Acesso em: 07 de março 2019.

27. Manual para Atendimento às Vítimas de Violência na Rede de Saúde Pública do DF. Secretaria de Estado de Saúde do Distrito Federal – Brasília, 2009.

28. Secretaria de Estado de Saúde do Distrito Federal. Manual para Atendimento às Vítimas de Violência na Rede de Saúde Pública do Distrito Federal Laurez Ferreira Vilela (coordenadora) – Brasília, 2008.

29. Martins RN. Relevância do Apoio Social na Velhice. Educação, ciência e tecnologia. 17(3),128-134.2005.

30. Chor D. Medidas de Rede e Apoio Social no Estudo Pró-Saúde: pré-testes e estudo piloto. Cad Saúde Pública, Rio de Janeiro, v 17, n. 4, 887-96. Jul/Ag, 2001.

31. Mioto RCT. Família e serviço social: contribuição para o debate. Serviço Social e Sociedade. São Paulo: Cortez; 1997.

32. IPEA - Instituto de Pesquisa Econômica Aplicada. Disponível em: <http.//www.ipea.gov.br/portal> Acesso em 11/03/2019.

33. Ramos MP. Apoio social e saúde entre idosos: Sociologias, 7, 156-175. 2002.

DEPARTAMENTO DE PSICOLOGIA

Seção II

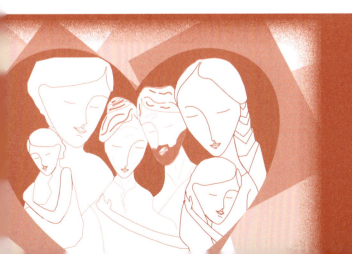

Corações Senescentes: Envelhecimento, Saúde Mental e Doenças Cardiovasculares

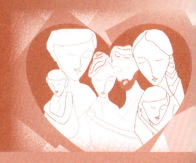

Adriana Araújo de Medeiros
Jennifer de França Oliveira Nogueira
Rafael Trevizoli Neves

Capítulo 3

> *Mudanças,*
> *Vire-se e encare o estranho*
> *Mudanças,*
> *Não quero ser um homem mais rico*
> *Mudanças,*
> *Tenho que ser um homem diferente*
> *O tempo pode me mudar,*
> *Mas eu não posso reconstituir o tempo*[A]
>
> *David Bowie – Changes, 1971*

INTRODUÇÃO – O DESAFIO DO ENVELHECIMENTO

O final do século XX e início do século XXI presenciaram uma das maiores transformações sociais ocorridas na humanidade, criando uma agenda praticamente inédita na nossa história: Qual o limite da vida? Quais cuidados são necessários no extremo final? Quais problemas aparecem no ocaso do homem e como enfrentá-los? Em resumo: quais questões o envelhecimento nos apresenta e como respondê-las? Eis do que se trata o presente capítulo, em uma perspectiva da Psicologia.

O envelhecimento populacional não é exclusividade do Brasil, é um fenômeno mundial. Contudo, no contexto brasileiro, assume contornos específicos, uma vez que diferentemente de como essa transição se deu em países desenvolvidos, aqui se faz de maneira acelerada, acumulando as agendas de saúde dessa população com outras temáticas que ainda não

---

[A] *Changes/ Turn and face the strange/ Changes/ Don't want to be a richer man/ Changes/ There's gonna have to be a different man/ Time can change me/ But I can't trace time.*

foram adequadamente encaminhadas.[1] Um dos principais desafios refere-se às doenças crônicas e ao seu manejo.

As doenças crônicas não transmissíveis (DCNT) são doenças que exigem acompanhamento contínuo e multiprofissional, com foco na prevenção, em decorrência de seu alto impacto psicológico e social na qualidade de vida e nos custos da assistência em saúde, principalmente por conta do prolongamento de tempo de anos de vida com a doença, as necessidades frequentes de reinternações e a demanda de cuidados em longo prazo na comunidade, como ocorre, por exemplo, com as doenças cardiovasculares.[1,2]

Dessa maneira, em decorrência de seu alto nível de complexidade, os idosos portadores de doenças cardiovasculares necessitam da mobilização da rede de saúde como um todo para a promoção de um cuidado integral, contínuo, que inclua o indivíduo, sua família e serviços de saúde em atuação interdisciplinar e intersetorial, em uma perspectiva de cuidado ampliado.[2]

MAS AFINAL, O QUE É ENVELHECER? – ASPECTOS PSICOSSOCIAIS DO ENVELHECIMENTO

O envelhecimento é um processo dinâmico, progressivo e gradual de alterações biológicas, psicológicas e sociais que constitui uma fase do desenvolvimento humano.[2,4,5] Não é, portanto, um processo necessariamente patológico, mas "uma etapa da vida com características e valores próprios, em que ocorrem modificações no indivíduo, tanto na estrutura orgânica como no metabolismo, no equilíbrio bioquímico, na imunidade, na nutrição, nos mecanismos funcionais, nas características intelectuais e emocionais".[3]

Ao contrário do que se desenha muitas vezes, o envelhecimento não é um processo uniforme, idêntico e marcado pela fatalidade. Constitui-se antes como um período de mudanças, com modificações intraindividuais e diversidade interindividual, produto das trajetórias singulares de cada indivíduo e do modo como cada um enfrenta e adapta-se a essas mudanças.[4-6]

Apesar da construção de uma perspectiva positiva do envelhecimento, são inegáveis as alterações biológicas, sociais e psicológicas vivenciadas nessa etapa da vida. Não é objetivo transcorrer sobre todas as alterações, porém é imprescindível suscitar algumas reflexões sobre tais campos e sua relação com a velhice.

Aspectos fisiológicos

O envelhecimento fisiológico compreende alterações graduais e progressivas nas funções orgânicas e mentais, levando o organismo à perda da capacidade de manter o equilíbrio homeostático. Apesar dessas alterações, o corpo, em condições normais, poderá manter-se adequadamente, porém, quando submetido às situações de estresse (físicos ou emocionais), poderá apresentar-se sobrecarregado e desencadear processos patológicos por meio do comprometimento dos sistemas endócrino, nervoso e imunológico.[4]

É importante considerar que mesmo de uma perspectiva orgânica, o processo de envelhecimento não é uniforme: apesar de o organismo envelhecer como um todo, os órgãos, tecidos e células têm processos diferenciados.[4]

Aspectos sociais

Além dos aspectos fisiológicos, mudanças sociais também são desencadeadas pelo envelhecimento, da mesma maneira que aspectos sociais determinam formas de envelhecer. Os discursos e representações coletivas sobre a velhice incluem ou excluem o indivíduo do contexto social, além de promoverem uma homogeneização dessa etapa da vida, o que pode produzir normatizações sobre a vivência do envelhecimento que não deixa espaço para uma construção singular e criativa do "ser velho".[6]

O envelhecimento é um fenômeno construído pela alteridade. Não é apenas a passagem dos anos ou a percepção de alterações morfofuncionais que determina a inserção na "terceira idade". É necessário o reconhecimento social, a validação, a percepção dos outros.[6] Cabelos brancos não determinam se alguém pode utilizar o assento preferencial no transporte público, nem se pode utilizar uma vaga de estacionamento destinada ao idoso, por exemplo.

O papel do velho na sociedade foi ambíguo na maior parte dos períodos históricos. Algumas comunidades na antiguidade já o reverenciavam, considerando-o detentor de poder e sabedoria, enquanto outras criavam mecanismos culturalmente aceitos de higienização social, promovendo o (auto)extermínio, de acordo com os valores difundidos (conhecimento *versus* força).

A sociedade de mercado e a transformação do idoso em um consumidor em potencial (sujeito desejante) desenvolvem novas concepções sobre o velho. Na atualidade, o estereótipo do envelhecimento associado à perda e incapacidade tem sido desconstruído, tanto no campo científico (conforme apontado anteriormente) como no campo de direito (leis e estatutos) e no mercado (desenvolvimento de produtos e serviços específicos para essa população). Tal perspectiva abre a oportunidade para o idoso buscar realizações pessoais, retomar projetos deixados ao longo da vida e resgatar/solidificar relações familiares e sociais, apesar da massificação do consumo.[6]

Ainda sobre as mudanças sociais atuais acerca do envelhecimento, o cuidado com o idoso passou do campo privado, ao longo da Idade Média, para a esfera pública, sendo responsabilidade do Estado, e hoje tem retornado ao âmbito familiar/individual por meio da reprivatização da velhice.[6]

Outro pronto de mudança significativa vivenciado é a aposentadoria. Se antes a aposentadoria configurava-se em um rito de passagem para a velhice, sendo aguardada e bem-vinda, hoje é um processo permeado de conflitos, como a exclusão de pessoas mais velhas do mercado de trabalho, a insegurança financeira decorrente do decréscimo da renda/aumento das despesas, principalmente relacionadas à saúde, e a ambivalência social ante o "aposentado", ora desvalorizado pelo seu ócio, ora arrimo de família/credor.[6]

Aspectos psicológicos

Do ponto de vista psicodinâmico, o envelhecimento é considerado um processo, uma etapa do desenvolvimento que envolve reconhecimento pessoal e social. Nesse sentido, pode-se aproximar o envelhecimento da adolescência, pois ambos são fases da vida nas quais processos biológicos desencadeiam grandes mudanças psíquicas e sociais.[7-9]

De modo geral, o envelhecimento é vivenciado como uma transformação relativamente silenciosa, sendo em alguns casos mais visível para os outros do que para o próprio indivíduo, o que leva a mudanças no trato social (p. ex.: ter lugar cedido em transporte público, receber indicações de fila de prioridades/preferencial), que podem ser sentidas como uma violência ao desalojar o sujeito do lugar ao qual ele acreditava pertencer. Experiências como adoecimento, acidentes, aposentadoria, nascimento de descendentes etc. podem, contudo, atuar como sinalizadores da entrada nesse novo ciclo da vida.[6,9]

As modificações físicas e sociais inerentes ao processo de envelhecimento propiciam mudanças significativas no campo psíquico e podem desencadear sentimentos de insegurança e tensão, principalmente em decorrência das vivências de perdas de natureza diversas, como as mudanças corporais (força muscular, ganho de peso, adoecimentos), mudanças de papel e *status* social (aposentadoria) e mudanças na dinâmica familiar e relações interpessoais (morte de entes queridos).[8]

Diante de tal cenário, uma das tarefas fundamentais do idoso é manter os vínculos afetivos com o mundo externo, promovendo investimentos libidinais para "fora do eu", uma vez que, no processo de elaboração dos lutos, o investimento libidinal tende a se voltar para o mundo interior. Isso pode ser feito por meio da ligação com objetos mais duradouros e perenes, como obras de arte (pintura, música, cinema), religião, causas sociais e instituições, por exemplo.[8]

Uma necessidade identificada nessa etapa do ciclo vital é a de reconstrução da própria história interna, ressignificando relações e acontecimentos de modo a desenvolver percepções mais integradas e menos fragmentadas sobre si e sobre os outros.[8]

A entrada na velhice torna o corpo objeto privilegiado da vida psíquica do indivíduo. Antes algo familiar, imagem fundamento da constituição da identidade, passa a ser registrado como algo ameaçador, foco de atenção e de preocupação diante de suas mudanças e inconstâncias. Apesar de esperada, a perda da funcionalidade do corpo e a velhice "quando se tornam evidências irrefutáveis, são sentidas como algo estranho, que vem de fora e surpreende o sujeito de maneira repentina e assustadora".[9]

O olhar social sobre o corpo envelhecido é raso, com pouco investimento, em decorrência das representações sociais marcadas pela desvalorização, declínio, fracasso e morte a que está sujeito. Uma maneira de resgatar o contato com os outros, de estabelecer vínculos, de suscitar o investimento libidinal é a preocupação dos idosos com as doenças e a demanda por cuidados centrados nas queixas somáticas.[9]

Outro aspecto relacionado ao impacto psíquico das mudanças corporais está relacionado ao descompasso entre um psiquismo desejante e um corpo que não serve mais como meio de satisfação do desejo. Isso porque as limitações instauradas pelo processo de envelhecimento podem transformar o corpo, antes sentido como fonte de prazer e instrumento de gratificação, em fonte de sofrimento e frustração. "Para poder aceitar este corpo estranho e limitador, o sujeito terá que abrir mão de ideais narcísicos e construir projetos que tragam satisfação dentro dos limites permitidos pelo corpo e pelo social".[9]

Desse modo, se por um lado o envelhecimento é uma etapa da vida que demanda incessantes trabalhos de luto, por outro, é um momento oportuno para a reinvenção de novos padrões de vida e renovação pessoal, por meio do resgate de potenciais adormecidos e do despertar da criatividade. Contudo, tais iniciativas somente são possíveis se o ambiente/contexto oferece possibilidades de trocas afetivas e se há o desenvolvimento de capacidades ao longo da vida, por exemplo, tolerância à frustração, capacidade de amar, reparação, possibilidade de lidar com perdas e separações, pois não é algo que se conquista apenas pelo fato de se estar mais velho.[8,9]

ADOECIMENTO PSÍQUICO EM IDOSOS CARDIOPATAS – INTERFACES ENTRE O CORPO E A MENTE

A presença de uma comorbidade de ordem psíquica em uma pessoa portadora de doença cardiovascular traz impactos significativos em sua rotina e estilo de vida. Em se tratando do surgimento e estabelecimento desse quadro em uma pessoa idosa, esse impacto tende a se intensificar, ampliando os efeitos desestabilizadores já presentes no âmbito somático.

Tal ampliação se faz sentir, por exemplo, em uma exacerbação dos sintomas álgicos, deslocamentos dessa percepção para outros órgãos do corpo (enxaquecas, dor de estômago, coluna etc.), ocasionando uma amplificação da perda de autonomia do paciente idoso, o que configura um ciclo composto pelo quadro clínico somático e pelo psíquico, prejudicando intensamente sua qualidade de vida.

Por outro lado, o estímulo incessante da cultura para que sejamos "eternamente jovens", apesar de conter um viés positivo para a autonomia dos idosos, pode gerar um alto grau de cobrança interna, desencadeando níveis de desequilíbrio emocional ocasionadores de diversos transtornos de humor ou neuropsicológicos, entre os quais destacamos a ansiedade, a depressão e a demência vascular. E isso se presentifica de modo recrudescedor se essa pessoa idosa é portadora de alguma moléstia orgânica que traga empecilhos a manifestação dessa vitalidade, tão estimulada pelo ambiente externo e pela sociedade.

Temos de levar em conta que, a despeito de todo esse estímulo, independentemente da existência de alguma doença, como já apresentamos, há um natural declínio de funções psicomotoras, acuidade auditiva, agilidade, mobilidade e força física à medida que envelhecemos. Faz parte do viver bem o saber envelhecer bem e esse é um desafio diário proposto a todos nós. Os profissionais que estão na linha de frente de atendimento e acolhimento é fundamental que tenham uma escuta atenta a fim de identificar possíveis aspectos orgânicos e/ou emocionais que indiquem fatores de adoecimento.

De acordo com Schlindwein-Zanini,[11] os sintomas que evidenciam um quadro demencial centram-se em déficits cognitivos, episódios de confusão mental, alterações na fala, na qualidade do sono, velocidade do raciocínio e memória. Tais sintomas trazem prejuízos, além dos citados no parágrafo anterior, que interferem seriamente na condução de sua rotina de maneira satisfatória. Nessa faixa etária, há também o aumento da incidência de quadros depressivos justamente em decorrência da perda progressiva de força, das habilidades cognitivas e do desempenho de papéis sociais.[10]

Especificamente sobre a avaliação de pacientes idosos portadores de doença cardiovascular, é importante observar, mediante uma boa anamnese, se o sofrimento psíquico já era um quadro preexistente, se surgiu após o adoecimento somático e qual o seu grau de interferência para a sua adesão ao tratamento clínico proposto, uma vez que, sem a colaboração ativa do paciente, pouca será a efetividade desse tratamento. Obter uma compreensão ampliada da pessoa que ali se apresenta para ser atendida, favorece o estabelecimento de uma boa comunicação e relação entre o médico e/ou profissionais da equipe multidisciplinar (enfermeiro, assistente social, fisioterapeuta, psicólogo, fonoaudiólogo, nutricionista etc.), o paciente e seu familiar e/ou cuidador.

Nas palavras de Schlindwein-Zanini,[11] "portadores de doenças cardiovasculares estão expostos a desconfortos físicos, psicológicos e sociais relacionados ao tratamento, que podem influenciar na capacidade de adaptação a um novo estilo de vida. Além disso, esses encargos podem ocasionar mudanças na dinâmica familiar pela necessidade de maior cuidado ao paciente. O gerenciamento do autocuidado em condições crônicas é desejável para prevenção de complicações relacionadas à doença".

Tem-se aí atestada a importância de se promoverem o autocuidado e a autonomia do idoso para favorecer o melhor quadro clínico possível no caso de ele ser portador de alguma doença cardiovascular. Esse autocuidado inclui atenção à alimentação, hidratação, prática moderada de atividades físicas (de acordo com o permitido clinicamente), sono, estímulo à interação social com familiares e outros idosos, oferecer um espaço de atendimento psicoterapêutico, possibilidade de lazer em passeios, contato com a natureza etc.

Entretanto, sabemos que a realidade da maioria da população idosa em nosso país encontra-se distante dessa realidade ideal, em que há espaço para um trabalho de prevenção mais efetivo. Nesses casos, a incidência de quadros de sofrimento social, emocional e psíquico elevam o risco de sequelas orgânicas que ocasionam um progressivo declínio na qualidade de vida e autonomia dessas pessoas.

O impacto emocional trazido pelo adoecimento somático é intenso e desagregador. A pessoa idosa sente-se mais frágil e, ao adoecer, há um aumento considerável em seus níveis de angústia, amplificando os sintomas clínicos. O desencadeamento de um quadro psíquico de ansiedade e/ou de depressão (podem ocorrer ambos), nesse contexto, requer muita atenção e acompanhamento da equipe de saúde multidisciplinar, com a finalidade de amenizar esse sofrimento e possibilitar uma elaboração psíquica para que esse paciente se aproprie de seus recursos internos em seu favor.

Sobre o impacto da depressão em pacientes cardiovasculares, em um levantamento publicado no artigo "Ansiedade, depressão, resiliência e autoestima em indivíduos com doenças cardiovasculares", verificou-se a ocorrência de um elevado índice de depressão, em torno de 20%, 3 meses após um episódio de infarto do miocárdio nos pacientes estudados. Pode-se presumir também a elevação de quadros ansiógenos em boa parte dos pacientes, especialmente nos casos agudos e abruptos de doença coronariana.[12] A angústia de voltar a ter um novo episódio é acentuada pela sensação de iminência da morte nesses pacientes.

Outro quadro clínico e que apresenta importante interface de ordem psíquica-emocional, por ser uma doença neurodegenerativa, progressiva e irreversível é a demência vascular, por conta do decréscimo abrupto e muitas vezes definitivo da autonomia, o que afeta não apenas o paciente, mas seu ambiente familiar e pessoas próximas de seu convívio habitual. A esse respeito, em sua tese sobre o impacto da demência na qualidade de vida do idoso, Fernandes[13] enfatiza a necessidade e importância de esse idoso ter um cuidador e o apoio de seu círculo social mais próximo.

Tendo isso em vista todas essas questões inerentes à concomitância entre adoecimento somático e psíquico, torna-se indispensável a atuação do profissional de saúde de maneira integrada com a equipe multiprofissional no atendimento a esse idoso, considerando suas especificidades, acolhendo suas demandas e propondo a ele um recomeço em novas bases, buscando estimular ao máximo suas possibilidades de autonomia e qualidade de vida.

CONCEPÇÕES SOBRE O SUPORTE EMOCIONAL AO IDOSO – O CUIDADO *COM* E *NA* LONGEVIDADE

Do ponto de vista histórico, os idosos foram durante algum tempo considerados "incapazes" de se beneficiar das intervenções psicológicas em decorrência da "cronificação" dos comportamentos e "inércia psíquica" produzidas pelo avançar da idade, desenvolvendo-se a concepção de que as questões emocionais relacionadas ao envelhecimento eram frutos da inabilidade do indivíduo em aceitar seu passado, e não das dificuldades advindas das mudanças presentes e dos desafios futuros que essa etapa do ciclo de vida impõe.[8,14]

Da mesma maneira que a Ciência desenvolveu em diferentes momentos compreensões diversas sobre o envelhecimento, a Psicologia, ciência dos comportamentos e fenômenos mentais, elaborou paradigmas diferentes que orientaram o entendimento dos mecanismos de enfrentamento a serem utilizadas nessa etapa da vida.[14]

Desse modo, a expansão das possibilidades de trabalho e de atuação psicológica promovidas pelos novos modelos de compreensão do processo de regulação emocional o envelhecimento insere a prática psicológica em um *continuum* que engloba desde modificações ambientais até intervenções voltadas para mudanças comportamentais e intrapsíquicas, desenvolvidas em âmbito individual, familiar ou grupal.[14]

Atualmente, o paradigma vigente estabelece que o principal foco do suporte emocional ao idoso é o resgate de suas potencialidades por meio do acionamento de suas reservas sociais, emocionais e cognitivas de modo a possibilitar o exercício de sua autonomia mesmo em contextos de dependência física, estabelecendo metas que evidenciam e estimulem "suas habilidades e competências pessoais, seu senso de autoeficácia, de controle percebido, de engajamento social, dos benefícios das experiências adversas, sua espiritualidade ou habilidades para relaxar, visando ampliar seus recursos de enfrentamento"[14] (p. 20).

A partir do desafio decorrente do envelhecimento populacional e da complexidade que as necessidades de saúde dessa população impõem aos profissionais, a American Psychologist Association (APA) elaborou, em 2004, revisando e ampliando posteriormente em 2014, um conjunto de recomendações para os psicólogos adequarem sua assistência à população idosa.[2,15]

As orientações gerais incluem:[1,14] reconhecer e trabalhar as concepções dos profissionais acerca do envelhecimento; buscar conhecimento sobre teorias sociais, biológicas e cognitivas dos processos de envelhecimento; compreender o funcionamento cognitivo, diagnósticos de saúde física e mental (psicopatologia), padrões de adaptação ao longo da vida, contextos de intervenção e características individuais e suas influências no envelhecimento; saber diversos métodos de avaliação dessa população, adaptados para os contextos e culturas a serem aplicados; engajar-se na intervenção, consultoria e fornecimento de outros serviços voltados ao idoso; dedicar-se à capacitação continuada de modo a ampliar o conhecimento e as competências de atuação; entender questões éticas e legais inerentes à prestação de serviço ao idoso.

Outros aspectos do acompanhamento psicológico que merecem atenção em decorrência de sua especificidade na população idosa são o relacionamento terapêutico e a possibilidade de flexibilização do *setting* terapêutico. Com relação ao primeiro ponto, a dinâmica transferencial com terapeutas mais jovens pode apresentar obstáculos manifestos sob a forma de supercontrole ou superproteção, gerando angústias contratransferenciais que interferem negativamente no processo psicoterápico.[14]

As adaptações do *setting* terapêutico incluem não apenas uma flexibilização do tempo do acompanhamento (duração das sessões, frequência semanal, períodos descontinuados de atendimento), mas a inclusão de psicoeducação e ajustamento do tratamento frente às limitações funcionais e contexto sociais.[14]

A discrepância entre as queixas manifestas pelo idoso, geralmente centradas no corpo, e a tendência de os psicólogos em estabelecer como foco de trabalho "temas da velhice" como aposentadoria e luto também são um ponto a ser observado no suporte psicológico no envelhecimento. Como assinalado por Batistioni,[14] "as demandas do idoso que busca terapia não são pelas questões normativas da velhice, e sim por aquelas nas quais os idosos manifestam menor senso de controle ou autoeficácia no enfrentamento" (p. 19).

Possibilidades de atuação – cartografias para o profissional

O atendimento ao idoso, em especial o idoso cardiopata e suas diversas comorbidades, apresenta uma série de particularidades e, assim, abre um leque de possibilidades de atendimento como psicoterapia individual, trabalhos em grupos terapêuticos e atendimento domiciliar. Independentemente do tipo de atendimento, deve-se levar em consideração sempre que o idoso nunca adoece sozinho, a família e o cuidador devem ser acolhidos e acompanhados sempre que necessário.

Além de a investigação inicial estar focada em sua história de vida, a sua história de adoecimento é fundamental para compreensão e acolhimento deste idoso, bem como aos que cuidam dele. Como se desenvolveram suas relações familiares, como no presente momento estão essas relações? Como se deram a escolha e a adaptação do cuidador familiar e do cuidador profissional? Que doença é essa e que comorbidades apresentam em conjunto? Tais comorbidades são do processo de envelhecimento ou são advindas da própria doença? Como elas têm afetado a independência e autonomia desse idoso? Quais emoções surgiram? Essas emoções são esperadas ou estão em um patamar elevado gerando outras comorbidades?

Em se tratando de um idoso hospitalizado, se existe possibilidade de diálogo, o atendimento individual é um caminho. Contudo, devem ser observadas as especificidades do local de internação desse idoso. Se em uma unidade de internação ou enfermaria; em um quarto onde a privacidade não é total, deve-se verificar a possibilidade de sair do quarto, para garantir o sigilo, mas se não tem essa possibilidade de locomoção, a garantia de privacidade deve ser atendida de outras maneiras.

A possiblidade de grupos terapêuticos em enfermaria é rica e deve ser utilizada sempre que possível. No grupo terapêutico, além de termos um espaço de escuta e acolhimento, a troca e a identificação entre os participantes do grupo são o que torna essa modalidade de atendimento eficaz. Já em uma unidade de terapia intensiva (UTI), a gravidade e urgência permeiam todo o contexto, o que, muitas vezes, limitam ou eliminam condições para que o paciente tenha atendimento, mas a família deverá ser o foco. Neste contexto de internação, é necessário lembrar que a família também precisa ser cuidada e acolhida, pois a desorganização concreta e emocional do grupo familiar afeta o processo de recuperação desse idoso. No contexto hospitalar, o psicólogo precisa de flexibilidade, pois deverá compreender que seu atendimento pode e deverá ser interrompido, adiado ou até mesmo cancelado diversas vezes, seja por procedimentos que outros profissionais da saúde precisam realizar, seja pela disposição ou indisposição do paciente.

No contexto ambulatorial, esse idoso vem por escolha para o atendimento, e este sempre deve ser priorizado na medida do possível, pois o deslocamento, a iniciativa de sair de casa, o compromisso, a valorização do ato de cuidar de si mesmo fazem parte do processo terapêutico e trazem comprometimento com o processo de recuperação. A valorização de seus sentimentos e de sua dor traz esperança de melhora.

Uma modalidade de atendimento que tem crescido nos últimos anos é o atendimento domiciliar, que pode ser definido como "o atendimento que o profissional faz a pessoas que apresentem dificuldades ou impedimentos de locomoção devido a patologias ou outros motivos que as impedem de se dirigir ao hospital ou ao consultório para receber tratamento. Em alguns casos, o trabalho envolve orientação à família ou ao responsável pelos cuidados prescritos ao paciente".[15]

A assistência domiciliar pode ocorrer em *Home Care* (termo em inglês para assistência domiciliar geralmente utilizado por empresa privadas no Brasil) ou Programas de Saúde da Família (PSF), no qual existe uma equipe de saúde que atende o paciente periodicamente, e o psicólogo faz parte dessa equipe. Nesse sentido, o trabalho do psicólogo também está voltado para as demandas da equipe como um todo, além do enfoque ao paciente e seus cuidadores familiares ou não.

De acordo com Laham,[16] "os profissionais da saúde, em geral, tendem a perceber o paciente e sua família de maneira extremamente objetiva, analisando, também assim, a sua relação com eles. O psicólogo que participa de uma equipe que faz atendimento em domicílio pode trazer, para os outros membros que a compõem, a subjetividade do paciente, do seu cuidador e da família. É seu papel, também, facilitar a comunicação entre a equipe e os pacientes e/ou familiares."

Nesse contexto de assistência domiciliar, algumas peculiaridades devem ser observadas. Como no ambiente hospitalar, o *setting* terapêutico é alterado e ter a casa ocupada por vários profissionais, mesmo que sejam para o cuidado de um membro familiar, pode gerar desconforto para as pessoas. Desse modo, deve-se ter sempre o cuidado de que quem manda na rotina é a família, e essa rotina deve ser respeitada. Deve-se entrar nesse ambiente, sem invadir o espaço e a cultura dessa família, de modo respeitoso e sem julgamentos.

Outro ponto importante é a relação terapêutica, que deve ser preservada ao máximo, para que não perca a confiabilidade e a seriedade do tratamento, já que nesse tipo de relação pode-se criar uma intimidade maior, pois o psicólogo entra no ambiente íntimo do paciente. Em nossa cultura, servir café, água ou um refresco às visitas, por exemplo, é uma tradição e recusar essa gentileza pode ser visto com desagrado; contudo, aceitar algo que lhe é oferecido é muito diferente de sentar à mesa e bater um papo sobre a vida, sua e de outras pessoas. Essa questão é de extrema relevância para o sucesso do atendimento domiciliar, não perder o foco e objetivo do atendimento quando entrar na rotina e cultura da casa.

Independentemente do local e do tipo de atendimento oferecido ao idoso cardiopata, o respeito à sua história de vida e à sua doença, às suas relações familiares, às suas emoções afloradas pelas limitações que o adoecer do coração geraram traz uma possibilidade incrível de aprender com o passado, sossegar no futuro e ter um presente tranquilo.

REFERÊNCIAS BIBLIOGRÁFICAS

1. Ribeiro PCC. A psicologia frente aos desafios do envelhecimento populacional. Gerais: Revista Interinstitucional de Psicologia. 2015, dez; 8(2): 269-283.

2. Neves RT, Laham CF, Aranha VC, Santiago A, Ferrari S, Lucia MCS. Envelhecimento e doenças cardiovasculares: depressão e qualidade de vida em idosos atendidos em domicílio. Psicologia hospitalar. 2013; 11(2), 72-98.

3. Zaslavsky C, Gus I. Idoso. Doença cardíaca e comorbidades. Arq Bras Cardiol, 2002; 79(6): 635-639.

4. Pereira A, Freitas C, Mendonça C, Marçal F, Souza J, Noronha JP, Lessa L, Melo L, Gonçalves R, Sholl-Franco A. Envelhecimento, estresse e sociedade: uma revisão psiconeuroendocrinológica. Ciência & cognição. 2004, mar; 1: 34-53.

5. Fonseca AM. Promoção do desenvolvimento psicológico no envelhecimento. Contextos clínicos. 2010 jul-dez; 3(2): 124-131.

6. Rosa CM, Vilhena J. O silenciamento da velhice: apagamento social e processos de subjetivação. Subjetividades. 2016, ago; 16(2): 9-19.

7. Abrahão ES. O desvelar da velhice: as contribuições da psicanálise na busca de sentidos para a experiência de envelhecer. Rev SPAGESP. 2008, jan-jul; 9(1): 57-65.

8. Altman M. O envelhecimento a luz da psicanálise. Jornal de Psicanálise. 2011; 44(80): 193-206.

9. Cherix K. Corpo e envelhecimento: uma perspectiva psicanalítica. Rev SBPH. 2015, jan-jul; 18(1): 39-51.

10. Ramos FP, Silva SC da, Freitas DF de, Gangussu LMB, Bicalho AH, Sousa BV de O, Rametta ZM de J, Rametta F de J, Rametta F de J, Rametta LPM, Nascimento CIC, Santos SHS, Guimarães TA. Fatores associados à depressão em idoso. REAS [Internet]. 9 jan 2019 [citado 20 mar 2019];(19):e239. Disponível em : <https://acervocientifico. com.br/index.php/saude/article/view/239>.

11. Schlindwein-Zanini R. Demência no idoso: aspectos neuropsicológicos. [Internet] Rev Neurocienc 2010;18(2):220-226.

12. Gonzales Carvalho, I, dos Santos Bertolli, E, Paiva, L, Aparecida Rossi, L, Aparecida Spadoti Dantas, R, Alcalá Pompeo, D. Ansiedade, depressão, resiliência e autoestima em indivíduos com doenças cardiovasculares. Revista Latino-Americana de Enfermagem [Internet]. 2016;24:1-10.

13. Fernandes, MCT. "O impacto da demência na qualidade de vida e bem-estar do idoso". Dissertação de Mestrado In: Universidade Lusíada de Lisboa, Instituto de Psicologia e Ciência da Educação Portugal; 2018.

14. Batistoni SST. Contribuições da psicologia do envelhecimento para as práticas clínicas com idosos. Psicologia em Pesquisa UFJF. 2009, jul-dez; 3(02): 13-22.

15. Manual de Orientações – Legislação e Recomendações para o Exercício Profissional do Psicólogo/Conselho Regional de Psicologia da 6ª Região – São Paulo – São Paulo: CRP SP; 2008.

16. Laham CF. Peculiaridades do atendimento psicológico em domicílio e o trabalho em equipe. Psicol Hosp. (São Paulo) [online]. 2004, vol.2, n.2, pp. 0-0. ISSN 2175-3547.

A Família do Idoso e as Mudanças dos Papéis com o Processo de Adoecer

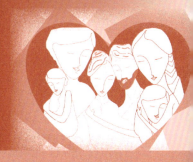

Ana Paula Chacon Ferreira
Karla Fabiana Begosso Sampaio da Fonseca Carbonari
Sandra dos Santos Cruz

INTRODUÇÃO

O Brasil é um país que envelhece a passos largos. O progressivo aumento da expectativa de vida da população permitiu o crescente número de portadores de doenças crônicas incuráveis. Estas geram perdas sucessivas da independência e autocontrole, necessitando frequentemente de cuidadores. Assim, à medida que as pesquisas atestam o envelhecimento demográfico no País, torna-se necessário lembrar que, juntamente com as necessidades dessa população, surgem as necessidades daqueles que convivem com ela, a saber: suas famílias.[1,2]

DINÂMICAS FAMILIARES, PAPÉIS, LUGARES E FUNÇÕES

Ao longo da história, pesquisas realizadas acerca das famílias apontam uma variedade de definições e conceitos sobre o tema. Contudo, observa-se a dificuldade de se tecer conceitos e terminologias universais para sua classificação. "Famílias são instituições com várias características, como laços de uma instituição que possui grande valor em todas as camadas sociais tendo em vista que sua função principal entre outras responsabilidades é cuidar, zelar e proteger seus membros."[3]

A concepção de Família para a Política Nacional de Assistência Social (PNAS) é definida como um grupo de pessoas que se acham unidas por laços consanguíneos, afetivos e ou de solidariedade. A família, independentemente dos formatos ou modelos que assume, é mediadora das relações entre os sujeitos e a coletividade. Caracteriza-se como um espaço contraditório, cuja dinâmica cotidiana de convivência é marcada por conflitos e geralmente, também, por desigualdades, sendo ela a base fundamental no âmbito da proteção social.[4]

Nesse contexto, compreende-se família como um agrupamento de pessoas que escolhem conviver por razões afetivas e de cuidados mútuos, no qual valores e condutas pessoais são transmitidos e o sentimento de pertencimento e identidade social é desenvolvido e mantido. Esse entendimento a despeito das definições abrange infinitas possibilidades que já vêm sendo vividas pela humanidade. A família, no atual contexto, tem se configurado de diversos modos e composições, tais como:[5]

1. Família nuclear, incluindo duas gerações, com filhos biológicos;
2. Famílias extensas, incluindo três ou quatros gerações;
3. Famílias adotivas e temporárias;
4. Famílias adotivas que podem ser birraciais ou multiculturais;
5. Casais;
6. Famílias monoparentais, chefiadas por pai ou mãe;
7. Casais homossexuais com ou sem crianças;
8. Famílias reconstituídas depois do divórcio e
9. Várias pessoas vivendo juntas, sem laços legais, mas com forte compromisso mútuo.

A família nuclear composta por homem e mulher unidos pelo casamento e cuidados com seus descentemente vem sofrendo ao longo da história muitas mudanças e transformações. Transformações estas que se efetivam principalmente por mudanças conjunturais da sociedade, as quais podem ser analisadas e comprovadas mediante estudos e pesquisas antropológicas, sociológicas e de analises demográficas que evidenciam, com solidez, esse cenário de transformação sofrido pela humanidade, bastante influenciado por fatores políticos, econômicos, sociais e culturais.

Alguns fatores importantes propiciaram o surgimento de tantos arranjos familiares. Mudanças na condição feminina com a inserção da mulher no mercado de trabalho; queda da taxa de fecundidade; declínio do número de casamentos; aumento da propensão à dissolução dos vínculos matrimoniais constituídos; alteração na organização e composição da unidade familiar; variação dos períodos em que as pessoas solteiras ou descasadas permanecem sozinhas; redefinição dos papéis desenvolvidos pelo homem e pela mulher, não nos esquecendo de que a família também reflete sempre o estado de cultura do sistema social durante suas transformações.[6]

Independentemente do modelo, a família assume determinadas funções na sociedade. Funções de ordem biológica e demográfica garantem a reprodução e a sobrevivência do ser humano; funções de ordem educadora e socializadora transmitem conhecimento, valores e afetos por meio de uma comunicação verbal e corpórea; funções de ordem econômica (produtores e consumidores) que se dão no campo do trabalho; funções de segurança física, moral e afetiva, criando uma dimensão de tranquilidade e função recreativa.[7]

Algumas correntes defendem a caracterização tradicional que concebe a família como uma instituição funcional para o desenvolvimento da sociedade, devendo ser fortalecida uma vez que sua manutenção está diretamente ligada à manutenção do sistema social. Outros afirmam que famílias são instituições repressivas e burguesas cuja ação está voltada para o sistema de reprodução capitalista. No entanto, família é um núcleo de pessoas que convivem em determinado lugar, durante um lapso de tempo mais ou menos longo e que se acham unidas ou não por laços consanguíneos, tendo como tarefa primordial o cuidado e a proteção de seus membros.[8]

A Constituição Brasileira, em seu art. 226, declara que a família é a base da sociedade, espaço social em que se apresentam as regras, as normas sociais que estabelecem a relação entre os indivíduos e a sociedade.[9] Para tanto, é fundamental o reconhecimento da função da família como uma dinâmica pública cumpridora de papéis e responsabilidades, espaço de convívio e confronto entre gêneros e gerações.

Na sociedade contemporânea, temos observado que o aumento da longevidade possibilita o convívio, no mesmo domicílio, de várias gerações.[10,11] Isso representa um número maior de idosos coabitando com diferentes gerações, possibilitando convivência intergeracional, o que implica mudanças no conceito de família e nas suas configurações, trazendo consigo muitos desafios.

Na construção dessas relações, a afetividade constitui componente crucial, uma vez que o grau de afetividade sentido por cada um dos elementos do arranjo familiar consolida relações harmoniosas, o que favorece a promoção da saúde da unidade familiar.[9] Mas o fato de a família ser um espaço privilegiado nesta esfera não significa que não haja conflitos, cada ciclo de vida familiar exige ajustamento por parte das gerações.[10] Conflitos e tensões existem na constituição das famílias com variações nas maneiras de lidar com eles. Nas questões intergeracionais, o modo de lidar com conflitos aparece, às vezes, como intolerantes e autoritários; em outros momentos, como democráticos e de respeito pelas diferenças. O modo preferencial de lidar com as dificuldades é pelo entendimento, pela linguagem e pela conversa.

Assim, relações sociais e familiares, na perspectiva intergeracional, são fatores importantes a serem considerados e avaliados por assistentes sociais, psicólogos, médicos e demais profissionais da saúde em relação ao cuidado para com os idosos e seus familiares, pois, se por um lado a relação entre os familiares traz consigo tensões e conflitos, por outro, pode ser apresentada como um processo de interação e ajuda mútua, uma vez que os idosos não são exclusivamente pessoas cuidadas e ajudadas por seus familiares, mas também cuidam e ajudam.

Os idosos também têm uma contribuição importante em outros aspectos da vida familiar, pois mediante separações, divórcios, recasamentos e outros problemas, os pais idosos se veem diante da necessidade de ajudar seus filhos adultos, o que faz os pais continuarem no lugar de cuidadores e provedores, mesmo na velhice, além de muitas vezes ter um papel ativo de arrimo familiar. Essa situação traz uma diversidade de situações e implicações que impactam diretamente na falta de disponibilidade do adulto em oferecer cuidado ao idoso e que, diante da ineficiência das políticas públicas de apoio a essa população, a família ainda é o principal recurso.[11,12]

A partir da Constituição de 1988,[9] a família passa a ter a centralidade da Política Nacional de Assistência Social por meio do Princípio da Matricialidade Sócio-Familiar que constitui um princípio fundante, em especial na atenção básica que visa fortalecer vínculos familiares e comunitários.

Embora esse fato mereça relevância por colocar a família no lugar potencial de sujeito de direitos, ele a responsabiliza pela proteção social de seus membros. A partir dessa constatação, fica evidente que a família está sendo incitada a proteger socialmente seus idosos em lugar do Estado e sem condições para isso, pois há a propagação da ideologia de que as famílias, independentemente de suas condições objetivas de vida e das próprias vicissitudes da convivência familiar, devem ser capazes de proteger e cuidar de seus membros, como já dissemos anteriormente. Essa argumentação não tem por finalidade isentar a família das suas responsabilidades, mas informar que, sozinha, está muito longe de atender as demandas dos idosos sem o devido respaldo emocional, financeiro e social do Estado.

O reconhecimento da importância da família na vida do idoso também está explícito no Estatuto do Idoso (Lei n. 10.741),[13] em seu art. 3º, que aponta a família como a primeira responsável pela atenção ao idoso.[11] É obrigação da família, da comunidade, da sociedade e do Poder Público assegurar ao idoso, com absoluta prioridade, a efetivação do direito à vida, à saúde, à alimentação, à educação, à cultura, ao esporte, ao lazer, ao trabalho, à cidadania, à liberdade, ao respeito e à convivência familiar e comunitária.[13]

Vale destacar que nem sempre os vínculos entre os membros de uma família são permeados por laços consanguíneos ou de afetos, tampouco foram construídos ao longo da vida, o que algumas vezes pode gerar cobranças legais equivocadas por serem avaliados unicamente pela perspectiva da legalidade.

Independentemente de alterações e mudanças substantivas na composição e nos arranjos familiares, a família é um forte agente de proteção social de seus membros: idoso; doente; dependentes; crianças; jovens; desempregados. Não podemos, porém, exaurir esse potencial protetivo sem lhe ofertar um forte apoio, uma mão dupla a ser garantida.[14]

A condição de vulnerabilidade a que as famílias estão expostas compromete sua capacidade de proteção. A família se encontra muito mais na posição de sujeito ameaçado do que na de instituição provedora esperada.[8] E considerando sua diversidade, tanto em termos de classe sociais como de diferença entre os membros que a compõem e de suas relações, o que temos é uma instância sobrecarregada, fragilizada, e que se enfraquece ainda mais quando lhe atribuímos tarefas maiores do que sua capacidade de realizá-las.[15]

A estrutura familiar não é um determinante da maneira como se dá a solicitude, ou do modo das pessoas cuidarem de suas relações em uma família. Duas famílias com a mesma composição podem apresentar modos de relacionamento completamente diferentes. O que conta, nesse caso, são suas histórias, a classe social de pertencimento, a cultura familiar e sua organização significativa do mundo.[14]

Qualquer análise acerca dos limites e das possibilidades das famílias com ou sem idosos é considerá-la uma instituição historicamente condicionada e articulada com a sociedade, mediadora entre os sujeitos e a coletividade, caracterizada como espaço contraditório, tendo como função principal zelar, cuidar e proteger seus membros garantindo sua sobrevivência.

A DOENÇA NA FAMÍLIA: IMPACTOS E ADAPTAÇÕES

Uma doença traz consequências ao paciente e todo o seu contexto. Os membros da família do indivíduo adoecido, em diferentes medidas, são afetados pelos impactos da doença. Ao mesmo tempo, o âmbito familiar também influencia a maneira como a doença e o tratamento são vivenciados. Há uma interferência mútua. Essa ideia apoia-se na compreensão de que a família é um sistema interligado. Mudanças que ocorrem em uma parte do sistema são acompanhadas por alterações compensatórias em outra parte dele. Assim, com o surgimento da doença, ocorre perda da identidade familiar preexistente, um desequilíbrio dos arranjos até então desenhados.

Esse impacto varia conforme alguns elementos, como: tipo e manifestação da doença (súbita, progressiva), nível de incapacidade acarretado; papel e função que o paciente desempenha na família. Portanto, as características da doença e o lugar que o paciente ocupa na dinâmica familiar determinam as repercussões da doença na estrutura da família. Por exemplo: uma doença que acometer uma pessoa que desempenha papéis centrais no sistema familiar, como sustento financeiro ou responsabilidade nos afazeres domésticos, exigirá uma reorganização para que as funções desempenhadas possam ser executadas a partir de outra configuração.

Nesse sentido, a doença pode significar uma ameaça à integridade da família. Ocorre uma desorganização, uma situação nova que interfere no equilíbrio familiar. Há uma crise decorrente do estresse gerado pela quebra na rotina conhecida, pela necessidade de redistribuições repentinas e forçadas dos papéis, pelo aumento de custos financeiros, pelos afetos despertados (insegurança, descontrole sobre a vida, medo de perder o ente querido e tudo aquilo que ele representa individualmente – para cada membro da família – e para o conjunto). Há uma perda da organização construída até então. É necessária a realização de um luto da realidade anterior para que seja possível uma nova configuração.

No caso de uma doença com um surgimento abrupto (considerando um indivíduo previamente sem limitações), o acometimento se dá de modo inesperado e agudo, fazendo emergir uma situação nova sem que os membros da família estivessem preparados. A competência dos cuidadores para lidar com as mudanças é posta em xeque. O susto, a imprevisibilidade e a quebra repentina da realidade invadem o cotidiano da família.

Em se tratando de um adoecimento que vai se instalando e acarretando perdas progressivas, há um processo gradual – porém contínuo e ininterrupto – de adaptação às limitações cada vez mais acentuadas. O tempo prolongado com que vai se convivendo com as perdas acarreta um desgaste sucessivo. Por vezes, no início, os esforços concentram-se na certeza – ainda que imaginária – da cura, mas aos poucos aproxima-se do fato de que a situação não mudará e exigirá esforços para manter o cuidado na intenção de manter a vida, com qualidade. Como consequência, no decurso da doença, várias adaptações são necessárias. Quando acompanhado por condição cronicodegenerativa, impõem-se questões nunca dantes experimentadas na dinâmica das relações. Entra em cena uma dependência crescente e ocorre reversão de papéis, uma vez que passa a caber às gerações mais novas responder pelos idosos que, no passado, lhes proporcionaram proteção, segurança e cuidado.[2]

Mediante incapacidades motoras, dificuldade de comunicação, perda da funcionalidade e da autonomia, a família se vê diante do desafio de oferecer cuidados necessários, conviver com o receio de não ter competência suficiente para fazê-lo e com o medo do paciente vir a piorar ou até mesmo a falecer, além de embaraço na realização de cuidados íntimos e ressentimento inconsciente pela sobrecarga de trabalho.[16]

Por outro lado, ao mesmo tempo que a doença influencia o sistema familiar, os arranjos familiares influenciem a maneira como a doença será vivenciada pelo paciente e pelo seu entorno. A própria família está inserida em um meio cultural, com valores, crenças, condições educacionais e econômicas próprias – toda essa realidade será significativa na forma como a doença será compreendida/interpretada e como o tratamento se concretizará. Os significados das doenças podem interferir na percepção da redução ou aumento dos sintomas, no exagero ou na diminuição das dificuldades, nos impedimentos ou facilidades relativas ao tratamento.[2]

A depender da coesão, da flexibilidade, da maneira como lida com conflitos, da capacidade de comunicação/compartilhamento e da organização prévia da família, será facilitado ou dificultado o processo de adaptação a uma nova circunstância. A dinâmica da relação já estabelecida, anteriormente à doença, poderá determinar os caminhos que a família seguirá após sua instalação.

A nova condição coloca à família uma série de adaptações. Em termos práticos, é possível citar horários, rotina, financeiro, hábitos (por vezes, a comida do paciente precisa ser preparada separadamente, cuidados com a higiene precisam ser inseridos na família, funções exercidas pela pessoa adoecida serão redistribuídas); por vezes, a própria casa precisa de adaptações, como ampliação de algum cômodo, mudanças de quarto, da disposição de objetos (tapetes, sofá como apoio, barras no banheiro). No âmbito psíquico, surgem mais questões: a fragilidade do familiar traz conteúdos emocionais, como medo da perda, superproteção, desgaste emocional, culpa, raiva, emergem conflitos antigos, surgem reações emocionais advindas do contato com a impotência humana, uma vez que é impossível retirar o familiar daquela condição de sofrimento, entre outras situações.[16]

DEFININDO UM CUIDADOR

A partir do momento em que a doença se instala, é natural que a família defina um cuidador entre seus membros. Não necessariamente este cuidador é único, podendo ser desenhada uma rede de cuidado. Cada família estabelece seu próprio critério para essa definição. Por vezes, é a pessoa mais disponível (em termos de tempo e horários). Em outras situações, a família já tinha um membro de referência, aquele que as pessoas sentem-se seguras para buscar em momentos difíceis – essa pessoa pode assumir esse lugar por diferentes motivos, tanto objetivos como subjetivos, por exemplo, ser o filho mais velho ou ser considerado o mais "forte" ou mais "responsável". Em alguns contextos, há entre os membros da família alguém com uma forte identificação com a função do cuidado, podendo ter características pessoais mais voltadas para afeto, solidariedade e/ou até culpa/dívida; ou então ser mais centralizador/controlador de forma que o familiar prefere, ele mesmo, ser o responsável pelas necessidades do doente. Nada impede que este cuidador possa mudar ao longo do tempo, a partir de necessidades específicas da dinâmica familiar e da rotina da vida.

Há diversas classificações de cuidadores. O cuidador principal é o que tem maior responsabilidade nos cuidados. Já os secundários são familiares, voluntários e profissionais que prestam alguma atividade complementar.[17] Em uma pesquisa realizada sobre cuidadores – a escolha do cuidador principal esteve relacionada a fatores como vínculo de parentesco, valores morais, matrimoniais e necessidade de substituição de cuidador devido ao seu adoecimento.[17] Outros estudos indicam que são quatro fatores principais para a designação do cuidador: parentesco (cônjuge); gênero (mulher); proximidade física (convive na mesma casa); e proximidade afetiva (conjugal, pais e filhos).[16]

O mesmo estudo mostrou que tal escolha geralmente recai sobre a mulher ou marido, depois sobre a filha ou irmã. Observa-se que as mulheres se ocupam mais do papel de cuidar do que os homens. Foi concluído que frequentemente a função de cuidador é assumida por uma única pessoa (cuidador principal), seja por instinto, vontade, disponibilidade ou capacidade. Outro fator determinante para o membro familiar se tornar cuidador é a obrigação e/ou dever que ele mesmo tem para com o doente. Isso pode ser entendido como um sentimento natural e subjetivo ligado a um compromisso constituído ao longo da convivência familiar. O fato de se tornar cuidador pode ser mais imediato ou gradual. As decisões para assumir os cuidados são mais ou menos conscientes. As pesquisas revelam que, embora a designação do cuidador seja informal e decorrente de uma dinâmica específica, o processo parece obedecer a certas regras refletidas em quatro fatores, relacionados com o parentesco, com frequência maior para os cônjuges, antecedendo sempre a presença de algum filho; o gênero, com predominância para a mulher; a proximidade física, considerando quem vive com a pessoa que requer os cuidados, e a proximidade afetiva, destacando-se a relação conjugal e o vínculo entre pais e filhos. Por imposição ou escolha, o cuidador familiar é aquele que prioriza a necessidade do outro. Muitas vezes sente-se pressionado por necessidades imediatas, deixando suas demandas em segundo plano. Relutam em falar sobre suas dificuldades e não querem demonstrar falta de interesse pela pessoa cuidada.[1]

Outro estudo que avaliou o perfil do cuidador de pacientes crônicos trouxe a predominância de mulheres, casadas, com idade entre 40 e 60 anos, esposa ou filha (normalmente, as filhas assumem quando não há outra pessoa que aceite o papel). Quando são os filhos que assumem esse lugar, aparecem conflitos a respeito de quem será o cuidador principal. Os resultados reforçam que ainda é comum e cultural que a figura feminina assuma os cuidados. Comumente, a mulher cuida de várias e de todas as gerações. Elas agregam várias funções de cuidado para manter a ordem familiar.[2]

Entre os motivos para assumir essa função e o seu sentido para as pessoas que a exercem, alguns pontos são relevantes. Pesquisas trazem que assumir o papel de cuidador foi uma obrigação, justificada pelos fortes laços familiares, pela gratidão pela dedicação dos pais durante toda a vida, pelo sacrifício do trabalho para a educação dos filhos. Há casos em que os cônjuges cuidam e declaram, como justificativa, o acordo firmado no casamento. Observa-se que os cuidadores relacionam sua função ao cumprimento de um papel social. A atividade de cuidar foi entendida como um dever moral, decorrente das relações pessoais e familiares inscritas na esfera doméstica. Muitos dos cuidadores não se viam como tais e, a partir do momento em que necessitam desempenhar tal papel, assumem-no como uma exigência resultante do fato de viverem em família. Assumir o fato de ser o responsável pelo cuidado não é uma opção, porque, em geral, o cuidador não toma a decisão de cuidar, mas esta se define pela indisponibilidade de outros possíveis cuidadores e, quanto mais o cuidador se envolve, mais os não cuidadores se desvencilham do cuidado. Alguns entrevistados relataram não saber exatamente quando se tornaram verdadeiramente cuidadores, pelo fato de a exigência dos cuidados surgir de modo inesperado e gradativo. A pessoa vai assumindo responsabilidades e, quando percebe, está totalmente responsável pelo dependente. Por outro lado, trouxeram, como benefícios do ato de cuidar, o crescimento pessoal e o senso de autorrealização.[1]

A RELAÇÃO DO CUIDADO-CUIDADOR

O conselho hipocrático *primum non nocere* nos proporciona uma reflexão sobre o cuidado que, *a priori*, é não prejudicar o outro, fortalecendo, assim, os conceitos da Bioética de beneficência e não maleficência. Logo, ao considerarmos que o homem deseja naturalmente fazer o bem a seu semelhante, o princípio da beneficência seria essa disposição humana de fazer o bem ao outro, garantindo a promoção da saúde e ou a prevenção de doenças, que, em seus limites, depara com a possível aniquilação dos desejos e sentimentos do paciente e possivelmente da família.

Fazer o bem sem causar dano ao outro é o grande desafio de um cuidador, entretanto, à luz de Aristóteles, devemos ter prudência para escolher os melhores caminhos para chegar a um bom resultado. Haja vista que essa experiência evoca escolhas: cuidar da pessoa ou de sua doença?

Ter o objetivo de fazer o bem é, em si, um paradoxo, uma vez que esse bem é bem para quem? Nesse percurso, revisitamos nossas escolhas, nosso olhar sobre nós e sobre o outro, resgatando, assim, o respeito à dignidade e autonomia do outro, enquanto paciente/família.

Ao adotar esse lugar de cuidar, inclino-me ao sujeito e crio possibilidades de "reflexão" sobre a vida e a morte, oferecendo um cuidado integral, desenvolvendo ações ou fazendo escolhas que assegurem qualidade de vida e morte e não apenas a manutenção da vida mediante processos terapêuticos desproporcionais. A prática do cuidado prescinde de um contato humano, embora este, não necessariamente, signifique vínculo. Entretanto, para que essa relação seja estruturante, construtiva e ressignificante, é imprescindível que o vínculo se estabeleça.

A teoria do apego destaca a importância da formação de vínculos seguros para o desenvolvimento saudável das pessoas, sendo que o vínculo e o comportamento de apego são desencadeados por diversas ações, tanto do cuidador como do ser cuidado.[18]

O desenvolvimento de níveis mais seguros de vínculo está relacionado a maiores habilidades dos cuidadores em se conectar emocionalmente por meio do olhar, da comunicação e da escuta. O fortalecimento do vínculo faz emergir um desejo de aproximação, tornando o outro um ser único... assim como o pequeno príncipe e a raposa quando conversam:

> *"Tu não és para mim senão um garoto inteiramente igual a cem mil outros garotos. E eu não tenho necessidade de ti. E tu não tens necessidade de mim. Mas, se tu me cativas, nós teremos necessidade um do outro. Serás para mim o único no mundo. E eu serei para ti a única no mundo..."*

O vínculo torna a relação íntima e única. A relação atinge uma cumplicidade e uma capacidade de sintonia por meio de um conhecimento relacional implícito do outro, denotando alguma urgência por parte de cada um.

O percurso do cuidado denota uma escuta amorosa, disponibilidade, aceitação e respeito que constituirão a matriz necessária para este verdadeiro encontro: o cuidador e o ser cuidado!

Tal qual a história supracitada, essa relação pode se transformar em uma viagem inesquecível, repleta de significados, em que o significado e o sentido da realidade vão sendo apreendidos, garantindo a segurança do eu e o reconhecimento das experiências subjetivas do adoecimento. Nessa viagem, ambos estreitam o olhar, as duas subjetividades relacionam-se desenhando um espaço criativo e potencialmente transformador, muito embora garanta ao cuidador um lugar inquietante e de incertezas. Sobre o cuidador recai, segundo Bion[19], a exigência da tolerância à dúvida e à dor.

Assim, o processo de cuidar e de ser cuidado oferece um espaço potencial de transformação do impossível em possível. Nessa relação, ambos crescem na medida em que é permitida a revivência das perdas necessárias, mantendo um apurado respeito à complexidade e à singularidade de cada um, como humanos.

> *"Nenhuma dor é tão mortal quanto a da luta para sermos nós mesmos."*
> L. Vinokurov

A relação pede encontro, abraço, lugar de segurança, atendendo, assim, a maior demanda de que necessita de cuidado: pede acolhimento!

Para essa viagem, é necessário que ambos permaneçam conectados com o potencial humano que os constitui, de tal modo que sejam cocriadores de um espaço potencialmente saudável, sendo capazes de viver sua individualidade, identidade e confiança, fundamentados pelo respeito a si e ao outro. Esse caminho deverá ter ênfase no aprimoramento do refletir e fazer, e não na transformação ou mudança do ser, subsidiando a ética do existir![20]

Esse percurso construído com o paciente e a família proporcionará o fortalecimento da identidade de cada um na medida em que cada "herói" se deparar com suas escolhas, implicando a renúncia da onipotência e da dependência pueril. Essa mudança de olhar (elaboração) sobre as perdas/adoecimento, implica dor e terra fértil para o processo de vir a ser. Ambos tornar-se-ão capazes de estar só, sendo possível seguir o caminho não estando só! Ambos estarão nutridos de autonomia, tal qual a História do Pequeno Príncipe, ambos terão se transformado verdadeiramente no território do autoencontro, autodescoberta!

"É preciso exigir de cada um o que cada um pode dar."

Antoine de Saint-Exupéry

REFERÊNCIAS BIBLIOGRÁFICAS

1. Montezuma CA, Freitas MC, Monteiro ARM. A família e o cuidado ao idoso dependente: estudo de caso. Revista Eletrônica de Enfermagem [revista em internet]. 2008; 10(2); 395-404. Disponível em: <https://www.fen.ufg.br/revista/v10/n2/pdf/v10n2a11.pdf>. Acesso em: 15 mar 2019.

2. Ferreira HP, Martins LC, Braga ALF, Garcia MLB. O impacto da doença crônica no cuidador. Revista Brasileira de Clínica Médica. 2012 jul-ago;10(4):278-84. Disponível em: <http://files.bvs.br/upload/S/1679-1010/2012/v10n4/a3045.pdf>. Acesso em: 10 mar 2019.

3. Medeiros M, Osório R. Arranjos domiciliares e arranjos nucleares no Brasil: classificação e evolução de 1977 a 1998. Texto para discussão n. 788. Brasília: IPEA, 2001.

4. Política Nacional de Assistência Social. Resolução 145/2004. Brasília: CNAS, 2004.

5. Szymansk H. Viver em família como experiência de cuidados mútuo: desafio de um mundo em mudança. Serviço Social e Sociedade, 2015, n.71: 93-105.

6. Pereira PAP. A assistência social na perspectiva dos direitos: crítica aos padrões dominantes de proteção aos pobres no Brasil. Brasília: Thesaurus, 1996. In: Temporalis, questão social, serviço social e direitos da cidadania. Associação Brasileira de Ensino e Pesquisa em Serviço Social; 2001 jan-jun; 3: 51-61. (6)

7. José Filho M. A família como espaço privilegiado para a construção da cidadania. Faculdade de História, Direito e Serviço Social, Universidade Estadual Paulista "Júlio de Mesquita Filho", Franca, 2002. Doutorado em Serviço Social.

8. Mioto RCT. Família e Serviço Social e Sociedade. Serviço Social Revista, 2011 jul-set. 107: 497-508. Disponível em: <http://www.uel.br/revistas/uel/index.php/ssrevista/article/view/7584/6835>. Acesso em: 12 mar 2019.

9. Brasil. Constituição Federal da República Federativa do Brasil, de 5 de outubro de 1988. Brasília: Senado Federal, 1988.

10. Salem, TM. Conflito, poder e negociação na família: a questão geracional. In: O velho e o novo. Petrópolis: Vozes, 1980.

11. Camarano AA, Kanso S, Mello JL, Pasinato MT. Famílias: espaço de compartilhamento de recursos e vulnerabilidades. In: Caramano AA, organizadora. Os Novos Brasileiros: muito além dos 60? Rio de Janeiro: IPEA; 2004: 137-167. (11)

12. Minayo MCS. O desafio do conhecimento: pesquisa qualitativa em saúde. 12 ed. São Paulo: Hucitec; 2010.

13. Brasil. Lei n. 10.741 de 1 de outubro de 2003. Dispõe sobre o Estatuto do Idoso. Brasília, DF.

14. Carvalho MCB. Famílias e políticas sociais. In: Acosta AR, Vitale MAF (org.). Família, redes, laços e políticas públicas. 3 ed. São Paulo: Cortez; 2007: 267-274.

15. Andrade, L. Cuidados paliativos e serviço social; Um exercício de coragem, Holambra: Editora Setembro; 2015.

16. Brito ES, Rabinovich EP. Desarrumou tudo! O impacto do acidente vascular encefálico na família. Saúde Sociedade. 2008; 17(2): 153-169.

17. Cardoso CCL, Rosalini MHP, Pereira MTML. O cuidar na concepção dos cuidadores: um estudo com familiares de doentes crônicos em duas unidades de saúde da família de São Carlos-SP. Serviço Social Revista. 2010; 13(1): 24-42.

18. Bowlby J. Apego: a natureza do vínculo. 3 ed. 2ª tiragem. São Paulo: Martins Fontes; 2009.

19. Bion, WR. Estudos psicanalíticos revisitados. Rio Janeiro: Imago; 1964.

20. Liberato, R. O luto do profissional de saúde: visão do psicólogo. In: O resgate da empatia. Casellato, G. (Org.) São Paulo; Summus, 2015.

DEPARTAMENTO DE FARMACOLOGIA

Seção III

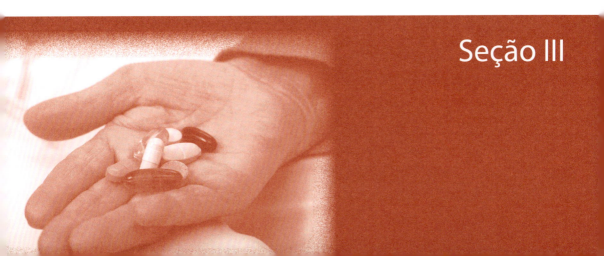

Polifarmácia em Cardiogeriatria

Alessandra Santos Menegon
Luís Henrique Gowdak

Capítulo 5

INTRODUÇÃO

O envelhecimento da população traz consigo grandes desafios aos sistemas de saúde e de previdência social em relação a questões de saúde, tanto no âmbito da prevenção primária como no do tratamento das frequentes enfermidades crônicas que aparecem com maior incidência nos idosos.

O uso de múltiplos medicamentos, frequentemente referido como polifarmácia, é comum na população idosa com várias comorbidades já que um ou mais medicamentos podem ser usados na terapêutica de várias doenças. Mas, apesar de ser um tema amplamente discutido, a polifarmácia ainda não tem uma definição consensual. Neste texto, usaremos a definição aceita pela Organização Mundial de Saúde (OMS),[1] que considera polifarmácia o uso simultâneo e de maneira crônica de quatro ou mais medicamentos.

A polifarmácia favorece o aumento do risco de problemas relacionados aos medicamentos, como erros de medicação, interações medicamentosas, reações adversas, entre outros, que por sua vez podem levar à hospitalização.[2] Todas essas implicações fizeram a polifarmácia ser considerada por vários países e pela OMS um problema de Saúde Pública com indiscutíveis consequências socioeconômicas desfavoráveis tanto para os governos como para a população idosa.[1]

POLIFARMÁCIA E AS DOENÇAS CARDIOVASCULARES

A despeito dos grandes esforços da comunidade internacional e das sociedades médicas para redução do número de pacientes vítimas de doença cardiovascular (DCV), sua prevalência permanece elevada em todas as regiões do globo.[2]

Claro está que a mudança no estilo de vida associada à intervenção farmacológica sobre os fatores de risco cardiovascular diminui significativamente o risco de eventos cardiovasculares tanto na prevenção primária como secundária. Porém, com o envelhecer da população, o aumento do número de comorbidades e a reconhecida dificuldade de adoção plena no controle dos fatores de risco modificáveis (cessação do tabagismo, prática regular de exercícios físico e dieta adequada), a exposição do indivíduo idoso portador de DCV à polifarmácia é achado habitual na prática clínica (Figura 5.1).[2]

O estudo de Jörgensen et al.,[3] envolvendo 4.662 indivíduos com idade acima de 65 anos, mostrou que a polifarmácia esteve presente em 39% da amostra estudada, sendo os medicamentos de atuação sobre o sistema cardiovascular o grupo farmacológico mais utilizado. Estudo holandês conduzido por Veehof et al.[4] mostrou que a polifarmácia ocorreu em 42% dos 1.544 indivíduos idosos estudados, sendo que os diagnósticos de diabetes e doença arterial coronariana associaram-se ao aumento da polifarmácia.

Cabe destacar que, ao seguirmos as atuais diretrizes internacionais[5-7] e nacionais para o manejo da doença cardiovascular e dos fatores de risco a ela associados, a polifarmácia torna-se inevitável. Eis que aqueles responsáveis pelo manejo de pacientes sob risco aumentado ou já portadores de DCV devem reconhecer a importância da polifarmácia, especialmente entre os idosos pelas razões a seguir elencadas e sucintamente discutidas.

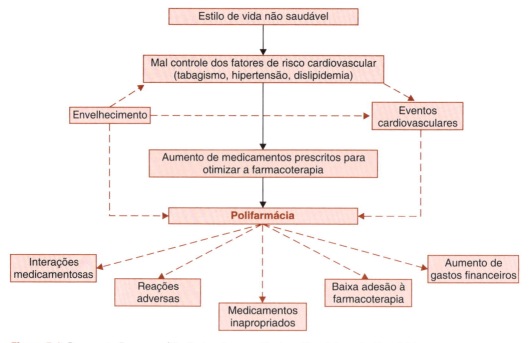

Figura 5.1. Representação esquemática ilustrando a questão da polifarmácia na Cardiogeriatria.

EFEITOS DO ENVELHECIMENTO SOBRE O METABOLISMO DOS FÁRMACOS

No idoso, diversas alterações bioquímicas, moleculares e estruturais no organismo resultam em modificações da fisiologia do indivíduo. Tais modificações impactarão em maior ou menor extensão a farmacocinética e/ou a farmacodinâmica dos fármacos, deixando os idosos mais vulneráveis a problemas relacionados ao uso de medicamentos.[8]

Alterações farmacocinéticas

A absorção, a distribuição, o metabolismo e a eliminação dos medicamentos mudam como consequência natural do processo de envelhecimento. Em grande parte, isso resulta de graus variáveis de alterações no funcionamento hepático e renal dos idosos, órgãos diretamente envolvidos na farmacocinética dos fármacos.

Os idosos podem, todavia, apresentar alterações funcionais no trato digestório afetando desde a ingestão até a excreção dos medicamentos. Alguns fármacos podem também ser irritantes da mucosa gástrica ou ter sua absorção comprometida em virtude da diminuição da secreção de ácido clorídrico (elevando o pH gástrico), do peristaltismo esofágico e gástrico, da perfusão do trato digestório e da superfície absortiva. Um exemplo prático das alterações citadas é o fato de a diminuição do peristaltismo digestório do idoso favorecer o aumento do período de contato entre o fármaco e a superfície mucosa, podendo determinar, consequentemente, maior absorção do medicamento.[8,9]

Com relação ao processo de distribuição de fármacos, com o envelhecimento, há diminuição na massa corporal magra e na água corporal total com um aumento relativo na gordura corporal total. Essas mudanças diminuem o volume de distribuição de drogas hidrofílicas, como lítio e digoxina, e a não correção da dose desses medicamentos pode resultar em maiores concentrações plasmáticas, aumentando, assim, o potencial de efeitos adversos.[8,9]

Outra alteração importante sobre o processo de distribuição no idoso é a diminuição sérica de proteínas plasmáticas como a albumina. Esse fato pode aumentar a fração livre de fármacos que apresentam alto grau de ligação com essas proteínas, ou seja, aumentando a concentração do fármaco ativo no sangue. Essas alterações séricas geram problemas de transporte de substâncias, favorecendo o risco de intoxicação de medicamentos como fenitoína, teofilina, varfarina e digoxina.[8,9]

Durante o processo de envelhecimento, a massa hepática e o fluxo sanguíneo se reduzem, afetando diretamente o processo de metabolismo. Esse fato possibilita que drogas como betabloqueadores, nitratos e antidepressivos tricíclicos, que têm um efeito de primeira passagem no fígado, tenham uma biodisponibilidade mais alta em idosos e, portanto, sejam eficazes em doses menores. Esse fato também influencia medicamentos com intervalo estreito entre a dose terapêutica e a dose tóxica, como a varfarina, digoxina e teofilina, por exemplo, pois, com a diminuição da função hepática, o risco de esses medicamentos causarem efeitos colaterais é maior.[8,9]

O envelhecimento também influencia a excreção de fármacos. Diminuições relacionadas à idade na taxa de filtração glomerular são bem descritas pela literatura. Esses declínios fisiológicos da função renal, muitas vezes agravados por outras comorbidades, implicam ajuste posológico daqueles medicamentos eliminados pela via renal, evitando-se, assim, seu acúmulo.[8,9]

Na Tabela 5.1, encontra-se um resumo das alterações farmacocinéticas que ocorrem durante o envelhecimento.[8,9]

Alterações farmacodinâmicas

O declínio dos mecanismos homeostáticos e de algumas funções orgânicas do idoso está intrinsecamente associado às alterações de sensibilidade a diversos fármacos, podendo ocorrer modificações nos receptores e sítios de ação as quais, por sua vez, afetam a interação farmacorreceptor e o efeito farmacológico final. Essas alterações

Tabela 5.1. Alterações farmacocinéticas decorrentes do processo normal do envelhecimento e as suas repercussões clínicas

Fase farmacocinética	Alterações no envelhecimento	Repercussões clínicas
Absorção	↓ pH gástrico	Alteração da absorção de fármacos que necessitam de dissolução com a acidez
	↓ Motilidade do trato digestório	Podem levar à alteração da absorção de medicamentos (p. ex.: levodopa e penicilinas)
Distribuição	↓ Albumina sérica	↑ Fração livre dos fármacos (p. ex.: fenitoína e varfarina) ↑ Risco de intoxicação
	↓ Massa hídrica e magra	↓ Volume de distribuição dos hidrossolúveis (p. ex.: digoxina) ↓ Dose necessária para atingir concentração plasmática
	↑ Massa de gordura	↑ Volume de distribuição e meia-vida de fármacos lipossolúveis (p. ex.: benzodiazepínicos) ↑ Duração dos efeitos após 1ª dose e desenvolvimento gradual de toxicidade com acúmulo no tecido adiposo
Metabolismo	↓ Fluxo sanguíneo hepático ↓ Massa hepática	↓ Metabolismo de 1ª passagem ↓ Níveis plasmáticos
	↓ Atividade do citocromo p450	↓ Metabolismo oxidativo hepático → ↑ Meia-vida das drogas metabolizadas pelo fígado (p ex.: quinidina)
Excreção	↓ Massa renal total ↓ Fluxo plasmático renal ↓ Taxa de filtração glomerular ↓ Secreção tubular	↓ Eliminação dos fármacos de excreção renal → ↑ meia-vida e ↑ nível sérico dos fármacos

frequentemente se iniciam por volta dos 70 anos de idade e se relacionam especialmente a receptores específicos (beta-adrenérgicos, alfa-adrenérgicos, colinérgicos) e ao aumento da sensibilidade aos benzodiazepínicos relacionados com receptores GABA.[10]

Em razão desses e de outros aspectos do processo do envelhecimento, que afetam diretamente a farmacologia do idoso, os profissionais da Saúde devem estar sempre atentos à polifarmácia e a medicamentos que possam ser inapropriados para idosos, pois esses fatores podem agravar ainda mais os riscos dessa população já tão exposta aos problemas relacionados aos medicamentos.

Em vista de todos os riscos que a polifarmácia pode ocasionar para a população, principalmente a idosa e, em especial, a cardiopata, a seguir abordaremos as consequências dessa situação no idoso, além de discutir intervenções com o objetivo primário de redução da polifarmácia, apontando, por fim, para recomendações e estratégias de combate a essa prática.

CONSEQUÊNCIAS DA POLIFARMÁCIA NO IDOSO

Reações adversas

A OMS define a reação adversa a medicamento (RAM) como "qualquer resposta prejudicial ou indesejável e não intencional que ocorre com medicamentos em doses normalmente utilizadas no homem para profilaxia, diagnóstico, tratamento de doença ou para modificação de funções fisiológicas". Em idosos, as RAM representam um importante problema de saúde pública, uma vez que o risco de ocorrência de uma RAM ou de hospitalização dela decorrente é, respectivamente, sete e quatro vezes maior em idosos do que em jovens.[11]

A idade por si só não representa um fator de risco, mas um indicador para comorbidade, pois nesse grupo a farmacocinética alterada e a polifarmácia são as variáveis mais diretamente associadas às RAM. Sabe-se, por exemplo, que o número de medicamentos que um paciente ingere está diretamente relacionado ao risco de RAM. Assim, o risco de ocorrência de uma RAM aumenta em 13% com o uso de dois agentes, em 58% quando esse número aumenta para cinco, elevando-se para 82% nos casos em que são consumidos sete ou mais medicamentos.[12]

Estima-se que mais de 4,5 milhões de RAM ocorrem anualmente nos Estados Unidos, e quase três quartos delas são inicialmente avaliadas em ambientes ambulatoriais.[13] Chama atenção, no entanto, que em cerca de 80% das vezes esses efeitos adversos não são reconhecidos como tais pelo médico assistente. Ato contínuo, o médico, em vez de descontinuar o medicamento ou proceder a algum ajuste posológico, adiciona uma ou mais novas medicações na tentativa de aliviar o efeito adverso, fenômeno conhecido como "cascata iatrogênica",[14] a qual pode afetar até 88% dos idosos em situação de polifarmácia.[15]

No Brasil, de acordo com dados disponibilizados pelo Ministério da Saúde considera-se que, apenas no ano de 2013, podem ter ocorrido entre 1,2 milhão e 3,2 milhões de internações de urgência por problemas relacionados a medicamentos. Se considerarmos o custo médio de R$1.135,26 por usuário por internação, o custo total das hospitalizações pode ser estimado entre R$1,3 bilhão e R$3,6 bilhões somente em 2013. Assim, em uma avaliação conservadora, se 70% dessas hospitalizações reconhecidas como potencialmente evitáveis tivessem sido, de fato evitadas, a economia de recursos poderia chegar a até R$2,5 bilhões ao ano.[16,17]

Na Tabela 5.2, correlacionamos algumas reações adversas associadas a medicamentos comumente usados na Cardiologia.[18,19]

Interações medicamentosas

Interação medicamentosa (IM) refere-se à interferência exercida por um fármaco, alimento ou outra substância química sobre outro fármaco. Classifica-se em interação sinérgica quando o efeito de ação de ambos em conjunto é superior ao efeito individual; ou antagônica, quando, pelo contrário, existe um efeito conjunto menor do que aquele verificado individualmente, ou mesmo quando existe um efeito de anulação do efeito do fármaco.[20]

A gravidade, prevalência e possíveis consequências das IM estão relacionadas a variáveis como número e características dos medicamentos, idade, sexo e condições clínicas dos indivíduos (com enfoque especial para a função hepática e renal).[21]

Muitas IM apresentam grande magnitude podendo resultar em morte, hospitalização, lesão permanente do paciente ou insucesso terapêutico. Todavia, existem IM que não causam dano aparente no idoso, porém o impacto é silencioso, tardio e, às vezes, irreversível. Muitos desses eventos não são reconhecidos pelo paciente, familiar, tampouco pelos profissionais, especialmente quando a polifarmácia é demasiadamente complexa. Além disso, muitos profissionais imaginam as RAM e IM em termos

Tabela 5.2. Reações adversas associadas a classes de fármacos ou fármacos específicos, comuns na Cardiologia

Classe Terapêutica/ Medicamento	Reações Adversas Comuns (ocorre entre 1 e 10% dos pacientes que utilizam este medicamento)
Betabloqueadores	Bradicardia, fadiga, hipotensão ortostática
Bloqueadores alfa-adrenérgicos	Hipotensão ortostática
Antagonistas de canais de cálcio	Cefaleia, edema, anorexia, tontura, rubor facial, azia
Inibidores da enzima conversora da angiotensina	Tosse seca, alteração do paladar, cefaleia e tontura
Bloqueadores dos receptores AT1 da angiotensina I	Tontura
Diuréticos	Hipopotassemia, hipomagnesemia, hiperuricemia
Antiagregantes plaquetários	Eventos hemorrágicos leves, indigestão, epigastralgia
Estatinas	Elevação dos níveis de enzimas hepáticas e a miopatia
Digoxina	Arritmias, náusea, anorexia
Amiodarona	Bradicardia, hipotireoidismo, fotossensibilidade, pesadelos, distúrbios do sono
Anti-inflamatórios não esteroides	Irritação e úlcera gástrica, nefrotoxicidade
Anticolinérgicos	Redução da motilidade do trato gastrintestinal, boca seca, sedação, hipotensão ortostática, visão turva
Benzodiazepínicos	Hipotensão, fadiga, náusea, visão borrada, rash cutâneo
Antidepressivos tricíclicos	Alterações cognitivas, confusão, retenção urinária

de desfechos catastróficos como arritmias, convulsões, morte, que, possíveis de ocorrer, representam somente a ponta do *iceberg*. No dia a dia, as consequências desses eventos como tontura, sedação, hipotensão postural, quedas, confusão, frequentes em idosos e aparentemente menos dramáticas, podem aumentar o perfil de morbimortalidade desse grupo etário.[21,22]

Muitos medicamentos comumente usados por idosos, por exemplo, os anti-inflamatórios não esteroidais (AINE), betabloqueadores, inibidores da enzima conversora de angiotensina (IECA), diuréticos, hipolipemiantes, ou depressores do sistema nervoso central (SNC) são potencialmente interativos. A amiodarona e a digoxina, por exemplo, usadas por muitos idosos que apresentam doenças cardiovasculares estão relacionadas à IM graves que podem causar, respectivamente cardiotoxicidade e intoxicação digitálica. A terapia combinada dos AINE e diuréticos tiazídicos, bem como a dos IECA e AINE, pode causar alteração da função renal, desequilíbrio eletrolítico, além de afetar a eficácia da terapia anti-hipertensiva. Há, ainda, os indutores (fenitoína, carbamazepina) e inibidores enzimáticos como cimetidina e omeprazol que, frequentemente, encontram-se envolvidos nas IM, que ameaçam a saúde do idoso.[23,24]

Recomenda-se prudência na utilização de polifarmácia no idoso, diante do uso de fármacos dos quais muito se sabe isoladamente, mas que, quando combinados, a possibilidade de IM deve ser verificada; aqui, a discussão entre a equipe médica e o farmacêutico clínico pode ser útil no esclarecimento de dúvidas de prescrição, visando sempre a segurança e o bem-estar do paciente. Por outro lado, na ausência de prescrição eletrônica dotada de sistema de notificação de interação medicamentosa, diversos recursos de consulta *online* estão disponíveis como Lexicomp (disponível em http://www.wolterskluwercdi.com/lexicomp-online), Micromedex (disponível em http://www.micromedexsolutions.com), Drugs.com (disponível em http://www.drugs.com) ou Drugbank (disponível em http://www.drugbank.ca).

Medicamentos inapropriados para idosos

Em função das diversas modificações que ocorrem ao longo do processo de envelhecimento, indivíduos idosos são considerados como os mais susceptíveis às reações adversas aos medicamentos (RAM) e ao uso de medicamentos potencialmente inapropriados (MPI).

Os MPI para idosos são aqueles que, prescritos por profissionais habilitados (médicos), apresentam um risco de causar eventos adversos maiores do que os seus benefícios. Esses medicamentos favorecem o surgimento de interações medicamento-medicamento e medicamento-doença, além dos efeitos colaterais indesejáveis que geram impacto sobre a qualidade de vida desses idosos.[21]

Claramente, haverá maior chance de uso de algum MPI quanto maior e mais complexo for o esquema terapêutico (polifarmácia). As RAM são a forma mais comum de iatrogenia em idosos, cujo risco aumenta ainda mais quando se utiliza MPI.[22] O uso de MPI em idosos pode levar a reações adversas potencialmente graves ou incapacitantes e está associado a problemas evitáveis nesses pacientes, como depressão, constipação, quedas, imobilidade, confusão mental e fraturas de quadril[23]; mais ainda, o uso de MPI associa-se a maior risco de hospitalização e mortalidade, tornando-se um dos mais relevantes problemas de saúde pública para a população idosa.[23]

Diversos instrumentos foram criados para prescrição adequada em idosos, aumentando a segurança da farmacoterapia, na tentativa de se diminuir o uso de MPI. As listas de MPI para idosos mais citadas e utilizadas são os critérios de Beers e o Screening Tool of Older Persons' Potentially Inappropriate Prescriptions (STOPP).[24] Porém, apenas 60% dos medicamentos citados nesses critérios são comercializados no Brasil, limitando sua maior aplicabilidade e validação em estudos brasileiros.[25]

Recentemente, foi publicado o *Consenso Brasileiro de Medicamentos Potencialmente Inapropriados* para idosos adaptado à realidade do Brasil. Trata-se do primeiro estudo brasileiro de impacto, voltado para a comercialização e a prevalência dos principais medicamentos prescritos na prática clínica do país.[25]

ESTRATÉGIAS PARA CONTROLE DA POLIFARMÁCIA

Ao longo deste capítulo, discorremos sobre as causas da polifarmácia na população geriátrica e suas consequências. Um número elevado de medicamentos em qualquer regime terapêutico aumenta o risco de problemas relacionados aos medicamentos como RAM, interações medicamentosas, e/ou uso de medicamentos inapropriados, com evidente prejuízo sobre a qualidade de vida.

Embora o uso de vários medicamentos possa ser clinicamente justificado em diversos pacientes, especialmente entre os idosos com múltiplas comorbidades e doenças crônicas, é fundamental que pacientes sob risco de efeitos adversos à saúde consequência de uma polifarmácia inadequada sejam identificados. A seguir, listamos algumas etapas que podem ajudar os profissionais de saúde a alcançar o uso racional de medicamentos.

Revisão e otimização do esquema medicamentoso

A revisão do esquema medicamentoso comprovadamente reduz os medicamentos consumidos por pacientes idosos, melhorando sua adequação, com impacto benéfico sobre qualidade de vida e aumento de adesão terapêutica, além da permitir a identificação e correção de omissões terapêuticas, em que fármacos com precisa indicação não são prescritos.[26] Aqui, a revisão do regime medicamentoso depende de que uma conciliação medicamentosa cuidadosa seja realizada.[27]

Conciliação medicamentosa

A conciliação medicamentosa é descrita como um processo para obtenção de uma lista completa, precisa e atualizada dos medicamentos que cada paciente utiliza (incluindo nome, dosagem, frequência e via de administração), comparada com as prescrições médicas feitas na admissão, transferência, consultas ambulatoriais e alta hospitalar. Essa lista é usada para aperfeiçoar a utilização dos medicamentos em todos os pontos de transição do cuidado e tem como principal objetivo diminuir a ocorrência de erros de medicação e duplicidade terapêutica quando o paciente muda de nível de assistência à saúde.[27]

Avaliação da medicação prescrita

Seguidamente, é importante determinar se os medicamentos prescritos têm indicação, se são realmente necessários, se os benefícios ultrapassam os riscos e se não há alternativas mais seguras, eficazes ou acessíveis. Um dos fatores apontados como causas da polifarmácia inapropriada é a medicalização de problemas psicossociais em que para cada queixa trazida pelo paciente, haveria de haver um tratamento (fármaco) específico.[28]

Evitar a prescrição em cascata

Deve-se sempre avaliar se um novo sintoma em um doente idoso não resulta de um efeito adverso de outro medicamento. Tal prática certamente contribui em larga extensão para a polifarmácia, com todas as consequências já aludidas nas seções anteriores deste capítulo.

Melhorar a adesão terapêutica

O seguimento farmacoterapêutico orientado e acompanhado pelo farmacêutico, integrado à equipe multidisciplinar, melhora a adesão ao tratamento de pacientes, eventualmente diminuindo a polifarmácia.[29] Em outra frente, a possibilidade de combinações fixas como parte de estratégia combinada contra diversas condições clínicas (referida como "polipílula") tem sido testada em vários países como modo de, ao se diminuir o número de medicamentos e tomadas por dia, aumentar a adesão e, por conseguinte, propiciar maior eficácia terapêutica.[30]

Conclusão

O aumento da expectativa de vida observada no último século propiciou o aparecimento de um grande número de indivíduos convivendo com condições crônicas cujo controle depende de modificações no estilo de vida e múltiplas intervenções farmacológicas. Cria-se a polifarmácia e, com ela, a possibilidade do surgimento de reações adversas, consequência de alterações na fisiologia do idoso, ou de interações medicamentosas, ou ainda de medicamentos potencialmente inapropriados aos idosos. A integração de diversos profissionais no manuseio desse paciente é fundamental para que se reduzam tais complicações. Ao médico que assiste a este paciente especificamente, cabe observar atentamente essas complicações, antecipando-as quando possível e, em diálogo constante com a equipe multiprofissional, reconhecê-las prontamente, corrigindo sua estratégia. Lembremo-nos sempre do princípio de *primum non nocere* (em tradução livre, "primeiro, não fazer mal"). Assim atuando, oferece-se ao paciente idoso maior sucesso de êxito em seu tratamento, sem que para isso comprometa sua qualidade de vida.

REFERÊNCIAS BIBLIOGRÁFICAS

1. Donaldson LJ, Kelley ET, Dhingra-Kumar N, Kieny MP, Sheikh A. Medication without harm: who's third global patient safety challenge. Lancet 2017;389:1680-1.

2. Volpe M, Chin D, Paneni F. The challenge of polypharmacy in cardiovascular medicine. Fundam Clin Pharmacol. 2010;24:9-17.

3. Jörgensen T, Johansson S, Kennerfalk A, Wallander MA, Svärdsudd K. Prescription drug use, diagnoses, and healthcare utilization among the elderly. Ann Pharmacother. 2001;35:1004-9.

4. Veehof L, Stewart R, Haaijer-Ruskamp F, Jong BM. The development of polypharmacy. A longitudinal study. Fam Pract. 2000;17:261-7.

5. Piepoli MF, Hoes AW, Agewall S, et al. 2016 European Guidelines on cardiovascular disease prevention in clinical practice: The Sixth Joint Task Force of the European Society of Cardiology and Other Societies on Cardiovascular Disease Prevention in Clinical Practice (constituted by representatives of 10 societies and by invited experts). Developed with the special contribution of the European Association for Cardiovascular Prevention & Rehabilitation (EACPR). Eur Heart J. 2016;37:2315-81.

6. Cesar LA, Ferreira JF, Armaganijan D, et al. Guideline for stable coronary artery disease. Arq Bras Cardiol. 2014;103:1-56.

7. Faludi AA, Izar MCO, Saraiva JFK, et al. Diretriz brasileira baseada em evidências sobre prevenção de doenças cardiovasculares em pacientes com diabetes: posicionamento da Sociedade Brasileira de Diabetes (SBD), da Sociedade Brasileira de Cardiologia (SBC) e da Sociedade Brasileira de Endocrinologia e Metabologia (SBEM). Arq Bras Cardiol. 2017:1-31.

8. Oliveira HSB, Corradi MLG. Pharmacological aspects of elderly: an integrative literature review. Rev Med (São Paulo). 2018 mar-abr;97(2):165-76.

9. Shi S, Klotz U. Age-related changes in pharmacokinetics. Curr Drug Metab. 2011;12:601-10.

10. Akhtar S, Ramani R. Geriatric Pharmacology. Anesthesiol Clin. 2015;33:457-69.

11. Ognibene S, Vazzana N, Giumelli C, Savoldi L, Braglia L, Chesi G. Hospitalisation and morbidity due to adverse drug reactions in elderly patients: a single-centre study. Intern Med J. 2018;48:1192-7.

12. Prybys KM, Melville K, Hanna J, Gee A, Chyka P. Polypharmacy in the elderly: clinical challenges in emergency practice: part 1 overview, etiology, and drug interactions. Emerg Med Rep. 2002; 23(8):145-53.

13. Sarkar U, López A, Maselli JH, Gonzales R. Adverse drug events in U.S. adult ambulatory medical care. Health Serv Res. 2011;46:1517-33.

14. Thornlow DK, Anderson R, Oddone E. Cascade iatrogenesis: factors leading to the development of adverse events in hospitalized older adults. Int J Nurs Stud. 2009;46:1528-35.

15. Smith JC, Chen Q, Denny JC, Roden DM, Johnson KB, Miller RA. Evaluation of a novel system to enhance clinicians' recognition of preadmission adverse drug reactions. Appl Clin Inform. 2018;9:313-25.

16. Freitas GRM, Neyeloff JL, Balbinotto Neto G, Heineck I. Drug-related morbidity in Brazil: a cost-of-illness model. Value Health Reg Issues. 2018;17:150-7.

17. Freitas GRM, Tramontina MY, Balbinotto G, Hughes DA, Heineck I. Economic Impact of emergency visits due to drug-related morbidity on a Brazilian hospital. Value Health Reg Issues. 2017;14:1-8.

18. Alhawassi TM, Krass I, Bajorek BV, Pont LG. A systematic review of the prevalence and risk factors for adverse drug reactions in the elderly in the acute care setting. Clin Interv Aging, 9 (2014), pp. 2079-2086.

19. Secoli SR. [Polypharmacy: interaction and adverse reactions in the use of drugs by elderly people]. Rev Bras Enferm. 2010;63:136-40.

20. Blanc AL, Spasojevic S, Leszek A, et al. A comparison of two tools to screen potentially inappropriate medication in internal medicine patients. J Clin Pharm Ther. 2018;43:232-9.

21. Panel BtAGSBCUE. American Geriatrics Society 2015 Updated Beers Criteria for Potentially Inappropriate Medication Use in Older Adults. J Am Geriatr Soc. 2015;63:2227-46.

22. Boyd C, Smith CD, Masoudi FA, et al. Decision making for older adults with multiple chronic conditions: executive summary for the American Geriatrics Society Guiding Principles on the Care of Older Adults With Multimorbidity. J Am Geriatr Soc. 2019.

23. Kaufmann CP, Tremp R, Hersberger KE, Lampert ML. Inappropriate prescribing: a systematic overview of published assessment tools. Eur J Clin Pharmacol. 2014;70:1-11.

24. Rankin A, Cadogan CA, Patterson SM, et al. Interventions to improve the appropriate use of polypharmacy for older people. Cochrane Database Syst Rev. 2018;9:CD008165.

25. Oliveira MG, Amorim WW, Oliveira CRB, Coqueiro HL, Gusmão LC, Passos LC. Consenso brasileiro de medicamentos potencialmente inapropriados para idosos. Geriatr., Gerontol Aging. 2016; 10:168-81.

26. Topinková E, Baeyens JP, Michel JP, Lang PO. Evidence-based strategies for the optimization of pharmacotherapy in older people. Drugs Aging. 2012;29:477-94.

27. Kwan JL, Lo L, Sampson M, Shojania KG. Medication reconciliation during transitions of care as a patient safety strategy: a systematic review. Ann Intern Med. 2013;158:397-403.

28. Hill-Taylor B, Sketris I, Hayden J, Byrne S, O'Sullivan D, Christie R. Application of the STOPP/START criteria: a systematic review of the prevalence of potentially inappropriate prescribing in older adults, and evidence of clinical, humanistic and economic impact. J Clin Pharm Ther. 2013;38:360-72.

29. Parajuli DR, Franzon J, McKinnon RA, Shakib S, Clark RA. Role of the pharmacist for improving self-care and outcomes in heart failure. Curr Heart Fail Rep. 2017;14:78-86.

30. López-Jaramillo P, González-Gómez S, Zarate-Bernal D, et al. Polypill: an affordable strategy for cardiovascular disease prevention in low-medium-income countries. Ther Adv Cardiovasc Dis. 2018;12:169-74.

Manejo Farmacológico no Idoso Cardiopata

Acaris Benetti
Adriana Castello Costa Girardi
Janbison Alencar dos Santos
Stéphanie de Souza Costa Viana

INTRODUÇÃO

Embora os idosos estejam, em geral, entre os maiores usuários de medicamentos cardiovasculares, eles são normalmente sub-representados ou excluídos da maioria dos ensaios de eficácia e segurança. Desenvolvedores de fármacos geralmente relutam em incluir muitos adultos idosos em ensaios clínicos randomizados controlados, em parte em virtude da alta prevalência de múltiplas comorbidades, fragilidade e polifarmácia; e às complexidades farmacocinéticas e farmacodinâmicas relacionadas à idade. Consequentemente, muitas vezes há dados insuficientes de alta qualidade baseados em evidências para informar o manejo farmacológico das condições cardiovasculares comuns em idosos. Na ausência de dados, os médicos geralmente confiam em princípios conceituais relacionados ao metabolismo e às interações medicamentosas para minimizar eventos adversos a medicamentos, mas isso muitas vezes não é bem fundamentado ou padronizado. Um desafio relacionado é a fraca adesão à medicação cardiovascular entre adultos idosos e seu impacto negativo sobre seus resultados de saúde. Neste capítulo, são discutidos os principais desafios para a otimização do manejo farmacológico no idoso cardiopata bem como a evolução de novas tecnologias e modelos de saúde que priorizam o tratamento *personalizado*, sempre com *visão* holística e humanizada.

DESAFIOS PARA A OTIMIZAÇÃO DO MANEJO FARMACOLÓGICO NO IDOSO CARDIOPATA

Farmacocinética e farmacodinâmica no idoso

A maioria dos medicamentos cardiovasculares é administrada por via oral e alterações gastrintestinais podem, em teoria, afetar a absorção. Felizmente, a maioria dos medicamentos cardiovasculares orais é absorvida por difusão passiva não afetada pela idade. Uma exceção é a absorção da furosemida, que pode ser prejudicada em idosos com insuficiência cardíaca (geralmente quando o fluido na mucosa intestinal inibe a absorção) e, portanto, leva ao aumento do tempo necessário para atingir concentração plasmática máxima.[1]

Como foi anteriormente referido no Capítulo 5, com o envelhecimento ocorre perda de massa muscular e consequente aumento da massa de gordura. Essas alterações na composição corporal podem afetar a distribuição de medicamentos cardiovasculares. Embora na maioria dos casos tais suscetibilidades tenham pouco impacto clínico, estas são pertinentes quando alteram o volume de distribuição e, portanto, a dose apropriada das medicações cardiovasculares a ser prescrita pelo cardiologista.[1] Cita-se como exemplo a digoxina, cujos ajustes na dose devem ser realizados levando-se em conta a massa magra do paciente, haja vista a extensa distribuição deste fármaco aos tecidos periféricos, incluindo o músculo esquelético.[2]

Alterações relacionadas à idade no metabolismo dos fármacos são bastante típicas. No idoso, o volume hepático encontra-se diminuído em cerca de 40%, podendo esse valor ser superior no caso das mulheres. Tendo o fígado um papel tão preponderante no que diz respeito à metabolização, essas alterações apresentam repercussões significativas na terapêutica.[1] De fato, a depuração hepática dos medicamentos metabolizados por reações de fase I (oxidação, redução, hidrólise) tem maior probabilidade de ser prolongada no idoso. A depuração de muitos fármacos inibidores da HMG CoA (3-hidroxi-3-metilglutaril coenzima A) redutase (atorvastatina, sinvastatina, lovastatina) depende dessa via e, portanto, o metabolismo desses fármacos é reduzido com a idade. A depuração de fármacos cardiovasculares de alta taxa de extração hepática administrados por via parenteral, como labetalol, lidocaína, propranolol e verapamil, também é reduzida nos pacientes mais idosos.[3] Normalmente, a idade não afeta significativamente a taxa de depuração dos medicamentos que são metabolizados por conjugação (reações de fase II). Por sua vez, com o envelhecimento, a diminuição do tamanho do fígado e do fluxo sanguíneo podem também contribuir para a redução do metabolismo de primeira passagem.[4] Em conjunto, esses declínios na metabolização hepática traduzem-se em um aumento da biodisponibilidade do fármaco, sendo, então, fundamental ter especial atenção à dose administrada, visando prevenir efeitos indesejáveis e reduzir riscos de toxicidade.

Uma das mais importantes alterações farmacocinéticas associadas ao envelhecimento é a eliminação renal reduzida dos fármacos.[5] Com a idade, ocorre diminuição do tamanho dos rins, diminuição do fluxo sanguíneo renal, arteriosclerose renal e redução do ritmo de filtração glomerular (cerca de 8 mL/min/1.73m^2 por década).[6] No idoso são, então, geralmente, necessários o ajuste da dose e a constante monitorização para aqueles fármacos cuja depuração renal é o principal fator para a sua concentração sérica, entre os quais citam-se a digoxina, os inibidores da enzima conversora de angiotensina, N-acetil procainamida e os novos antitrombóticos (dabigatrana, rivaroxabana, apixabana e edoxabana). Para calcular esse ajuste, recorre-se à equação de Cockcroft-Gault que expressa a depuração da creatinina:

- Para homens: [140 – Idade (anos)] × peso (kg) × creatinina sérica (mg/dL) × 72
- Para mulheres: Valor acima multiplicado por × 0,85

A farmacodinâmica é descrita como a interação do fármaco com o receptor ou sítio biológico de ação resultando em efeito clínico. Embora a farmacocinética dos fármacos em pacientes idosos seja mais explorada do que a farmacodinâmica, estudos demonstraram a existência de alterações na ação de fármacos em idosos quando comparados com pessoas jovens.[5] A Figura 6.1 resume algumas das mudanças relacionadas à idade nos mecanismos homeostáticos, receptores e sinalização celular e substratos fisiológicos[3] que podem resultar em idosos com maior sensibilidade farmacodinâmica aos anticoagulantes e anti-hipertensivos pertencentes à classe dos bloqueadores dos canais para cálcio. Também é importante notar que a diminuição da sensibilidade farmacodinâmica pode ser observada com os betabloqueadores, de modo que doses mais altas são necessárias para que ocorra redução da frequência cardíaca.

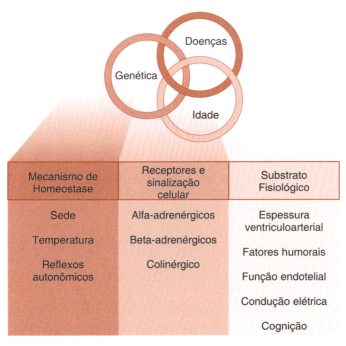

Figura 6.1. Fatores que alteram a farmacodinâmica de medicamentos em adultos idosos. Adaptado de Brenes-Salazar et al, 2015.

Interações medicamentosas e interações entre fármacos e doença

A administração simultânea de fármacos pode causar alterações marcantes. Tais alterações podem aumentar o efeito farmacológico a um nível de toxicidade ou inibí-lo, privando o paciente do benefício terapêutico. As interações medicamentosas podem ser farmacocinéticas e/ou farmacodinâmicas. Estão elencados na Tabela 6.1 muitos dos medicamentos cardiovasculares que apresentam interações medicamentosas clinicamente importantes e que são comumente utilizados por idosos.[3] Cita-se como exemplo de interação farmacológica que altera a farmacodinâmica a utilização de IECA ou bloqueadores de receptores da angiotensina II que podem causar hipercalemia na presença de suplementos de potássio ou de diuréticos poupadores de potássio. Exemplos de interações medicamentosas decorrentes de mecanismos farmacocinéticos incluem toxicidade por digoxina, que pode ser causada por amiodarona, macrolídeos e verapamil. A varfarina é outro exemplo comum. Interações clinicamente significativas podem ocorrer com varfarina via redução induzida por antibiótico na microbiota intestinal responsável pela síntese de vitamina K (p. ex.:, ciprofloxacina e cotrimoxazol), via inibição do grupo enzimático CYP450, especialmente CYP2C9 (p. ex.: amiodarona) ou por interação farmacodinâmica (p. ex.: medicamentos antiplaquetários e AINE).

Tabela 6.1. Importância clínica da interação entre drogas cardiovasculares em idosos

Objeto	Drogas que interagem	Efeitos
IECA/BRA	Suplementos de K+, diuréticos poupadores de K+, SMX/TMP	↑K+
Bloqueadores alfa-1	Diuréticos de alça	↑Incontinência urinária
Periféricos*		
BCC	Claritromicina, eritromicina	↑Hipotensão
Digoxina	Amiodarona, macrolídeo verapamil	↑Toxicidade por digoxina ↑Toxicidade por digoxina
Lítio	Diuréticos de alça	↑Toxicidade por lítio
Varfarina	Amiodarona, ciprofloxacina DAINEs, SMX/TMP	↑Sangramento

Mulheres somente. IECA: Inibidores da Enzima Conversora de Angiotensina; BRA: Bloqueadores do Receptor de Angiotensina; BCC: Bloqueadores dos Canais de Cálcio; DAINEs: Drogas Anti-inflamatórias Não Esteroides; SMX: Sulfametoxazol; TMP: Trimetoprim. Adaptado de Brennes-Salazar et al., 2015.

Interações fármaco-doença também são mais prováveis em pacientes mais velhos. Alguns medicamentos cardiovasculares (diltiazem e verapamil) podem exacerbar a constipação crônica, uma queixa frequente de idosos hospitalizados, menos ativos e institucionalizados; a insuficiência cardíaca (diastólica e sistólica) pode ser agravada pelo uso de anti-inflamatórios não esteroides e inibidores da cicloxigenase-2, glitazonas, dronedarona e cilostazol. Também é preocupante que os bloqueadores dos canais de cálcio não diidropiridínicos (diltiazem e verapamil) possam piorar a insuficiência cardíaca sistólica e que os alfabloqueadores periféricos (prazosina, doxazosina, terazosina) podem aumentar o risco de episódios adicionais de síncope em pacientes idosos com histórico clínico.

Baixa adesão ao tratamento medicamentoso

A adesão ao tratamento é definida pela Organização Mundial da Saúde (OMS) como nível de concordância entre o comportamento de uma pessoa e as orientações do profissional da saúde. Estima-se que aproximadamente 50% dos pacientes idosos não sejam aderentes a um ou mais de seus medicamentos. Os fatores que contribuem para essa baixa adesão ao tratamento medicamentoso nesse grupo específico de pacientes incluem custo, complexidade do regime de tratamento, depressão, deficiências visuais e auditivas e comprometimento cognitivo. O conhecimento limitado em saúde, com pouca compreensão dos benefícios potenciais de um determinado medicamento, também desempenha papel importante. A ocorrência de reações adversas, particularmente aquelas que afetam a independência e a qualidade de vida, também atuam como fatores de risco, exacerbando a adesão inadequada ao tratamento.[7]

Inúmeros estudos avaliam o impacto da baixa adesão dos idosos cardiopatas à terapia medicamentosa nos desfechos clínicos.[8-10] Em um desses estudos, que envolveu 31.455 pacientes idosos com mediana de seguimento de 2,4 anos após o infarto agudo do miocárdio (IAM), observou-se que os pacientes com alta adesão às estatinas (≥ 80% dos dias cobertos) tiveram uma redução de 8% no risco absoluto de morte em comparação aos pacientes com baixa adesão (< 40% dos dias cobertos). Um efeito semelhante, mas menos pronunciado, foi observado para os betabloqueadores.[8] A adesão à terapia antiplaquetária dupla torna-se crucial após a implantação de um *stent* coronário. Em um estudo com 500 pacientes que receberam um *stent* farmacológico após IAM, 13,6% pararam de tomar o fármaco prescrito no intervalo de 30 dias após a alta; o aumento da idade foi um forte preditor da suspensão do medicamento.[9] Em comparação com os pacientes aderentes, aqueles que interromperam as tienopiridinas apresentaram uma probabilidade 10 vezes maior de morte em 11 meses.[9] Pacientes idosos com insuficiência cardíaca também apresentam alto risco de não adesão à medicação, o que, por sua vez, está associado ao aumento das taxas de reinternação hospitalar e maior morbimortalidade.[11] Nesse contexto, um estudo brasileiro publicado em 2018,[10] concluiu que metade dos pacientes com insuficiência cardíaca descompensada que foram admitidos no departamento de emergência apresentava como causa da descompensação a baixa adesão ao tratamento ou uso incorreto dos medicamentos.

Várias estratégias simples ajudam a melhorar a adesão ao tratamento medicamentoso em idosos. Estes incluem a prescrição de medicamentos genéricos (ou seja, estratégia que reduz os custos), especialmente porque muitos idosos têm uma renda fixa ou limitada. Simplificar o esquema terapêutico proposto minimizando o número de prescrições gerais e a frequência de dosagem também ajuda a reforçar a conformidade. Além disso, dada a dificuldade de muitos adultos idosos em manter um registro preciso das datas, os esquemas que envolvem a dosagem em dias alternados têm menor probabilidade de sucesso. Para pacientes mais ativos, os horário de administração dos diuréticos podem ser ajustados para que não interfiram nas atividades programadas ou na qualidade do sono. Em alguns casos, é útil reduzir o número de comprimidos administrados de uma só vez, dividindo-as entre as doses da manhã e do jantar ou da noite. Isso é útil desde que o tempo de administração não diminua a eficácia dos medicamentos envolvidos. Também é frequentemente útil associar medicamentos a outra atividade diária (p. ex.: tomar medicamentos antes de uma refeição específica). Além disso, uma lista crescente de recursos tecnológicos como dispositivos de dispensação está se tornando disponível, muitos dos quais vinculam o paciente a familiares ou outros cuidadores que podem monitorar melhor a adesão. A educação e conscientização do paciente quanto à gravidade e a evolução da doença, o esquema terapêutico proposto, os objetivos e os resultados pretendidos desempenham papel crucial para a melhora da adesão.[12,13]

Não existe consenso quanto à melhor estratégia para aumentar a adesão dos pacientes à terapia medicamentosa. Todavia, constata-se que a avaliação individualizada e a adoção de múltiplas estratégias são essenciais para a obtenção de melhores resultados.[12,13]

EVOLUÇÃO DE TECNOLOGIAS E MODELOS DE SAÚDE

Medicina de precisão e novas tecnologias

Uma das recomendações mais usadas em todo o mundo para reduzir erros e, consequentemente, possíveis danos ao paciente na administração de medicamentos é adotar como premissa os chamados cinco certos: paciente certo; medicamento certo; via de administração certa; horário certo; e dose certa. Para tanto, é necessário considerar cada medicação no contexto holístico do ambiente psicossocial e de saúde de cada paciente idoso, com uma compreensão e apreciação dos efeitos inerentes do envelhecimento na função dos órgãos e no metabolismo dos fármacos. Inúmeros centros médicos acadêmicos e sistemas integrados de saúde estão avaliando a implementação da medicina de precisão, muitas vezes focando em algoritmos de dosagem individualizados que incorporam estimativas de depuração renal e hepática, bem como considerações de interações medicamentosas para fornecer informações específicas da pessoa no local de atendimento.[14]

A medicina de precisão pode fornecer ferramentas que permitem regimes de medicação personalizados com base em variações genéticas individuais e informações sobre potenciais interações medicamentosas obtidas a partir de repositórios bioinformáticos abrangentes.[15] Farmacogenômica é o estudo de como a composição genética única das pessoas influencia sua resposta às drogas. É um dos pilares da medicina personalizada em que se pode esperar que o uso de drogas e combinações de drogas sejam adaptados ao perfil genético único do paciente. Por exemplo, conhecimentos de farmacogenômica têm sido aplicados para desenvolver modelos de dosagem visando adaptar a terapia com varfarina e clopidogrel em indivíduos com melhora dos desfechos isquêmicos e hemorrágicos.[15,16]

Ferramentas eletrônicas que podem ser usadas para o monitoramento de medicamentos estão sendo desenvolvidas rapidamente usando tecnologia digital. Dispositivos passivos que coletam informações sem o envolvimento do paciente estão se tornando mais viáveis e confiáveis. Desafios com esses dispositivos envolvem confiabilidade, custo, facilidade de uso e necessidade de programação.[17]

A telemedicina oferece uma oportunidade de integrar a tecnologia com a construção de relacionamento e o cuidado da equipe para otimizar a farmacoterapia e alcançar os pacientes com desafios de mobilidade e transporte. Por exemplo, o projeto de telemedicina do Departamento de Assuntos de Veteranos, Pesquisa Geriátrica, Educação e Centro Clínico dos Estados Unidos, usa a infraestrutura existente e uma abordagem multidisciplinar de geriatria para avaliar a prescrição e a polifarmácia adequadamente. O efeito potencial da telemedicina na farmacoterapia cardiovascular em idosos com doenças cardiovasculares ainda é desconhecido, e os desafios para seu uso incluem falta de infraestrutura padronizada e integrada, falta de tecnologia confiável e sustentabilidade.[17]

Avaliação geriátrica ampla

A avaliação geriátrica ampla (AGA) é o modelo mais pesquisado para o atendimento de pacientes frágeis. Constitui um processo diagnóstico multidimensional, geralmente interdisciplinar, aplicado com o intuito de determinar as deficiências, incapacidades e desvantagens do idoso e planejar o seu cuidado e assistência a médio e longo prazos do ponto de vista médico, psicossocial e funcional.[18]

Considerada padrão-ouro, a AGA baseia-se na premissa de que a avaliação sistemática do idoso pode identificar outros problemas tratáveis, devendo estender-se para além do cuidado médico tradicional, levando em conta as questões cognitivas, afetivas, sociais, financeiras, ambientais e espirituais, refletindo em melhores resultados.[18]

Entre as avaliações realizadas ao longo da AGA, destacam-se a capacidade funcional, risco de quedas, avaliação cognitiva e de humor, polifarmácia, suporte social, questões financeiras, objetivos de cuidado, além das preferências de cuidado avançados, variando conforme os objetivos e o contexto em que é aplicada. As equipes normalmente são constituídas por médicos, enfermeiros e assistentes sociais que realizarão as avaliações iniciais, podendo ser realizadas com mais profundidade por profissionais específicos como farmacêuticos, terapeutas ocupacionais, fisioterapeutas, nutricionistas, psicólogos, entre outros, conforme os objetivos e necessidades da avaliação.

A abordagem de medicamentos em uso como parte da AGA permite revisar a farmacoterapia em curso e identificar reações adversas aos medicamentos em uso, interações medicamentosas, necessidade evidente de ajuste de dose de medicamentos ou de otimização terapêutica, uso de medicamentos contraindicados e o uso de medicamentos sem indicação ou com baixa efetividade para posterior suspensão e/ou ajustes na prescrição.[19] A AGA permite ainda realizar uma avaliação detalhada do estado de saúde do idoso e de suas capacidades funcionais, possibilitando ao prescritor a tomada de decisão para a seleção da farmacoterapia adequada a cada situação.

Em especialidades como a Cardiologia, a AGA tem sido implementada na rotina, não com o intuito de favorecer o planejamento terapêutico, e sim de estimar o prognóstico dos idosos avaliados. Estudos demonstram que o prejuízo multidimensional em indivíduos idosos com insuficiência cardíaca tem influenciado nos desfechos clínicos. Em um estudo realizado por Rodríguez-Pascual et al.[20] com pacientes admitidos em uma unidade geriátrica com insuficiência cardíaca descompensada, a AGA realizada na admissão mostrou-se um bom preditor de mortalidade hospitalar com base nas avaliações motora e cognitiva apresentadas. Acredita-se que realização da AGA em pacientes cardiopatas permite não somente predizer a mortalidade em longo prazo, mas identificar potenciais pontos de intervenção para redução de tal risco, enfatizando a sua importância no cuidado ao idoso.[20]

O uso da idade cronológica por si só não é suficiente para caracterizar a heterogeneidade dessa população, sendo a avaliação quanto à fragilidade a medida ideal para melhor refletir a idade biológica do indivíduo. Define-se como fragilidade, uma síndrome geriátrica caracterizada pela resistência diminuída a estressores como doenças agudas ou crônicas e/ou iatrogenias, em virtude da redução da capacidade de reserva e alterações em diversos sistemas orgânicos, podendo apresentar como consequências:

- descompensações desproporcionais;
- eventos adversos;
- complicações relacionadas a procedimentos;
- tempo prolongado para recuperação;
- declínio funcional e mortalidade.[21]

Dados como lentidão, fraqueza e inatividade física constituem os itens principais da avaliação da fragilidade. Estudos demonstram que a depender do instrumento utilizado, é possível identificar cerca de 25 a 50% de idosos frágeis entre aqueles com doença cardiovascular. A partir disso, as estratégias terapêuticas passam a ser divididas em medidas para prevenir ou reverter a fragilidade. O papel da farmacoterapia neste contexto ainda não foi bem elucidado.[21]

Entre os idosos cardiopatas, a avaliação quanto à presença de fragilidade parece ser adequada para predizer a resposta ao estresse cardiovascular, estimando os riscos de morbimortalidade de indivíduos submetidos a cirurgias cardíacas e na insuficiência cardíaca, contribuindo para a avaliação global do idoso, justificando em algumas situações, sintomas inespecíficos como fraqueza e exaustão por eles apresentados.[21] Estima-se que, na presença de fragilidade, a doença cardiovascular contribua para um risco duas vezes maior de mortalidade mesmo após ajuste para idade e comorbidades.[22]

A incerteza quanto aos benefícios de certos tratamentos e os custos crescentes em saúde chamam a atenção para a necessidade de selecionar apropriadamente os usuários, sendo a avaliação quanto à fragilidade um instrumento útil para refinar a estimativa de riscos e guiar os pacientes para os tratamentos mais adequados, maximizando os benefícios da terapia adotada, reduzindo os riscos de eventos adversos.[22]

Estudos demonstram que idosos frágeis são mais suscetíveis que os não frágeis a eventos adversos como quedas, institucionalização e morte devido ao uso de medicamentos, reforçando a necessidade de tal avaliação no momento da prescrição e da revisão contínua da farmacoterapia devido à mudança frequente dos objetivos do tratamento.[23]

CONSIDERAÇÕES GERAIS

A prescrição de medicamentos para idosos cardiopatas é complexa (Figura 6.2).[17] A prescrição ideal requer uma abordagem holística que priorize o tratamento personalizado em decorrência da heterogeneidade apresentada por essa população. Idosos cardiopatas geralmente apresentam múltiplas doenças crônicas não transmissíveis que, somadas às modificações fisiológicas comuns ao envelhecimento, os tornam os principais usuários de medicamentos e as principais vítimas dos eventos indesejáveis a eles relacionados. Nesse sentido, o farmacêutico desempenha papel crucial, especialmente no que se refere ao acompanhamento do esquema terapêutico proposto, identificando oportunidades de ajustes benéficos na farmacoterapia pela equipe médica, minimizando os riscos associados, contribuindo assim, para o alcance dos resultados terapêuticos almejados. Os desafios são adquirir dados novos sobre as melhores maneiras de alcançar os potenciais benefícios do tratamento

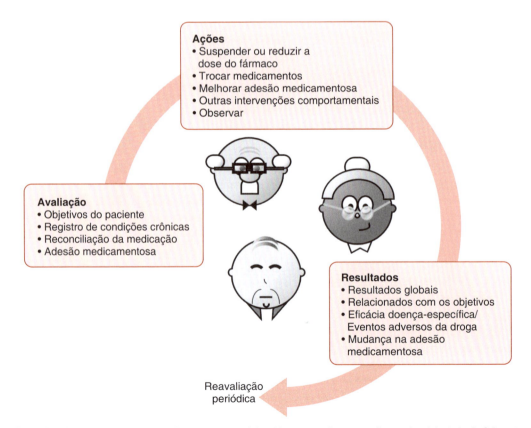

Figura 6.2. Passos no manejo de medicamentos em adultos idosos com doença cardiovascular. Adaptado de Schwartz et al, 2019.

medicamentoso de idosos cardiopatas no contexto da expectativa e da qualidade de vida, educar e disseminar as informações e desenvolver sistemas e mecanismos de financiamento para implementar estratégias ideais de manejo farmacológico de idosos cardiopatas. Para atingir esses objetivos, será necessário um envolvimento substancial dos prescritores, pacientes, sistemas de saúde, pesquisadores e entidades que fornecem infraestrutura para esses esforços.

REFERÊNCIAS BIBLIOGRÁFICAS

1. Cusack BJ. Pharmacokinetics in older persons. Am J Geriatr Pharmacother. 2004;2(4):274-302.

2. Lewis RP. Clinical use of serum digoxin concentrations. Am J Cardiol. 1992;69(18):97G-106G; discussion G-7G.

3. Brenes-Salazar JA, Alshawabkeh L, Schmader KE, Hanlon JT, Forman DE. Clinical pharmacology relevant to older adults with cardiovascular disease. J Geriatr Cardiol. 2015;12(3):192-5.

4. Davies EA, O'Mahony MS. Adverse drug reactions in special populations - the elderly. Br J Clin Pharmacol. 2015;80(4):796-807.

5. Reeve E, Trenaman SC, Rockwood K, Hilmer SN. Pharmacokinetic and pharmacodynamic alterations in older people with dementia. Expert Opin Drug Metab Toxicol. 2017;13(6):651-68.

6. Glassock R, Denic A, Rule AD. When kidneys get old: an essay on nephro-geriatrics. J Bras Nefrol. 2017;39(1):59-64.

7. Topinková E, Baeyens JP, Michel JP, Lang PO. Evidence-based strategies for the optimization of pharmacotherapy in older people. Drugs Aging. 2012;29(6):477-94.

8. Rasmussen JN, Chong A, Alter DA. Relationship between adherence to evidence-based pharmacotherapy and long-term mortality after acute myocardial infarction. JAMA. 2007;297(2):177-86.

9. Spertus JA, Kettelkamp R, Vance C, Decker C, Jones PG, Rumsfeld JS, et al. Prevalence, predictors, and outcomes of premature discontinuation of thienopyridine therapy after drug-eluting stent placement: results from the PREMIER registry. Circulation. 2006;113(24):2803-9.

10. Rabelo-Silva ER, Saffi MAL, Aliti GB, Feijó MK, Linch GFDC, Sauer JM, et al. Precipitating factors of decompensation of heart failure related to treatment adherence: multicenter study-EMBRACE. Rev Gaucha Enferm. 2018;39:e20170292.

11. Lopert R, Shoemaker JS, Davidoff A, Shaffer T, Abdulhalim AM, Lloyd J, et al. Medication adherence and Medicare expenditure among beneficiaries with heart failure. Am J Manag Care. 2012;18(9):556-63.

12. Costa E, Giardini A, Savin M, Menditto E, Lehane E, Laosa O, et al. Interventional tools to improve medication adherence: review of literature. Patient Prefer Adherence. 2015;9:1303-14.

13. Ruppar TM, Cooper PS, Mehr DR, Delgado JM, Dunbar-Jacob JM. Medication adherence interventions improve heart failure mortality and readmission rates: systematic review and meta-analysis of controlled trials. J Am Heart Assoc. 2016;5(6).

14. Osheroff JA, Teich JM, Middleton B, Steen EB, Wright A, Detmer DE. A roadmap for national action on clinical decision support. J Am Med Inform Assoc. 2007;14(2):141-5.

15. Finkelstein J, Friedman C, Hripcsak G, Cabrera M. Potential utility of precision medicine for older adults with polypharmacy: a case series study. Pharmgenomics Pers Med. 2016;9:31-45.

16. Peterson JF, Field JR, Unertl KM, Schildcrout JS, Johnson DC, Shi Y, et al. Physician response to implementation of genotype-tailored antiplatelet therapy. Clin Pharmacol Ther. 2016;100(1):67-74.

17. Schwartz JB, Schmader KE, Hanlon JT, Abernethy DR, Gray S, Dunbar-Jacob J, et al. Pharmacotherapy in Older Adults with Cardiovascular Disease: Report from an American College of Cardiology, American Geriatrics Society, and National Institute on Aging Workshop. J Am Geriatr Soc. 2019;67(2):371-80.

18. Pilotto A, Cella A, Daragjati J, Veronese N, Musacchio C, Mello AM, et al. Three Decades of Comprehensive Geriatric Assessment: Evidence Coming From Different Healthcare Settings and Specific Clinical Conditions. J Am Med Dir Assoc. 2017;18(2):192.e1-.e11.

19. Lampela P, Hartikainen S, Lavikainen P, Sulkava R, Huupponen R. Effects of medication assessment as part of a comprehensive geriatric assessment on drug use over a 1-year period: a population-based intervention study. Drugs Aging. 2010;27(6):507-21.

20. Rodríguez-Pascual C, Vilches-Moraga A, Paredes-Galán E, Ferrero-Marinez AI, Torrente-Carballido M, Rodríguez-Artalejo F. Comprehensive geriatric assessment and hospital mortality among older adults with decompensated heart failure. Am Heart J. 2012;164(5):756-62.

21. Afilalo J. Frailty in Patients with Cardiovascular Disease: Why, When, and How to Measure. Curr Cardiovasc Risk Rep. 2011;5(5):467-72.

22. Afilalo J, Alexander KP, Mack MJ, Maurer MS, Green P, Allen LA, et al. Frailty assessment in the cardiovascular care of older adults. J Am Coll Cardiol. 2014;63(8):747-62.

23. Hilmer SN, Gnjidic D. Prescribing for frail older people. Aust Prescr. 2017;40(5):174-8.

DEPARTAMENTO DE NUTRIÇÃO

Seção IV

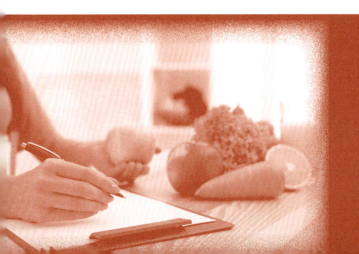

Prevenção e Manejo Nutricional de Fatores de Risco Cardiovasculares no Idoso

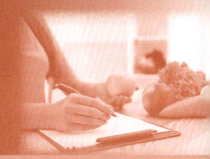

Flávia De Conti Cartolano
Gustavo Henrique Ferreira Gonçalinho
Juliana Tieko Kato
Nagila Raquel Teixeira Damasceno

Capítulo 7

INTRODUÇÃO

As doenças cardiovasculares são resultantes de múltiplos e complexos fatores de risco, que agem independentemente ou de modo sinérgico. Isolados ou em conjunto, esses fatores de risco podem ser modificáveis ou não e, mais recentemente, com a identificação de novas associações, eles passaram a ser classificados em clássicos e emergentes.

Diversos fatores de risco cardiovascular podem ser prevenidos ou tratados por meio de estratégias nutricionais, sendo eles o excesso de peso e a obesidade, a adiposidade visceral, a hipertensão arterial sistêmica e marcadores bioquímicos (colesterol total, LDL-c, HDL-c e triacilgliceróis).

O presente capítulo aborda conceitos e parâmetros de classificação atuais sobre os aspectos antropométricos, composição corporal e marcadores bioquímicos rotineiramente utilizados no manejo nutricional desses fatores de risco. O capítulo também introduz aspectos do potencial papel da microbiota sobre a saúde cardiovascular.

AVALIAÇÃO ANTROPOMÉTRICA DE IDOSOS

O aumento da expectativa de vida da população fez com que a parcela de idosos crescesse, elevando a necessidade de atendimento especializado. O envelhecimento é caracterizado por alterações corporais como aumento do tecido adiposo e redução da massa muscular e da densidade mineral óssea, podendo acarretar consequências graves para a saúde do idoso.[1]

A avaliação de medidas antropométricas e da composição corporal é essencial para o diagnóstico nutricional, e existem diversos métodos diretos, indiretos e duplamente indiretos aplicados a esse fim. A antropometria é uma das técnicas duplamente indiretas de determinação da composição corporal que permite estimar de maneira simples, rápida e com baixo custo o tamanho, as proporções e a composição de massa muscular e de tecido adiposo.[2]

Embora alguns métodos antropométricos e de composição corporal não apresentem pontos de corte específicos à população de idosos, o presente capítulo mostra os parâmetros mais utilizados na avaliação do estado nutricional, visando à prevenção e manejo da desnutrição e obesidade em idosos.

Avaliação da estatura

A aferição da estatura em idosos deve ser cautelosa, já que são recorrentes condições que afetam essa medida, como osteoporose, cifose dorsal, escolioses, arqueamento dos membros inferiores, achatamento dos discos de cartilagens entre as vértebras. O comprimento da altura do joelho é o indicador mais preciso de estatura, não sendo afetado pela diminuição da massa óssea de 0,5 a 3 cm que ocorre a cada década.[3] Para a realização dessa medida, o indivíduo deve estar deitado e com o joelho flexionado a 90° e, então, é mensurado o comprimento da planta do pé até a superfície do joelho.

Avaliação da massa corporal

Estudos apontam tendências de diminuição da massa corporal e outras variáveis antropométricas em idosos, especialmente a partir de 75 anos.[4] Na impossibilidade de se mensurar o peso do idoso, a utilização de fórmulas preditivas propostas por Chumlea e Seinbaugh (1989)[5] são alternativas validadas amplamente utilizadas:

- Masculino = (0,98 × CP) + (1,16 × AJ) + (1,73 × CMB) + (0,37 × DCSE) − 81,69
- Feminino = (1,27 × CP) + (0,87 × AJ) + (0,98 × CMB) + (0,4 × DCSE) − 62,35

Onde, AJ: altura do joelho; CP: circunferência da panturrilha; CMB: circunferência muscular do braço; DCSE: dobra cutânea subescapular.

Índice de massa corporal – IMC

O IMC é utilizado para investigar a relação entre estado nutricional e morbimortalidade, porém não distingue a proporção dos compartimentos corporais. Por conta da diminuição da estatura que ocorre entre os 30 e 80 anos, mesmo com uma mudança mínima do peso o IMC, pode aumentar até 1,5 kg/m^2 em homens e 2,5 kg/m^2 em mulheres.[6] Apesar disso, o IMC tende a se manter estável durante o envelhecimento. Independentemente dessa estabilidade, ocorre a perda de massa muscular, de massa óssea e de água concomitantemente com o aumento de adiposidade que o IMC não é capaz de representar.[7] A limitação física e funcional que acomete muitos idosos diminui a qualidade de vida de consideravelmente, aumentando, assim, o risco cardiovascular e de mortalidade geral. Idosos com IMC menor que 25 kg/m^2 e acima de 30 kg/m^2 apresentam um declínio rápido da capacidade e funcionalidade física, e, portanto, um risco à saúde amplificado.[6] A incapacidade física no idoso obeso frequentemente se associa à obesidade sarcopênica e, no entanto, a utilização do IMC para predizer riscos associados a essa última doença não é eficaz em razão das alterações da composição corporal presentes.[8] Apesar do IMC apresentar o viés de não distinguir compartimentos corporais, ainda se mostra útil na predição de múltiplos fatores de risco cardiometabólico, mas ainda não é tão eficaz como a circunferência de cintura.[9] No Brasil, utiliza-se a classificação adotada pelo Sistema de Vigilância Alimentar e Nutricional (SISVAN), do Ministério da Saúde (2004),[10] tendo a seguinte classificação:

- IMC < 22: baixo peso
- IMC de 22 a 26,9: eutrofia
- IMC de 27 a 29,9: sobrepeso
- IMC ≥ 30: obesidade

Circunferência da cintura – CC

A CC é um indicador de gordura visceral associado com alterações metabólicas e risco cardiovascular.[11] Para essa medida, não existem parâmetros específicos, portanto deve-se utilizar a mesma classificação de adultos proposta pela Organização Mundial da Saúde OMS (1997) (Tabela 7.1).[12] Com o processo de envelhecimento, há aumento da proporção de gordura, mesmo sem mudança do peso, e aumento da distribuição de gordura no compartimento visceral, levando ao aumento da CC. Ao longo da vida adulta, a CC aumenta aproximadamente 0,7 cm ao ano, com mudança mais pronunciada em mulheres, chegando a 4 cm ao ano. Como o IMC se mantém estável e o peso corporal tende a diminuir nos idosos, a CC se mostra relativamente mais sensível para mensurar a adiposidade corporal nesses indivíduos, além de apresentar vantagem preditiva de mortalidade e risco cardiovascular em relação a esses dois parâmetros.[11] Em idosos com obesidade sarcopênica, os parâmetros relativos de composição corporal (IMC e percentual de gordura corporal) não são eficientes para predizer a mortalidade geral e cardiovascular como a CC e o índice de massa muscular.[8]

Tabela 7.1. Grau de risco associado a complicações metabólicas de acordo com a circunferência de cintura por sexo

Sexo	Aumentado (cm)	Muito aumentado (cm)
Masculino	≥ 94	≥ 102
Feminino	≥ 80	≥ 88

Fonte: OMS, 1997.[12]

AVALIAÇÃO DA COMPOSIÇÃO CORPORAL DE IDOSOS

Atualmente, o envelhecimento populacional, a epidemia da obesidade e o aumento do número de casos de doenças cardiovasculares (DCV) estão entre os principais problemas em saúde pública, sendo estes altamente relacionados.[13]

Conforme descrito por Vlassopoulus et al. (2013), a quantidade de massa muscular (MM) em um indivíduo atinge seu auge aproximadamente aos 20 anos de idade, entrando em declínio a partir de então, enquanto GC atinge seu pico entre 60 e 70 anos.[14] Essas alterações da composição corporal relacionadas à idade, com a diminuição da MM esquelética e o aumento da GC, podem ocorrer mesmo em indivíduos idosos com peso corporal estável, o que foi recentemente definido como obesidade sarcopênica, e também está relacionada ao aumento de susceptibilidade para o desenvolvimento das DCV.[15]

Diversos mecanismos poderiam explicar a relação significativa entre composição corporal e fatores de risco cardiometabólicos. O aumento da gordura corporal (GC) visceral juntamente com a redução da MM pode tornar o indivíduo mais suscetível à resistência à insulina (RI) e à DCV[15] (LIM et al., 2010). O músculo esquelético é o principal tecido responsável pela utilização de glicose na presença da insulina. Assim, menores quantidade de MM total na sarcopenia provoca redução da captação de glicose mediada por insulina, independentemente da obesidade.[16] Assim, esse desbalanço entre perda de MM e ganho de GC favorece a progressão da sarcopenia, o acúmulo exacerbado de gordura e o desarranjo metabólico.

A restrição calórica deve ser individualizada e de acordo com suas necessidades energéticas. Entre a adequação da ingestão de proteína, sabe-se que as dificuldades de mastigação e deglutição, que podem ocorrer com o envelhecimento, são os principais fatores para a ocorrência dessa inadequação. Diferentes valores para recomendações de proteínas têm sido propostos, variando desde 0,8 g/kg/dia de proteína (DRI e FAO) até de 1 a 1,2 g/kg/dia, como recomendam o PROT-AGE Study Group e o ES-PEN *Expert Group*. Também é importante destacar a necessidade de fracionamento da oferta proteica nas três principais refeições, para garantir sua melhor digestão e absorção. Assim, o PROT-AGE *Study Group* recomenda o consumo de 25 a 30 g de proteína por refeição. Recentemente, especial atenção tem sido dada à leucina, um aminoácido de cadeira ramificada considerado "gatilho" no processo de síntese proteica, com recomendações em torno de 2,5 g/refeição.

Com relação aos micronutrientes, a ingestão de cálcio e vitamina D parece estar associada ao peso e composição corporal e resistência à insulina.[17] Esse efeito benéfico pode ser resultante do papel essencial do cálcio nos processos intracelulares mediados pela insulina no músculo esquelético e no tecido adiposo, bem como o papel da vitamina D na redução da síntese da proteína C-reativa (PCR), fator de necrose tumoral alfa (TNF-a) e interleucinas-6 (IL-6) e -8 (IL-8).[17]

A ingestão de ácidos graxos poli-insaturados da família do ômega-3 pode ser benéfica por também ter propriedades de atenuação da inflamação, além da atuação na função mitocondrial e prevenção de acúmulo lipídico intramuscular.[18] Esses efeitos são, em geral, observados em doses mais elevadas destes nutrientes (aproximadamente 3 g ao dia).

Estudos que têm focado nos aspectos nutricionais da epigenética mostram que modificações no estilo de vida e na ingestão de nutrientes anti-inflamatórios e fatores alimentares bioativos podem influenciar na metilação do DNA, regulação da inflamação, e, talvez, até reduzindo o risco de desenvolver distúrbios metabólicos.[19] Possivelmente, mais de um nutriente desempenhe papel na prevenção e no manejo da obesidade sarcopênica do idoso.

Na Tabela 7.2, encontram-se as recomendações dos principais macro e micronutrientes relacionados à composição corporal em idosos:

Tabela 7.2. Recomendações de macro e micronutrientes relacionados à composição corporal em idosos

Nutriente	Homens	Mulheres
Proteína	1 a 1,2 g/kg/dia	1 a 1,2 g/kg/dia
Leucina	2,5 g/refeição (3 vezes/dia)	2,5 g/refeição (3 vezes/dia)
Vitamina C	90 mg/dia (RDA)	75 mg/dia (RDA)
Vitamina D	10 a 15 ug/dia (AI)	10 a 15 ug/dia (AI)
Cálcio	1200 mg/dia (AI)	1200 mg/dia (AI)
Ômega 3	3 g/dia	3 g/dia

RDA: Recommended Dietary Allowances, AI: Adequate Intake.

MARCADORES BIOQUÍMICOS NO IDOSO

Atualmente, a literatura descreve diversos parâmetros bioquímicos que podem subsidiar o diagnóstico e manejo nutricional de fatores de risco cardiovascular no paciente idoso. Embora as possibilidades de monitoramento bioquímico sejam amplas, as diretrizes brasileiras reúnem as evidências científicas mundiais mais atuais, conforme sumariza a Figura 7.1, em que são apresentados alguns parâmetros bioquímicos importante no monitoramento do risco cardiovascular de idosos:[20,21]

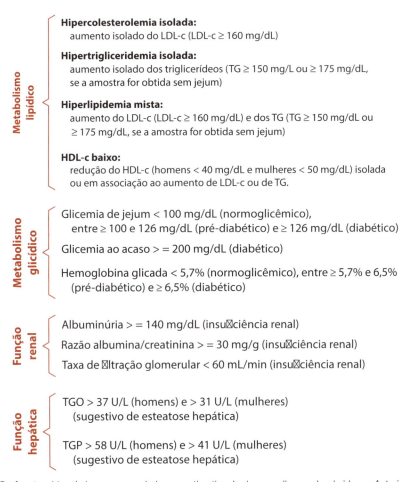

Figura 7.1. Parâmetros bioquímicos recomendados na estimativa do risco cardiovascular de idosos. Autoria própria.

MICROBIOTA INTESTINAL E DOENÇAS CARDIOVASCULARES

O trato gastrintestinal (TGI) humano abriga uma comunidade de microrganismos diversificada e dinâmica, que afeta diretamente a biologia e a saúde do hospedeiro. Recentemente, a microbiota intestinal foi designada como um novo órgão endócrino que desempenha um papel importante na regulação da função cardiometabólica, com forte evidências de que o seu desequilíbrio está associado à doença arterial coronariana (DAC) e aos fatores de risco cardiovascular, por exemplo, diabetes, dislipidemias, obesidade e doença renal crônica.[22]

A microbiota intestinal humana consiste em trilhões de células microbianas e milhares de espécies bacterianas. As características composicionais específicas diferem entre os indivíduos e, embora a microbiota madura seja bastante resiliente, ela pode ser alterada nos indivíduos por meio de estímulos internos, como a idade, sexo, motilidade intestinal, genética e, externos, como a alimentação, uso de antibióticos, probióticos entre outros.[23]

Além disso, sabe-se que a colonização do TGI se inicia imediatamente após o nascimento, embora evidências recentes indiquem que ela sofre influência da fecundação e gestação. Esse processo determina a predisposição do indivíduo para o desenvolvimento de doenças ao longo da vida. A partir de uma baixa diversidade e complexidade inicial, a microbiota intestinal evolui até alcançar uma população diversificada, complexa e estável por volta de 3 anos de idade. A microbiota intestinal do adulto é considerada relativamente estável, embora seja suscetível a variações como estresse, uso de antibióticos e como consequência da dieta e do estilo de vida. Durante o envelhecimento, ocorre um processo inverso que se assemelha a uma imagem espelhada da colonização intestinal neonatal, e a microbiota torna-se novamente instável.[24] As bactérias, por si só, não envelhecem, mas os idosos começam a apresentar doenças associadas à motilidade intestinal e às alterações bacterianas intestinais, sugerindo uma relação bidirecional entre esses sistemas, que contribuem de maneira direta e indireta na prevenção das DCV e manejo de vários fatores de risco cardiovasculares. Diversas hipóteses procuram explicar essa relação, mas uma das mais bem aceitas indica que durante o envelhecimento ocorre uma mudança na composição dos tipos de bactérias intestinais, decorrentes da mudança de estilo de vida e em particular da dieta. Essas alterações se traduzem na redução da quantidade e variedade de alimentos contendo fibras e no risco aumentado de subnutrição, que isolados ou associados contribuem negativamente para a saúde intestinal.[25]

Os hábitos alimentares são amplamente reconhecidos como fatores de risco modificáveis, com forte impacto sobre o perfil de risco cardiovascular. Recentemente, a interação entre a composição dietética, a microbiota intestinal e os metabólitos gerados por micróbios têm sido amplamente estudado, sendo o N-óxido de trimetilamina (TMAO) o seu principal representante por ser considerado um metabólito pró-inflamatório e por representar um elo com as doenças cardiovasculares.[26] Alimentos ricos em colina, L-carnitina, fosfatilcolina, entre outros, presentes em carne vermelhas, peixes e ovos, são metabolizados por bactérias específicas no intestino grosso, formando a trimetilamina (TMA), a qual é rapidamente oxidada pelas flavinas mono-oxigenases do fígado (FMO3), formando assim o TMAO. A formação de TMAO é dependente da existência da flora intestinal e, mais do que isso, de bactérias específicas capazes de formar a TMA.[22]

Há inúmeras vias e mecanismos que correlacionam TMAO com as DCV, destacando-se: I – estímulo à aterosclerose, provavelmente por uma expressão aumentada de receptores do tipo *scanvenger* e formação de células espumosas na parede das artérias; II – TMAO têm sido associado a uma redução significativa no transporte reverso de colesterol, bem como a defeitos metabolismo do colesterol; III – a sua relação com a aterosclerose também parece estar relacionada aos efeitos do TMAO na composição do ácido biliar. Estudos em camundongos mostraram que a redução da produção de TMAO via inibição genética da FMO3 e modulação do receptor FXR (*farnesoid X receptor*) ativado por ácido biliar levou à redução da aterosclerose; IV – níveis elevados de TMAO promovem disfunção endotelial, exacerbando a reatividade plaquetária e aumentando a trombose, que afetam o metabolismo lipídico e a resposta inflamatória.[26]

Um importante estudo com mais de 4.007 indivíduos submetidos à angiografia coronariana eletiva, acompanhados pelo período de três anos, mostrou o potencial significado clínico do TMAO dependente da microbiota intestinal. Observou-se que níveis elevados de TMAO se associou ao risco de eventos trombóticos, como IAM ou acidente vascular encefálico (AVE), mesmo após ajustes para múltiplos fatores de risco para DCV e uso de medicamentos. Em comparação com os participantes no quartil mais baixo dos níveis de TMAO, aqueles no quartil mais alto tiveram um risco significativamente aumentado de evento (RR = 2,54; IC 95% = 1,96-3,28; p < 0,001).[27]

Em uma metanálise com 11 estudos de coorte prospectivos, com 10.245 indivíduos, observou-se que níveis elevados de TMAO circulante no início do estudo foi independentemente associado com 23% maior risco de eventos cardiovasculares e 55% de aumento no risco de morte por todas as causas.[28]

Os resultados sugerem, assim, novos alvos terapêuticos e refinamento de intervenções nutricionais para a prevenção do risco de evento cardiovascular. É notável que numerosos estudos epidemiológicos de base populacional tenham encontrado forte relação entre a dieta ocidental – rica em alimentos capazes de gerar TMA, com o maior risco de infarto do miocárdio, AVE e morte. Portanto, a modulação da microbiota por meio de intervenções nutricionais com probiótico, prebiótico e simbióticos, ou inibição farmacológica direta de enzimas microbianas envolvidas na produção de TMA representam potenciais alvo na prevenção e manejo das DCV.[29]

Outro mecanismo pelo qual a microbiota intestinal pode ter impacto sobre as DCV é por meio dos componentes bacterianos capazes de induzir a resposta inflamatória, destacando-se o lipopolissacarídeo (LSP), componente da membrana celular de bactérias gram-negativas. O aumento de LPS circulante ocorre principalmente após uma refeição rica em gordura e, uma vez atingindo a circulação, o LPS desencadeia uma potente resposta inflamatória via sinalização Toll-like 4, presente em diversas células, como monócitos, macrófagos, adipócitos, hepatócitos, células endoteliais, entre outros, aumentando a secreção de diversos mediadores inflamatórios, como a IL-6 e o TNF-α, que se correlacionam com desenvolvimento de doenças cardiovasculares e metabólicas. Embora os dados existentes sobre a relação do LPS com as DCV, o progresso de entendimento nessa área tem sido dificultado pelas limitações analíticas em distinguir entre LPS estimulado e não estimulado, bem como por inibidores circulantes que reduzem a precisão da quantificação de LPS.[23]

Assim, apesar de recente, o tema microbiota intestinal vem ganhando destaque no cenário da cardiologia, sendo considerado um possível alvo terapêutico e potencial marcador de risco para as DCV, sendo necessários mais estudos para tais afirmações.

REFERÊNCIAS BIBLIOGRÁFICAS

1. Ribeiro SML, Zukeran MS. Avaliação Nutricional de Idosos. In: Ribeiro SML, Melo, CM, Tirapegui J. Avaliação nutricional: teoria e prática. 2 ed. Rio de Janeiro: Guanabara Koogan; 2018.

2. Martin AD, Drinkwater DT. Variability in the measures of body fat. Assumptions or technique? Sports Med. 1991;11(5):277-88.

3. Lebrão ML, Duarte YAO. Organização Pan-Americana de Saúde – OPAS/OMS, SABE – Saúde, Bem-Estar e Envelhecimento – O Projeto Sabe no Município de São Paulo: uma abordagem inicial. São Paulo: Athalaia Bureau; 2003.

4. Lebrão ML, Laurenti R. Saúde, bem-estar e envelhecimento: o estudo SABE no Município de São Paulo. Ver Bras Epidemiol. 2005;8(2):127-41.

5. Chumlea R, Steinbeugh D. Anthropometric approaches to the nutritional assessment of the elderly. In: Munro HN, Danford DE. Nutrition, aging and the elderly. New York: Plénum Press; 1989.

6. Horie, NC. Avaliação da obesidade no idoso. In: Geloneze B; Salles JEN, Lima JG, Carra MK. (eds); Mancini MC (coord). Tratado de obesidade [2ed.]. Rio de Janeiro: Guanabara, 2015. p.239-249.

7. Kuk JL, et al. Age-related changes in total and regional fat distribution. Age Research Reviews 2009;8:339-48.

8. Sanada, K et al. Association of sarcopenic obesity predicted by anthropometric measurements and 24-y all-cause mortality in elderly men: The Kuakini Honolulu Heart Program. Nutrition. 2018;46:97-102.

9. Gu Z, et al. Body mass index, waist circumference, and waist-to-height ratio for prediction of multiple metabolic risk factors in Chinese elderly population. Scientific Reports. 2018. doi:10.1038/s41598-017-18854-1.

10. BRASIL. Ministério da Saúde. Sistema de Vigilância Alimentar e Nutricional (SISVAN). Orientações básicas para a coleta, o processamento, a análise de dados e a informação em serviços de saúde. Série A. Normas e Manuais Técnicos. Brasília: Ministério da Saúde, 2004.

11. Nazare JA, et al. Usefulness of Measuring Both Body Mass Index and Waist Circumference for the Estimation of Visceral Adiposity and Related Cardiometabolic Risk Profile (from the INSPIRE ME IAA Study). The American Journal of Cardiology. 2015;115:307-15.

12. World Health Organization. Obesity: preventing and managing the global epidemic. Geneva; 1997.

13. Mokdad AK, et al. The continuing epidemics of obesity and diabetes in the United Stated. J Am Med Assoc. 2001;286(10):1195-200.

14. Vlassopoulos A, et al. Changing distributions of body size and adiposity with age. Int J Obes (Lond), 2013;38(6):857-854.

15. Lim S, et al. Sarcopenic obesity: prevalence and association with metabolic syndrome in the Korean Longitudinal Study on Health and Aging (KLoSHA). Diabetes Care. 2010;33(7):1652-4.

16. Srikanthan P, et al. Sarcopenia exerbates obesity-associated insulin resistance and dysglycemia: findings from the National Health and Nutrition Examination Survey III. PLoS One. 2010;5(5):e10805.

17. Ceclia L. Vitamin D, and its role in skeletal muscle. Curr Opin Clin Nutr Metab Care. 2009;12(6):628-33.

18. Tessier AJ, Chevalier S. An Update on Protein, Leucine, Omega-3 Fatty Acids, and Vitamin D in the Prevention and Treatment of Sarcopenia and Functional Decline. Nutrients. 2018 Aug;10(8):E1099.

19. Burdge GC, Lillycrop KA. Nutrition, epigenetics, and developmental plasticity: implications for understanding human disease. Annu Rev Nutr. 2010 Aug;30:315-39.

20. Diretrizes da Sociedade Brasileira de Diabetes 2017-2018. Oliveira JEP de, Montenegro Junior RN, Vencio S. São Paulo: Editora Clannad; 2017.

21. Faludi AA, Izar MCO, Saraiva JFK, Chacra APM, Bianco HT, Afiune Neto A, et al. Atualização da Diretriz Brasileira de Dislipidemias e Prevenção da Aterosclerose – 2017. Arq Bras Cardiol. 2017; 109(2Supl.1):1-76.

22. Chou RH et al. Trimethylamine N-Oxide, Circulating Endothelial Progenitor Cells, and Endothelial Function in Patients with Stable Angina. Scientific Reports. 2019;9(1):4249.

23. Gentile CL, Weir TL. The gut microbiota at the intersection of diet and human health. Science. 2018;362(6416)776-80.

24. Salazar N, et al. Nutrition and the gut microbiome in the elderly. Gut Microbes. 2017;8(2)82-97.

25. Otoole PW, Jeffery IB. Gut microbiota and aging. Science. 2015 Dec;350(6265):1214-1215.

26. Schiattarella GG et al. Gut microbe-generated metabolite trimethylamine-N-oxide as cardiovascular risk biomarker: a systematic review and dose-response meta-analysis. European Heart Journal. 2017;38(39):2948-2956.

27. Tang WW, et al. Intestinal microbial metabolism of phosphatidylcholine and cardiovascular risk. The New England Journal of Medicine. 2013;368(17):1575-1584.

28. Qi J et al. Circulating trimethylamine N-oxide and risk of cardiovascular diseases: a systematic review and meta-analysis of 11 prospective cohort studies. Journal of Cellular and Molecular Medicine. 2018;22(1):185-94.

29. Zhu W, et al. Gut Microbial Metabolite TMAO Enhances Platelet Hyperreactivity and Thrombosis Risk. Cell 2016. Mar;165(1,):111-24.

Manejo Nutricional da Fragilidade e Sarcopenia no Idoso

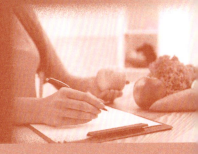

Marcus Vinicius Lúcio dos Santos Quaresma
Nagila Raquel Teixeira Damasceno
Regina Helena Marques Pereira

INTRODUÇÃO

O manejo nutricional do idoso exige atenção especial com as mudanças fisiológicas, presença de doenças e condições socioeconômicas envolvidas. A perda da dentição, a ausência de companhia durante as refeições, as limitações no preparo das refeições e as limitações de locomoção podem favorecer o desenvolvimento de carências nutricionais e agravar quadros clínicos preexistentes.

Esse conjunto de variáveis pode promover e/ou agravar o desbalanço entre massa muscular e gordura corporal, que pode ser traduzir em fragilidade corporal e sarcopenia, quando os processos inflamatórios e as limitações físicas se tornam mais intensas.

O presente capítulo aborda esses aspectos e destaca a importância do uso se suplementos nutricionais sob supervisão como estratégia para garantir o aporte adequado de nutrientes, reverter deficiências nutricionais e auxiliar no manejo da sarcopenia.

DIFICULDADES E LIMITAÇÕES NA DIETA DO IDOSO

O envelhecimento segue acompanhado de alterações fisiológicas que estão relacionadas à morte celular e suas consequências podem ser de leves a extremamente graves de acordo com aspectos genéticos, ambientais, psicossociais e financeiros.[1] Mudanças no padrão de consumo alimentar caracterizadas por maior ingesta calórica proveniente de açúcares e gorduras, determinaram uma piora no prognóstico daqueles, então adultos, hoje idosos, levando ao aumento da prevalência de doenças crônicas não transmissíveis e, particularmente, as doenças cardiovasculares.[2]

Tendo de lidar com as consequências do envelhecimento, frequentemente agravadas pela presença de patologias, o idoso merece atenção especial no quesito nutricional. Aspectos comuns que influenciam na qualidade da alimentação do idoso envolvem questões como cozinhar para si próprio e consumir sozinho, problemas de mastigação, dificuldades de deglutição, paladar alterado, tristeza e/ou depressão, inapetência, alterações metabólicas que elevam o catabolismo, dificultando o equilíbrio calórico, interação medicamentosa interferindo no apetite e na biodisponibilidade dos alimentos bem como a presença de alergias ou intolerâncias alimentares. As escolhas nem sempre estão atreladas apenas às necessidades nutricionais. Na literatura, encontramos, por exemplo, indícios de que ser fisicamente ativo está correlacionado à melhor qualidade de alimentação, assim como religião e, de modo surpreendente, presença de um ou mais DCNT com ou sem medicação, também favorecendo melhores escolhas alimentares.[3] Portanto, a importância de uma adequada avaliação do consumo alimentar do idoso é indiscutível e deve ser o primeiro passo em busca de questões relacionadas ao estado nutricional.[1] Para isso temos os indicadores de qualidade da dieta, como o Índice de Alimentação Saudável (IAS), originalmente lançado pelo Departamento de Agricultura dos Estados Unidos (USDA, 1995), posteriormente revisado em 2005, 2010 e mais recentemente alinhado com o guia alimentar para a população americana 2015-2020.[4]

No Brasil, além do Índice de Qualidade da Dieta revisado (IQD-R), cujo conteúdo foi adaptado do IAS para a população brasileira e validado por Previdelli et al., outros índices também são utilizados, como: Índice de Qualidade Nutricional, Escore de Diversidade da Dieta, Escore Recomendado de Alimentos, Índice de Qualidade da Refeição, Escore da Dieta Mediterrânea, Indicador da Dieta Saudável.[5]

Em virtude da aplicabilidade e da validação, o IQD-R, que traz a soma de 12 componentes, que se referem aos grupos de alimentos (Tabela 8.1) é o mais utilizado

Tabela 8.1. IQD-R adaptado à população brasileira

Componentes	Critério para pontuação mínima	Critério para pontuação máxima	
		Porções (Kcal)	Pontuação (pontos)
1. Frutas totais (frutas naturais e suco)	0 point	1 porção/1.000	5
2. Frutas integrais (exclui suco de frutas)	0 point	0,5 porção/1.000	5
3. Vegetais totais [a]	0 point	1 porção/1.000	5
4. Vegetais verde escuro, laranja, leguminosas [a]	0 point	0,5 porção/1.000	5
5. Grãos totais	0 point	2 porções/1.000	5
6. Grãos integrais	0 : não consumo	10 porção/1.000	5
7. Leite e derivados [b]	0 : não consumo	1,5 porção/.1000	10
8. Carne, ovos e leguminosas	0 : não consumo	1 porção/.1000	10
9 Óleos [c]	0 : não consumo	0,5 porção/.1000	10
10. Gordura saturada	$\geq$ 15% VET 0 pontos	$\leq$ 7% de \VET	10
11. Sódio	$\geq$ 20 g/1.000 Kcal 0 pontos	$\leq$ 0,75 g/1.000	10
12. Gord_AA	$\geq$ 35% VET 0 pontos	$\leq$ 10% de VET	20

Fonte: Adaptado de Previdelli et al, 2011.[5] Gord_AA: calorias de gordura sólida, bebidas alcoólicas e adição de açúcares; VET: valor energético total. [a]Inclui leguminosas somente depois de atingida a recomendação de carnes, ovos. [b]Inclui leite e derivados, inclusive de soja. [c]Inclui mono e poli-insaturadas, óleos de oleaginosas e gordura de peixe.

e permite avaliar e monitorar a aderência da dieta dos brasileiros às recomendações nutricionais atuais propostas para os vários estágios de vida e especialmente em idosos.[6]

Uma vez avaliada a qualidade da alimentação do idoso, o passo seguinte deve ser identificar os fatores que possam explicar a abaixa qualidade da dieta, conforme citado.

Aspectos psicossociais

O isolamento social e a sensação subjetiva de solidão são dois fatores de risco independentes para desnutrição entre as pessoas mais velhas, sendo o isolamento mais frequente nos idosos com saúde mais comprometida, tanto física quanto mental, assim como aqueles institucionalizados.[7]

Algumas estratégias envolvendo aspectos ambientais relativamente simples podem ser eficazes em melhorar a ingesta alimentar em idosos. Mudanças simples, tais como a organização de grupos de almoço ou jantar no caso de institucionalização, ou incentivar contato com os vizinhos mais velhos ou convidar amigos e familiares para refeições com frequência, poderiam ajudar a aumentar a ingestão de alimentos.[8]

Aspectos fisiológicos ligados ao aparelho motor

Três fatores têm um grande impacto na função mastigatória em idosos: o número de dentes; a quantidade ou/e a qualidade da saliva; e o comprometimento do aparelho motor. Alterações fisiológicas de mastigação decorrentes da redução da área muscular, da força de mordida e da atividade da língua, acompanhadas por redução de quantidade de saliva produzida e dos receptores orossensoriais afetam a percepção da textura e também do paladar. Porém acredita-se que o envelhecer saudável em que cuidados com a dentição estão presentes, minimizam e praticamente anulam os impactos negativos no ato de triturar e formar um bolo alimentar a contento de uma boa digestão.[9] A patologia oral tem sido relatada como o mais forte preditor de perda de peso não intencional substantiva durante o ano anterior às internações hospitalares. Inspeção sistemática do exame da cavidade oral é, portanto, crucial como parte da história médica e do exame físico.[10]

Doenças associadas ao envelhecimento

A literatura mostra uma gama de distúrbios gastrintestinais, neurológicos, endócrino, cardiovasculares e renais que afetam os hábitos alimentares do idoso. Alguns distúrbios são particularmente presentes no envelhecimento, como a acloridria, sintoma gastrintestinal comum em 30% de todos os adultos com mais de 50 anos, diverticulite, constipação, redução na taxa de filtração glomerular e declínio cognitivo. Todos eles podem, de diversas maneiras, levar à redução na ingestão calórico-proteica e podem ser detectados com uma boa anamnese e exame físico.[11]

Interação medicamentosa

Pacientes idosos são mais suscetíveis aos efeitos colaterais dos medicamentos além do fato de que algumas drogas podem afetar diretamente o gosto e o cheiro dos alimentos ou terem sabor desagradável interferindo no volume de ingestão. As drogas quimioterapêuticas (e, em menor grau, também outras drogas) induzem náuseas e vômitos e, portanto, estão associadas a um risco aumentado para desnutrição. Por outro lado, mesmo as drogas antieméticas podem ter efeitos adversos como fadiga, disfagia, distúrbio do paladar, constipação, diarreia ou anorexia e, portanto, podem, por si só, afetar negativamente o estado nutricional (Tabela 8.2).[12]

Tabela 8.2. Drogas e seus efeitos na ingestão de nutrientes

Fármaco	Reações adversas
Analgésicos	Favorecem as gastrites e úlceras
Antibióticos	Alteram a absorção intestinal por destruição da flora. Provocam má absorção de carboidratos, vitamina B12, cálcio, ferro, magnésio e cobre e inibem a síntese proteica
Diuréticos e laxativos	Ocasionam desidratação e depleção de eletrólitos como magnésio, potássio e zinco, perda de apetite, náuseas e vômitos
Glicocorticosteroides	Predispõem à gastrite, osteoporose (interferem na absorção do cálcio) e hiperglicemia
Tranquilizantes e psicofármacos	Favorecem o relaxamento e diminuem a absorção intestinal

Alergia e intolerância alimentar no idoso

Muitos idosos têm problemas de alergia alimentar que não devem ser confundidos com intolerâncias alimentares. A alergia no idoso está relacionada à maior permeabilidade intestinal decorrente do processo de envelhecimento, mas também do uso crônico de álcool e drogas como inibidores de bomba de prótons ou antiácidos.[13]

Estudos clínicos mostram que indivíduos com mais de 60 anos apresentam maiores taxas de mal absorção de lactose. Um dos mecanismos associados a esse fenômeno é o aumento no *turnover* dos enterócitos em que um número grande de células epiteliais relativamente não diferenciadas revestem as vilosidades intestinais de idosos com consequentes imaturidade funcional e atraso na expressão de enzimas como a lactase. À medida que a idade avança, a prevalência aumenta e são observados mais sintomas de intolerância.[14] A utilização de derivados lácteos isentos ou com teor reduzido em lactose deve ser observada para minimizar os desconfortos provenientes dessa condição, assim como a orientação para uso de lactase em cápsulas e/ou sachês.

RASTREIO E AVALIAÇÃO DA SARCOPENIA

A despeito das inúmeras síndromes geriátricas, a sarcopenia vem ganhando cada vez mais destaque nos últimos anos. A definição de sarcopenia, contudo, não é simples. Embora comumente seja usada como sinônimo de redução da massa muscular, essa síndrome tem outros componentes associados.

No novo consenso europeu de sarcopenia, Cruz-Jentoft et al. (2019)[15] propuseram critérios operacionais para definição da síndrome. Diferentemente dos documentos anteriores, a força muscular aparece como principal fator para o reconhecimento da sarcopenia.

Ainda, quando se verifica a redução da força muscular, acompanhada da diminuição da quantidade e qualidade muscular e baixa performance física, a sarcopenia é considerada severa.[15] Na Tabela 8.3, pode-se verificar os critérios para definição da sarcopenia.

Tabela 8.3. Definição de sarcopenia, segundo critério europeu de 2019

Parâmetro	Característica	Sarcopenia
1	Baixa força muscular	Provável
2	Baixa quantidade e qualidade muscular	Confirmação de diagnóstico
3	Baixo desempenho físico	Sarcopenia severa

Cruz-Jentoft et al., (2019).[15]

Diversos fatores podem colaborar para o desenvolvimento da sarcopenia, tais como: anorexia do envelhecimento; resistência anabólica; resistência à insulina; e aumento do estado inflamatório.[16]

Sabendo, portanto, que o seu desenvolvimento é multifacetado, clínicos e pesquisadores buscam maneiras simplificadas, dinâmicas e eficientes de rastrear e avaliar a sarcopenia. Com relação ao rastreio, indivíduos envelhecidos com idade ≥ 65 anos devem se submeter a avaliações para análise da sarcopenia anualmente. Ademais, em situações específicas, como na presença de doenças, os mesmos indivíduos também devem ser submetidos ao rastreio, pois internações podem impactar severamente na manutenção da massa e da força muscular.[17] Segundo o *guidelines* de sarcopenia americano mais atual,[17] o rastreio inicial pode ser feito por meio da avaliação da velocidade de marcha ou aplicação do questionário SARC-F e, em seguida, a fim de se diagnosticar a síndrome, sugere-se o uso de ferramentas mais robustas como a análise por Absorciometria por raios X de dupla energia (DEXA) e os testes de força de preensão manual, além da velocidade de marcha.[17]

Na atualidade, a sarcopenia é formalmente reconhecida como uma doença muscular com CID-10-M62.84.[18] E, embora comumente associa-se a sarcopenia com o envelhecimento, não é uma condição exclusiva da idade, podendo afetar diversas populações vulneráveis.

SUPLEMENTOS NUTRICIONAIS E SARCOPENIA

O processo de envelhecimento é complexo e multifatorial e, assim, diversos fatores colaboram para alterações da composição corporal. Entre as mudanças mais frequentemente observadas, a redistribuição da gordura corporal (redução em membros periféricos e aumento na região central) e a redução da massa muscular ganham destaque.[19]

Ademais, recentes estudos já demonstraram, embora não seja consensual, que idosos são acometidos por um fenômeno chamado "resistência anabólica", no qual o estímulo de síntese proteica muscular – SPM parece ser reduzido frente à ingestão proteica e ao exercício de força.[20] Essa resistência anabólica parece ser influenciada pela resistência à insulina, quadro comum no envelhecimento e por situações mais específicas como o estado de inflamação sistêmica, reconhecido como *Inflammaging* (inflamação + envelhecimento).[21]

Essas justificativas supracitadas incentivam o uso de outras estratégias nutricionais para aumentar a SPM e, por conseguinte, a massa muscular. Os suplementos nutricionais são alvo de grande interesse por clínicos e pesquisadores, na perspectiva de tentar, via SPM, minimizar a redução, manter ou aumentar a massa muscular e a força muscular esquelética.

Leucina

Considerando a necessidade de se estimular a SPM, o aminoácido leucina tem sido considerado essencial. Diversos estudos vêm usando o termo "limiar de leucina" para determinar a quantidade adequada de leucina por pessoa para se estimular ao máximo a SPM.

Em 2009, Verhoeven et al.[22] publicaram um estudo clínico duplo-cego e randomizado no qual compararam o efeito da suplementação de 7,5 g de leucina/dia por 3 meses sobre a massa e força muscular e parâmetros metabólicos de pessoas envelhecidas (71 ± 4 anos). Os autores verificaram que, após o período de intervenção, nenhuma mudança foi encontrada na massa e força muscular, sensibilidade à insulina e perfil lipídico. Dois anos depois, Leenders et al. (2011)[23] encontraram resultados semelhantes em um estudo clínico duplo-cego e randomizado o efeito da suplementação de leucina (7,5 g/dia) durante 6 meses em uma amostra de 60 pessoas envelhecidas (71 ± 1 anos) com diabetes melito tipo 2.

β-Hidroxy-β-Metilbutirato – HMB

Estudos *in vitro*, semelhante à leucina, verificaram que o HMB é capaz de agir sobre a SPM, aumentando a atividade da mTOR (mecanismo alvo da rapamicina), principal proteína responsável pela SPM.[24]

Ademais, sugere-se que o HMB seja capaz de atenuar processos inflamatórios mediados pelo lipopolissacarídeo (LPS) e fator de necrose tumoral alfa (TNF-α).[25] Em 2015, uma revisão sistemática e metanálise foi publicada por Wu et al.[26] que teve como objetivo principal avaliar o efeito do HMB (2-3 g/dia) sobre desfechos musculares. A média de idade avaliada foi de 67,1 ± 1,7 anos a 84,2 ± 1,6 anos e a duração da intervenção foi de 8 semanas a 12 meses. Os autores verificaram que o grupo suplementado teve efeito positivo sobre a massa muscular, cuja diferença média entre os grupos foi de 0,352 kg (95% IC = 0,11-0,594). Entretanto, no estudo, pode-se verificar elevada heterogeneidade nos resultados, bem como pequeno tamanho amostral (147 adultos no grupo intervenção) sendo, portanto, sugerida cautela na extrapolação dos dados. Ainda, poucos estudos relatam controle adequado da ingestão alimentar, limitando a relevância dos achados.

Proteínas

Atualmente, a *Recommended Dietary Allowance* (RDA) sugere 0,8 g de proteínas/kg de massa corporal/dia, entretanto alguns autores apontam que essa quantidade é subótima, sugerindo uma ingestão diária entre 1,2 e 1,5 g/kg/dia.[27]

Com um recente estudo, Dirks et al. (2017),[28] 34 idosos (71 ± 1 anos) foram submetidos a 24 semanas de exercício resistido (duas sessões por semana) associadas à suplementação de proteína do leite (2 × 15 g) ou placebo. Nesse estudo, os autores avaliaram a área de secção transversa do músculo (AST), parâmetro mais sensível para analisar mudanças na massa muscular. No grupo placebo, pode-se observar aumento de 20 ± 11% na AST das fibras musculares do tipo 2, enquanto no grupo suplementado verificou-se aumento de 34 ± 10% (p < 0,01). Assim, os autores concluíram que a suplementação proteica colaborou para o aumento da massa muscular de pessoas envelhecidas que foram submetidas ao exercício resistido por 6 meses. Entretanto, não fica claro se o aumento da massa muscular foi resultante da maior ingestão proteica ou pela suplementação, uma vez que os dados de controle alimentar não foram descritos. Em 2014, Finger et al.[29] publicaram uma revisão sistemática e metanálise na qual objetivou-se verificar o efeito da suplementação proteica sobre parâmetros associados à sarcopenia e fragilidade. Nessa revisão, foram considerados apenas estudos que tinham como intervenção, além da suplementação proteica, o exercício resistido. Os autores não observaram efeito positivo da suplementação proteica na força e na massa muscular daqueles que fizeram exercício resistido por 22 semanas.

Portanto, ainda restam dúvidas acerca do efeito da suplementação de proteínas, pois diferentes estudos não controlam a ingestão proteica do grupo controle e, assim, não se pode concluir que o efeito é de fato advindo do suplemento, e não apenas do aumente do aporte proteico.

Vitamina D

A relação entre a vitamina D e a manutenção da massa muscular se dá pela presença de receptores de vitamina D (VDR) no músculo esquelético e que variações genotípicas desse receptor parecem modificar a força muscular[30] e, por conseguinte, a massa muscular.

Marantes et al. (2011)[31] investigaram a associação entre os níveis de vitamina D, massa e força muscular em mulheres com idade média de 57 anos. Os autores observaram que o baixo conteúdo de vitamina D associou-se com redução da força muscular.

Em um recente estudo publicado por El Hajj et al. (2019),[32] os autores verificaram que pessoas envelhecidas pré-sarcopênicas com deficiência de vitamina D (12,92 ± 4,3 ng/mL) ao serem submetidas a três doses de 10.000UI de vitamina D por 6 meses aumentaram a massa muscular apendicular. Nesse contexto, embora estudos observacionais associem a carência de vitamina D com desordens musculoesqueléticas, não há dados robustos que incentivem o uso da vitamina D para pessoas envelhecidas sarcopênicas ou com fragilidade.

Creatina

A suplementação de creatina para pessoas envelhecidas vem sendo extensamente estudada. Em uma revisão sistemática e metanálise publicada em 2017 por Chilibeck et al.,[33] os autores verificaram, após a inclusão de 22 estudos, totalizando 721 pessoas (de 57 a 70 anos) submetidas ao exercício resistido por 2 a 3 vezes por semana por 7 a 52 semanas que a suplementação de creatina (2 a 5 g/dia) aumentou a massa magra (1,37 kg 95% IC = 0,97 − 1,76; p < 0,00001); a força muscular no exercício de peitoral (0,35 95% IC = 0,16 – 0,53; p = 0,0002) e força de membro inferior (0,24 95% IC = 0,16 – 0,53; p = 0,01). Contudo, entre as limitações, grande parte dos estudos avaliam massa magra (*lean mass*) e usam como sinônimo de massa muscular, fato que pode limitar a interpretação dos resultados.

Ômega-3

A utilização de ômega-3 (ω-3) vem sendo considerada para maximizar a SPM em pessoas envelhecidas. Contudo, o exato mecanismo pelo qual o ω-3 modula a SPM é incerto. Acredita-se que o ω-3 incorpora-se na membrana celular de diferences tecidos, entre eles, o músculo esquelético, melhorando a fluidez e aumentando a capacidade de captação de aminoácidos.

Contuto, em recente revisão publicada por Rossato et al. (2019),[34] os autores concluem que as evidências científicas atuais não fomentam categoricamente o uso de -3 para desfechos musculares em pessoas envelhecidas. Os autores sugerem, portanto, que novos estudos sejam feitos para elucidar as dúvidas restantes a respeito dos efeitos desse suplemento.

REFERÊNCIAS BIBLIOGRÁFICAS

1. Fernandes D, Lopes Duarte MS, Pessoa MC, Castro FS, Queiroz RA. Healthy Eating Index: Assessment of the Diet Quality of a Brazilian Elderly Population. Nutrition and metabolic insights 2018 Dec;25(11): 1178638818818845.

2. Bressiani J, Martins LC, Honicky MI, Cryna EM. Indices de qualidade da dieta oral: uma revisão bobliográfica. Revista Interdisciplinar de Estudos em Saúde. 2017;6(2):94-102.

3. De Assumpção D, Domene SMA, Fisberg RM, Barros MB. Qualidade da dieta e fatores associados entre idosos: estudo de base populacional em Campinas, São Paulo, Brasil. Cadernos de Saúde Pública. 2014;30(8):1680-94.

4. Meiners S, Wu L, Taube A, Niendorf T. The changing role of the senses in food choice and food intake across the lifespan. Food Quality and Preference. 2018;68:80-9.

5. Previdelli S, Ágatha N, Caesar DA, Milena M, Sandra P, Ferreira RG, Fisberg MR, Marchioni DM. Índice de qualidade da dieta revisado para população brasileira. Rev Saúde Pública. 2011;45(4):794-8.

6. Moreira PRS, Rocha NP, Milagres LC, Novaes JF. Análise crítica da qualidade da dieta da população brasileira segundo o Índice de Alimentação Saudável: uma revisão sistemática. Ciência & Saúde Coletiva. 2018;20(12):3907-23.

7. Boulos C, Salameh P, Barberger-Gateau P. Social isolation and risk for malnutrition among older people. Geriatrics and Gerontology International. 2017;17(2):286-94.

8. Stroebele-Benschop N, Depa J, De Castro JM. Environmental strategies to promote food intake in older adults: a narrative review. Journal of Nutrition in Gerontology and Geriatrics. 2016;35(2):95-112.

9. Peyron MA, Woda A, Bourdiol PH. Age-related changes in mastication. J Oral Rehabil. 2017;44:299-312.

10. Marais ML. Malnutrition in older persons: Underestimated, underdiagnosed and undertreated. South African Journal of Clinical Nutrition. 2017;30(2):4-6.

11. Wellman NS, Kamp BJ Nutrição e Envelhecimento. In: Mahan LK, Escott-Stump S, Raymond JL. Krause alimentos, nutrição e dietoterapia. 13a. ed., 2012. p. 442-456.

12. Genser D. Food and drug interaction: consequences for the nutrition/health status. Annals of Nutrition and Metabolism. 2008;23(1):29-32.

13. Ventura MT, Scichilone N, Gelardi M, Patella V, Ridolo E. Management of allergic disease in the elderly: Key considerations, recommendations and emerging therapies. Expert Review of Clinical Immunology. 2015;11(11) 1219-28.

14. Di Stefano M, Veneto G, Malservisi S, Strocchi A, Corazza G. Lactose Malabsorption and Intolerance in the Elderly. Scand J Gastroenterol. 2001;36:1274-8.

15. Cruz-Jentoft AJ, Bahat G, Bauer J, Boirie Y, Bruyère O, Cederholm T, et al. Sarcopenia: revised European consensus on definition and diagnosis. Age Ageing. 2019 Jan;48(1):16-31.

16. Curcio F, Ferro G, Basile C, Liguori I, Parrella P, Pirozzi F, et al. Biomarkers in sarcopenia: a multifactorial approach. Experimental Gerontology. 2016;85(1):1-8.

17. Dent E, Morley JE, Cruz-Jentoft AJ, Arai H, Kritchevsky SB, Guralnik J, Bauer JM, et al. International Clinical Practice Guidelines for Sarcopenia (ICFSR): Screening, Diagnosis and Management. J Nutr Heal Aging. 2018;22(10):1148-61.

18. Vellas B, Fielding RA, Bens C, Bernabei R, Cawthon PM, Cederholm T, et al. Implications of ICD-10 for Sarcopenia Clinical Practice and Clinical Trials: Report by the International Conference on Frailty and Sarcopenia Research Task Force. J Frailty Aging. 2018;7(1):2-9.

19. Tchkonia T, Morbeck DE, Von Zglinicki T, Van Deursen J, Lustgarten J, Scrable H, et al. Fat tissue, aging, and cellular senescence. Aging Cell 2010 Oct;9(5):667-684.

20. Morton RW, Murphy KT, McKellar SR, Schoenfeld BJ, Henselmans M, Helms E, et al. A systematic review, meta-analysis and meta-regression of the effect of protein supplementation on resistance training-induced gains in muscle mass and strength in healthy adults. Br J Sports Med 2018. Mar;52(6):376-84.

21. Franceschi C, Garagnani P, Parini P, Giuliani C, Santoro A. Inflammaging: a new immune–metabolic viewpoint for age-related diseases. Nature Reviews Endocrinology. 2018 Oct;14(10):576-590.

22. Verhoeven S, Vanschoonbeek K, Verdijk LB, Koopman R, Wodzig WKWH, Dendale P, et al. Long-term leucine supplementation does not increase muscle mass or strength in healthy elderly men. Am J Clin Nutr. 2009 May;89(5):1468-75.

23. Leenders M, Verdijk LB, Hoeven L, Kranenburg J, Hartgens F, Wodzig WK, et al. Prolonged leucine supplementation does not augment muscle mass or affect glycemic control in elderly type 2 diabetic men. The Journal of Nutrition. 2011 Jun;141(6):1070-6.

24. Eley HL, Baxter JH, Tisdale MJ, Mukerji P, Russell ST. Signaling pathways initiated by β-hydroxy-β-methylbutyrate to attenuate the depression of protein synthesis in skeletal muscle in response to cachectic stimuli. Am J Physiol Metab. 2007 Oct;293(4):E923-31.

25. Hsieh LC, Chien SL, Huang MS, Tseng HF, Chang CK. Anti-inflammatory and anticatabolic effects of short-term β-hydroxy-β-methylbutyrate supplementation on chronic obstructive pulmonary disease patients in intensive care unit. Asia Pac J Clin Nutr. 2006;15(4):544-50.

26. Wu H, Xia Y, Jiang J, Du H, Guo X, Liu X, et al. Effect of beta-hydroxy-beta-methylbutyrate supplementation on muscle loss in older adults: a systematic review and meta-analysis. Archives of Gerontology and Geriatrics. 2015 Sep-Oct;61(2):168-75.

27. Baum JI, Kim IY, Wolfe RR. Protein consumption and the elderly: What is the optimal level of intake? Nutrients. 2016 Jun;8(6):E359.

28. Dirks ML, Tieland M, Verdijk LB, Losen M, Nilwik R, Mensink M, et al. Protein Supplementation Augments Muscle Fiber Hypertrophy but Does Not Modulate Satellite Cell Content During Prolonged Resistance-Type Exercise Training in Frail Elderly. J Am Med Dir. Assoc 2017 Jul;18(7):608-15.

29. Finger D, Goltz FR, Umpierre D, Meyer E, Rosa LHT, Schneider CD. Effects of protein supplementation in older adults undergoing resistance training: a systematic review and meta-analysis. Sports Medicine. 2015 Feb;45(2)245-55.

30. Grundberg E, Brändström H, Ribom EL, Ljunggren O, Mallmin H, Kindmark A. Genetic variation in the human vitamin D receptor is associated with muscle strength, fat mass and body weight in Swedish women. Eur J Endocrinol. 2004 Mar;150(3):323-8.

31. Marantes I, Achenbach SJ, Atkinson EJ, Khosla S, Melton LJ, Amin S. Is vitamin D a determinant of muscle mass and strength? J Bone Miner Res. 2011 Dec;26(12):2869-71.

32. El Hajj C, Fares S, Chardigny JM, Boirie Y, Walrand S. Vitamin D supplementation and muscle strength in pre-sarcopenic elderly Lebanese people: a randomized controlled trial. Arch Osteoporos. 2019 Dec;14(1):4.

33. Chilibeck P, Kaviani M, Candow D, Zello GA. Effect of creatine supplementation during resistance training on lean tissue mass and muscular strength in older adults: a meta-analysis. J Sport Med. 2017 Nov;2(8):213-26.

34. Rossato LT, Schoenfeld BJ, de Oliveira EP. Is there sufficient evidence to supplement omega-3 fatty acids to increase muscle mass and strength in young and older adults? Clinical Nutrition. 2019 Jan;7:S0261-5614(19)30002-0.

Manejo Nutricional do Paciente Idoso Crítico

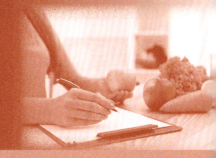

Lúcia Caruso
Luciene de Oliveira
Marcia Maria Godoy Gowdak
Nágila Raquel Teixeira Damasceno

Capítulo 9

INTRODUÇÃO

O manejo nutricional do paciente idoso em estado crítico exige diagnóstico preciso e ações interdisciplinares precoces e efetivas. A abordagem nutricional, nessa etapa da vida e nesse momento crítico, é fundamental para rever desequilíbrios metabólicos e prevenir a perda de peso acentuada, que pode evoluir rapidamente para a desnutrição.

Fatores como a hidratação adequada em termos de qualidade e de quantidade, assim como o uso de suplementos nutricionais, tornam-se duplamente relevantes na assistência nutricional integrada ao paciente idoso crítico.

As vias de administração de dieta devem ser cuidadosamente indicadas e reavaliadas com frequência, pois o jejum prolongado ou a administração de dieta por vias inadequadas favorecerão a desnutrição, prolongarão os dias de internação e reduzirão as expectativas prognósticas. Portanto, a adoção da via oral, enteral, parenteral ou mista faz parte do cuidado nutricional direcionado a esses pacientes. Acrescente-se que o constante monitoramento do grau de hidratação, a dieta administrada e o uso de suplementos devem fazer parte da atenção multidisciplinar e devem ser realizados por meio do uso de indicadores de qualidade estabelecidos pela instituição, validados internamente e reconhecidos por organizações credenciadas.

O presente capítulo convida o leitor à reflexão sobre a importância da assistência nutricional ao paciente idoso em fase crítica, destacando aspectos como a hidratação, terapia nutricional enteral (TNE) e parenteral (TNP) e uso de indicadores de qualidades da terapia nutricional (IQTN).

HIDRATAÇÃO DO PACIENTE IDOSO EM ESTADO CRÍTICO

Inúmeros problemas na saúde do idoso estão associados ao desbalanço hídrico corporal, resultante de processos fisiológicos e doenças. A perda de fluídos corporais pode promover alterações em eletrólitos e precisa ser tratada prontamente, pois o risco de morbidade e mortalidade é elevado nesta condição.[1]

A população idosa apresenta maior susceptibilidade à desidratação por várias razões inerentes ao avanço da idade. Entre as alterações fisiológicas, podemos citar a diminuição da sensação de sede, a diminuição da perfusão renal, a diminuição da sensibilidade ao hormônio antidiurético, além do uso de determinadas drogas que resultam em perda hídrica.[2] Associadas a essas mudanças, temos as alterações funcionais que podem agravar o estado de hidratação do idoso e são caracterizadas pela limitação física, incontinência urinária e deficiência neurocognitiva.[3]

Importante distinguir a desidratação em suas três apresentações, diferenciadas pela proporção da perda corporal de sódio, água ou ambos: a desidratação hipertônica é caracterizada pela maior perda da água do compartimento extracelular, sendo mais comum em situações de indução de suor por alta temperatura ou sensação de sede reduzida; a desidratação hipotônica é consequente da depleção maior do sódio, sendo comumente causada pelo uso de diuréticos ou decorrente do consumo elevado de água pura e a desidratação isotônica, resultante da perda de sódio e água em proporções semelhantes, como ocorre na presença de diarreia ou da perda de sangue.[4]

Apesar da classificação encontrada em vários artigos, alguns autores discordam da definição ampla da desidratação como perda de volume hídrico corporal.[4] Segundo esses autores, a definição de desidratação não deveria ser utilizada nos casos de redução do volume intravascular. Muhammad et al, em artigo recentemente publicado, classificam a desidratação como perda de água intracelular e consequente hipernatremia, condição encontrada na perda de água livre de eletrólitos. Segundo os autores, o tipo de volume perdido, e não a desidratação, poderia ter a característica de isonatrêmico, hiponatrêmico e hipernatrêmico.

A hiponatremia é a condição de maior risco no idoso crítico, pois os rins perdem gradativamente a capacidade de diluir a urina e excretar água livre de eletrólitos.[5] Além da diminuição da taxa de filtração glomerular, o idoso geralmente é dependente de medicações que aumentam o risco de diminuição de sódio sérico.[2] A hiponatremia está associada ao maior risco de mortalidade, condição frequentemente encontrada em pacientes internados. Cerca de um terço dos pacientes hospitalizados com idade acima de 65 anos apresenta sódio sérico abaixo de 135 mmol/L.[6]

A taxa de mortalidade de idosos institucionalizados com diagnóstico de desidratação pode variar de 15 a 50%, pertencendo a maior prevalência aos pacientes cuja doença não teve causa detectada precocemente.[7]

Estudo conduzido por Rowat et al. mostrou que a presença de desidratação em pacientes que sofreram acidente vascular encefálico (AVE) pode determinar pior prognóstico e aumentar o tempo de hospitalização.[8] Adicionalmente, o estado de desidratação pós-AVE aumenta o risco de tromboembolismo venoso, além de outras consequências tais como o delírio, confusão mental, quedas e fraturas.[9]

O tipo de tratamento do desbalanço hidreletrolítico dos pacientes em estado crítico deve considerar a distribuição de fluidos nos diferentes compartimentos do organismo. Assim, a infusão de 1 litro de dextrose a 5% (D5W) é distribuída em maior proporção no meio intracelular comparativamente ao meio intersticial e intravascular. A infusão salina (0,9%), por sua vez, fluirá em maior proporção no espaço intersticial e intravascular já que o sódio inibe a sua entrada para o interior da célula. Assim, a solução salina é mais indicada para a correção do volume intravascular e a solução com dextrose, por ter acesso livre em todos os compartimentos, deve ser preferencialmente utilizada para o tratamento da desidratação.[10]

Portanto, o desequilíbrio hidreletrolítico do paciente idoso em estado crítico demanda maior atenção da equipe multidisciplinar e independentemente do tipo de desbalanço apresentado, por alteração do volume intracelular ou intravascular, o tratamento imediato pode mudar o desfecho clínico do paciente.

INDICAÇÃO DE SUPLEMENTOS NUTRICIONAIS AO PACIENTE IDOSO CRÍTICO

De acordo com a ESPEN, as necessidades energéticas para idosos doentes, devem ser estimadas entre 27 e 30 kcal/kg ao dia. Esses valores energéticos são semelhantes aos recomendados para pacientes críticos de maneira geral (ASPEN: 25 a 30 kcal/kg; SBNEP: 20 a 25 kcal/kg fase aguda). Lembrando que a doença de base, comorbidades, condições clínicas, mobilidade do paciente e estado nutricional prévio podem interferir nas necessidades energéticas, aumentando-as (p. ex.: na presença de infecção ou febre) ou reduzindo-as (p. ex.: na imobilidade de pacientes acamados).[11]

Com relação às recomendações de proteínas, quantidades diárias de 1,2 a 1,5 g/kg foram sugeridas para pessoas idosas com doença aguda ou crônica, podendo chegar a 2 g/kg de peso ao dia em caso de doença grave, infecções, feridas ou desnutrição. A ingestão insuficiente de energia aumenta a necessidade de proteína, por isso é importante garantir não apenas o consumo adequado de proteína, mas também a ingestão adequada de energia.[11] As fórmulas com proteína intacta são apropriadas para a maioria dos pacientes. Recomenda-se o uso dietas oligoméricas para pacientes graves, quando houver intolerância a fórmulas poliméricas, por exemplo, pacientes com diarreia persistente, após a exclusão de causas que exijam tratamento específico (medicações hiperosmolares, *Clostridium difficile* etc.).[12]

Volume prescrito × Volume infundido

Para o sucesso da TNE, tão importante quanto a prescrição adequada às necessidades nutricionais do paciente, é a garantia de que ele receberá efetivamente todo o volume de dieta enteral prescrito. Estudos mostraram que redução na mortalidade, taxas de infecção e tempo de internação foram inversamente associados à adequação energética.[13]

Alguns dos motivos para a interrupção da infusão da dieta na UTI: complicações gastrintestinais; instabilidade hemodinâmica; instabilidade respiratória; jejum prolongado para procedimentos diagnósticos e cirúrgicos; e perda (deslocamento, obstrução) da sonda enteral.[14]

Terapia nutricional no idoso criticamente enfermo

Com o aumento da expectativa de vida e a alta prevalência das doenças crônicas não transmissíveis, cresce o número de idosos hospitalizados, principalmente nas unidades de terapia intensiva (UTI).

Entre as condições clínicas mais comuns que levam os idosos à internação em UTI, destacam-se pós-operatórios, insuficiência cardíaca, doença coronariana, insuficiência respiratória, insuficiência renal aguda, choque séptico, choque hipovolêmico, choque cardiogênico e trauma,[15] condições que na maioria das vezes comprometem ou inviabilizam a alimentação por via oral desses pacientes, sendo necessária a utilização de uma via alternativa para a nutrição. O estresse catabólico ocasionado pela fase aguda da doença que levou o paciente à UTI e fatores como a idade avançada e subnutrição preexistente podem agravar o estado nutricional desses idosos, aumentando as chances de complicações e os índices de morbimortalidade. Nos estudos IBRANUTRI[16] e BRAINS,[17] a porcentagem de desnutrição e o risco nutricional entre os idosos hospitalizados eram maiores do que entre os pacientes adultos (52,8% de desnutridos no IBRANUTRI e 69% em risco nutricional no BRAINS).

Para esses pacientes, a terapia nutricional torna-se fundamental, contribuindo para a manutenção e/ou recuperação do estado nutricional, redução do estresse fisiológico e manutenção da imunidade, principalmente quando iniciada precocemente, nas primeiras 24 a 48 horas da admissão hospitalar.[18]

A primeira via de escolha para a nutrição do paciente deve ser sempre o trato gastrintestinal, se este estiver funcionando total ou parcialmente. Na impossibilidade de alimentação via oral ou na ingestão alimentar insuficiente, a TNE deve ser adotada, sendo instituída somente quando há necessidade de utilização por, pelo menos, 5 a 7 dias ou quando há previsão de jejum via oral superior a 3 dias.[19] Além dessas indicações clássicas, em idosos, a TNE também deve ser indicada na vigência de desnutrição ou risco nutricional, índice de massa corporal (IMC) abaixo de 20 kg/m^2 e em casos de perda de peso superior a 5% em 3 meses ou maior que 10% em 6 meses.[12]

A TNE faz parte da rotina da UTI, sendo considerada mais fisiológica, promove a manutenção da integridade da barreira da mucosa intestinal, previne a translocação bacteriana, está associada à redução de complicações infecciosas e é mais custo-efetiva do que a TNP. Apesar de ser considerada mais segura, apresenta riscos de complicações mecânicas, metabólicas e gastrintestinais. As complicações gastrintestinais, relacionadas à intolerância da dieta, como refluxo, vômitos, aspiração pulmonar, distensão abdominal, diarreia, constipação e, mais raramente, isquemia mesentérica, são as mais citadas na literatura.[19]

A TNE pode ser administrada por sondas com acesso direto ao trato gastrintestinal, sejam estas nasais, orais ou percutâneas, de localização gástrica ou entérica (pós-pilórica).[20] Com relação ao posicionamento da sonda, não há vantagem da posição de sonda pós-pilórica em relação à gástrica para a oferta de nutrientes ao paciente crítico.

A TNE pode ser contraindicada em caso de alterações funcionais absortivas do trato gastrintestinal, volume gástrico residual muito elevado, vômitos e diarreia intratáveis, distensão abdominal importante e presença de instabilidade hemodinâmica grave ou distúrbio metabólico grave.[20]

Em geral, a condição clínica dos pacientes em TNE pode mudar muito rapidamente, por isso a indicação, os benefícios esperados e as metas nutricionais devem ser reavaliados regularmente. Se o paciente tiver condições de voltar a se alimentar por via oral, com aceitação satisfatória (acima de 60% da oferta adequada), ou se a TNE não apresentar mais os benefícios esperados no tratamento e/ou recuperação do paciente, o uso de sondas para alimentação deve ser descontinuado.

A TNP é um procedimento terapêutico seguro e eficaz, em que se administram macronutrientes e micronutrientes no organismo via veia central ou periférica. A idade avançada não é um motivo para excluir pacientes de receberem TNP. O acesso central permite infusão de soluções com maior concentração de nutrientes, sendo o mais utilizado na UTI. A ESPEN sugere que nutrição parenteral periférica pode ser utilizada em idosos, com duração limitada de até 14 dias.[21] Cabe lembrar que, em pacientes idosos, as alterações no sistema tegumentar e vascular (ressecamento, flacidez e afinamento da pele, endurecimento e espessamento das estruturas vasculares), além da presença de edemas, frequentemente encontrados em pacientes críticos, podem dificultar a utilização de acessos periféricos.[21] Em UTI, a maioria dos pacientes tem cateter central para infusão de medicamentos, e essa via também é utilizada para administrar a solução da TNP; nesse caso, recomenda-se que um lúmen desse cateter central seja utilizado exclusivamente para a infusão da solução parenteral, sendo os intervalos de pausas administrados de modo a evitar interações com medicamentos e períodos prolongados de interrupção da TNP.

A administração da nutrição parenteral é contraindicada em pacientes hemodinamicamente instáveis (choque séptico, cardiogênico, hipovolêmico), com edema agudo do pulmão, anúricos sem diálise e na presença de distúrbios hidreletrolíticos e metabólicos graves.[18] Na nutrição parenteral, as principais complicações encontradas são infecciosas e mecânicas relacionadas ao cateter e distúrbios metabólicos, decorrentes de alterações do metabolismo dos nutrientes utilizados. Entre as complicações mais comuns na TNP estão hiperglicemia, esteatose hepática, colestase e atrofia do trato gastrintestinal, relacionadas à não utilização do trato para a nutrição e infecciosas relacionadas, principalmente a contaminação do cateter de acesso ou a contaminação da solução da parenteral (situação mais rara).[22]

A hiperglicemia é o transtorno metabólico mais comum na terapia nutricional parenteral, independentemente de história de diabetes, e está relacionada a desfechos adversos, aumento da mortalidade e desenvolvimento de complicações cardíacas. Entre os fatores de risco para desenvolver hiperglicemia durante a TNP, está a idade mais avançada dos pacientes.

Recomendações calóricas e proteicas

As diretrizes da Sociedade Americana de Nutrição Parenteral e Enteral (ASPEN) para pacientes críticos recomenda uma taxa de infusão de glicose, na NP, de não mais que 5 a 7 mg/kg/min para prevenir um aumento do risco de hiperglicemia, e que os níveis de glicose sanguínea para os pacientes em UTI sejam mantidos entre 150 e 180 mg/dL, sugerindo, ainda, que seja adotada uma solução de NP hipocalórica (≤ 20 kcal/kg/dia ou 80% das necessidades energéticas estimadas) com proteína (≥ 1,2 g proteína/kg/dia) para pacientes desnutridos que necessitem de NP na 1ª semana de internação na UTI.[21]

Desmame da NP

Tão logo o paciente apresente tolerância à NE, a quantidade de energia pela NP deve ser reduzida e, finalmente, descontinuada, quando o paciente estiver recebendo mais do que 60% das necessidades energéticas estimadas pela via enteral.

A terapia nutricional deve ser realizada de maneira criteriosa, independentemente da via de administração, pois, apesar dos benefícios, pode trazer complicações, agravando as condições clínicas do paciente. As complicações referentes à terapia nutricional, geralmente, levam à suspensão na nutrição, comprometendo o aporte adequado de nutrientes e causando um balanço energético negativo. Esse déficit no fornecimento de calorias pode interferir negativamente na recuperação do paciente, podendo aumentar a morbidade, a permanência em UTI e até causar óbito. Sendo assim, torna-se essencial, no ambiente hospitalar, por meio da constituição de equipes multidisciplinares, a adoção de protocolos e práticas para o controle e monitorização da TN, visando

INDICADORES DE QUALIDADE NO PACIENTE IDOSO CRÍTICO

A qualidade está diretamente relacionada com padrões bem estabelecidos e divulgados, sendo necessário considerar que há maior dificuldade em avaliar serviços, em relação a produtos. Isso porque são prestados, recebidos e percebidos por pessoas, portanto são heterogêneos e intangíveis.[23] Apesar das dificuldades na aferição dos padrões de qualidade de serviços, é crescente a adoção de ferramentas sistematizadas que tornam mais eficiente e impessoal a atividade produtiva da saúde. Foi nesse cenário que surgiram os *softwares* para registro de informações na área hospitalar e os indicadores como instrumentos de monitoramento da qualidade. Desde a década de 1990, os indicadores têm sido adotados em unidades hospitalares e consistem em estratégia para o planejamento, a condução e a tomada de decisão.

A partir da mensuração de dados gerados pelos *softwares*, ou mesmo coletados manualmente, é possível analisar processos e eventos durante um intervalo de tempo. O indicador não é uma medida direta da qualidade, mas um referencial que detecta ou direciona a atenção para assuntos específicos de resultados, sendo que pode identificar a necessidade de uma revisão, permitindo o estabelecimento de planos de ação que visem realinhar processos cuja eficiência não está sendo adequada. Devem ter como característica a capacidade de demonstrar a situação e a factibilidade de coleta dos dados. São apontados como atributos dos indicadores: validade; sensibilidade; especificidade; simplicidade; objetividade; e baixo custo.[24,25] Embora não existam indicadores específicos para idosos, a vulnerabilidade clínica desses indivíduos torna a utilização dessas ferramentas extremamente importante, pois permite a análise e o realinhamento dos processos em benefício do paciente.

No que se refere à assistência nutricional, houve uma Força Tarefa de Nutrição Clínica, subordinada ao Comitê de Nutrição, e este ao Conselho Científico e de Administração do International Life Science Institute (ILSI) Brasil. A partir daí, foram estabelecidos indicadores de qualidade em terapia nutricional (IQTN) destinados a todos os envolvidos na prática clínica de terapia nutricional, auxiliando profissionais e equipes multidisciplinares na busca pela excelência.[25,26,27]

Deve-se considerar que o Brasil se equipara a poucos países do mundo que dispõem de uma legislação normativa sobre terapia nutricional parenteral e enteral. Concomitantemente, existem publicações de protocolos que, com a legislação disponível, fornecem subsídios para a elaboração de um Manual de Boas Práticas de Terapia Nutricional, devendo sempre ser adaptado à realidade da Instituição. Ao mesmo tempo, a importância e as particularidades da terapia nutricional em UTI, bem como as ações interdisciplinares, têm sido abordadas na literatura nos guias propostos para o atendimento nutricional em terapia intensiva.[18,28]

Os IQTN propostos pela ILSI permitem avaliar na prática a qualidade da condução da terapia enteral ou parenteral.[26,27] Os parâmetros preconizados consistem em fórmulas percentuais que permitem a verificação de determinados processos e condutas propostas nas Diretrizes de Terapia Nutricional, com base em evidências científicas. Para conhecimento mais detalhado das fórmulas, recomenda-se a leitura das referidas publicações da ILSI. Entretanto, a Tabela 9.1 reúne alguns IQTN que consideramos básicos para monitoração.

Tabela 9.1. Indicadores de Qualidade em Terapia Nutricional

Indicador	Fórmula	Meta ILSI
Frequência de realização de triagem nutricional	$$\frac{\text{N}^\circ \text{ de triagens nutricional} \times 100}{\text{N}^\circ \text{ de internações na UTI}}$$	≥ 80%
Frequência de estimativa das necessidades energéticas e proteicas em pacientes em TN	$$\frac{\text{N}^\circ \text{ de pacientes com medida de gasto energético/proteico} \times 100}{\text{N}^\circ \text{ de pacientes em TN}}$$	≥ 80%
Frequência de pacientes com tempo de jejum inadequado antes do início da TN (> 48 h)	$$\frac{\text{N}^\circ \text{ de pacientes com jejum} > 48 \text{ h candidatos a TN} \times 100}{\text{N}^\circ \text{ total de pacientes candidato à TN}}$$	< 20%
Frequência de jejum digestório > 24 horas em pacientes em TNE	$$\frac{\text{N}^\circ \text{ de pacientes em jejum} > 24 \text{ h} \times 100}{\text{N}^\circ \text{ de pacientes em TN}}$$	≤ 10%
Frequência de dias de administração adequada de energia em pacientes em TN*	$$\frac{\text{N}^\circ \text{ dias c/aporte calórico administrado adequado}^* \times 100}{\text{N}^\circ \text{ total de dias no período avaliado}}$$	> 80%
Frequência de dias de administração adequada de proteínas em pacientes em TNE**	$$\frac{\text{N}^\circ \text{ de dias com aporte proteico adequado}^{**} \times 100}{\text{N}^\circ \text{ total de dias em TNE}}$$	≥ 80%
Frequência de pacientes sob TN que recuperaram a ingestão da via oral	$$\frac{\text{N}^\circ \text{ de pacientes que recuperaram a alimentação oral} \times 100}{\text{N}^\circ \text{ total de pacientes em TN}}$$	> 30%
Frequência de episódios de diarreia em pacientes em TNE	$$\frac{\text{N}^\circ \text{ de dias com diarreia} \times 100}{\text{N}^\circ \text{ total de dias em TNE}}$$	< 10%
Frequência de exames bioquímicos na avaliação nutricional inicial dos pacientes	$$\frac{\text{N}^\circ \text{ de pacientes com exames laboratoriais na ANI} \times 100}{\text{N}^\circ \text{ total de pacientes em TN}}$$	100%

*Obs.: *aporte administrado adequado = entre 75% e 120% da quantidade prescrita; **Indicador adaptado, considerando adequado aporte proteico ≥ 75% do prescrito. UTI: unidade de terapia intensiva; TN: terapia nutricional; TNE: terapia nutricional enteral; ANI: avaliação nutricional inicial; ILSI: International Life Science Institute (meta estabelecida pela Força Tarefa em Nutrição Clínica).*

Tendo em vista breve comentário sobre esses indicadores, é essencial considerar que a triagem nutricional tem sido apontada nas diretrizes[18,28] como o ponto de partida para o gerenciamento da terapia nutricional (TN). Segundo Heyland et al., essa prática aponta quais pacientes serão mais beneficiados por uma TN apropriada. Nesse contexto, a abordagem com cálculos individualizados também compõe a etapa inicial do planejamento nutricional.[29] Os primeiros indicadores da Tabela 9.1 visam a monitoração desses aspectos.

A importância da introdução precoce da nutrição por via enteral entre 24 e 48 horas após a admissão na UTI tem sido enfatizada. Essa conduta é relacionada com a melhora da tolerância da dieta enteral, redução do tempo de internação hospitalar e da mortalidade.[18,28] Por isso, sugere-se que o IQTN contabilize o número de pacientes que tiveram jejum > 48 h antes do início da TN.

São vários os fatores que comprometem a oferta da terapia nutricional enteral, de maneira muito mais intensa do que no caso de parenteral. Isso porque se a via enteral é interrompida em virtude do jejum para realização de exames, procedimentos e cirurgias, ocorrem pausas por intolerâncias digestivas, para administração de medicamentos que apresentam interação com nutrientes, como a tiroxina. Conhecer as causas das não conformidades é o passo inicial para discussão interdisciplinar que permitirá o estabelecimento de um plano de ação corretivo, que potencializará a oferta nutricional. O IQTN que avalia o percentual de pacientes que ficaram em jejum por mais de 24 horas pode contribuir para o monitoramento, especialmente apontando para a investigação de problemas de logística, isto é, quando ocorreu jejum sem sucesso na realização da programação proposta (exame, procedimento etc.), por problemas relacionados a fatores externos a unidade de internação.

É fundamental considerar que os pacientes em fase aguda apresentam expressiva perda de massa magra. A adaptação ao estresse intenso da doença crítica resulta em expressiva degradação e redistribuição dos aminoácidos liberados, tornando-os temporariamente indisponíveis para síntese de proteínas musculares. Quanto maior a perda muscular, maior o reflexo na funcionalidade. Esse cenário reforça a importância da oferta proteica.[30] São sugeridos IQTN que permitem a avaliação da real infusão da nutrição por via enteral e da oferta calórica e proteica.

Por outro lado, após intubação orotraqueal prolongada, a disfagia pode ser uma consequência que exigirá atenção especial na transição da enteral para via oral, com adaptação de consistência conforme avaliação fonoaudiológica. Outro aspecto importante é a qualidade de vida após a internação na UTI e a retomada das atividades normais, inclusive no que se refere à alimentação. Nesse contexto, torna-se interessante a monitoração da recuperação da via oral.

O manejo da diarreia em pacientes de UTI apresenta dificuldades, visto que esses pacientes idosos recebem antibioticoterapia intensa, e a segurança da utilização de probióticos ainda não é bem estabelecida, sendo sugerido o acompanhamento por meio de indicadores.

Quanto ao uso da nutrição parenteral, deve-se considerar que é relacionado com maior número de complicações, especialmente na via de acesso, e também o custo elevado. Embora as formulações parenterais possam não ser tão completas quanto as enterais em termos de composição nutricional, a meta nutricional é atingida com maior facilidade, como já relatado. Mas a tolerância metabólica, considerando-se a via para parenteral, implica monitoração laboratorial mais efetiva, tendo em vista que o risco de síndrome de realimentação é maior. Assim, torna-se interessante o IQTN que avalia a monitoração dos exames bioquímicos antes do início da terapia nutricional.

Estes, e quaisquer outros indicadores, requerem análise sistemática da equipe especializada em consonância com os demais profissionais. Neste caso, a Equipe Multidisciplinar de Terapia Nutricional (EMTN) deve revisar os resultados obtidos de modo a implantar estratégias para a melhoria contínua de seus processos. Indicadores com alcance de meta necessitam ser revisados e, muitas vezes, substituídos, pois, com o tempo, podem deixar de representar os objetivos desejados anteriormente. É essencial o conceito do dinamismo do processo de qualidade. Recente publicação da ILSI aborda aspectos interessantes sobre essa prática.[25]

REFERÊNCIAS BIBLIOGRÁFICAS

1. El-Sharkawy AM, et al. Hydration and outcome in older patients admitted to hospital (The HOOP prospective cohort study). Age Ageing. 2015 Nov; 44(6):943-7.

2. Puga AM, Partearroyo T, Varela-Moreiras G. Hydration status, drug interactions, and determinants in a Spanish elderly population: a pilot study. J Physiol Biochem. 2018 Feb;74(1):139-51.

3. Białecka-Dębek A, Pietruszka B. The association between hydration status and cognitive function among free-living elderly volunteers. Aging Clin Exp Res. 2018 Aug.

4. Villiger M, et al. Evaluation and review of body fluids saliva, sweat and tear compared to biochemical hydration assessment markers within blood and urine. Eur J Clin Nutr. 2018;72(1):69-76.

5. Filippatos TD, et al. Hyponatremia in the elderly: challenges and solutions. Clin Interv Aging. 2017;12:1957-65.

6. Frenkel WN, et al. The association between serum sodium levels at time of admission and mortality and morbidity in acutely admitted elderly patients: a prospective cohort study. J Am Geriatr Soc. 2010 Nov;58(11):2227-8.

7. Ferry M. Strategies for ensuring good hydration in the elderly. Nutr Rev. 2005 Jun;63(6):S22-9.

8. Rowat A. Dysphagia, nutrition and hydration post stroke. Br J Nurs. 2014 Jun-Jul;23(12):634.

9. Hooper L, et al. Water-loss dehydration and aging. Mech Ageing Dev. 2014 Mar-Apr;136-137:50-8.

10. Asim M, et al. Dehydration and volume depletion: How to handle the misconceptions. World J Nephrol. 2019 Jan;8(1):23-32.

11. Volkert D, Beck AM, Cederholm T, et al. ESPEN guideline on clinical nutrition and hydration in geriatrics. Clinical Nutrition. 2019;38(10-47).

12. Celano RMG, Loss SH, Negrão RJN. Sociedade Brasileira de Nutrição Parenteral e Enteral; Colégio Brasileiro de Cirurgiões; Sociedade Brasileira de Clínica Médica; Associação Brasileira de Nutrologia. Terapia Nutricional para Pacientes na Senescência (Geriatria). In: Projeto Diretrizes Associação Médica Brasileira e Conselho Federal de Medicina, 2011.

13. Heyland DK, et al. The success of enteral nutrition and IC acquired infections: a multicenter observational study. Clinical Nutrition. 2011;30(2):148-55.

14. Assis MCS, et al. Nutrição enteral: diferenças entre volume, calorias e proteínas prescritos e administrados em adultos. Revista Brasileira de Terapia Intensiva. 2010;22(4):346-50.

15. Sitta MC, Jacob-Filho W, Farvel JM. O idoso no centro de terapia intensiva. In: Freitas EV, et al. Tratado de geriatria e gerontologia. 2 ed. Rio de Janeiro: Guanabara Koogan, p. 1090-1093; 2006.

16. Waitzberg DL, Caiaffa WT, Correia ITD. Hospital malnutrition: the Brazilian National Survey (IBRANUTRI): a study of 4000 patients. Nutrition 17(7-8), 2001.

17. Borghi R, Meale MMS, Gouveia MAP, França JID, AOMC. Perfil nutricional de pacientes internados no Brasil: análise de 19.222 pacientes (Estudo BRAINS). Revista Brasileira de Nutrição Clínica. 2013;28(4)255-63.

18. Mcclave SA, et al. Guidelines for the Provision and Assessment of Nutrition Support Therapy in the Adult Critically III Patient: Society of Critical Care Medicine (SCCM) and American Society for Parenteral and Enteral Nutrition (ASPEN). Journal of Parenteral and Enteral Nutrition. 2016;40(2):159-211.

19. Cunha SFC, Cômodo ARO, Silva Filho AA, et al. ABRAN – Associação Brasileira de Nutrologia. Terapia Nutrológica Oral e Enteral em Pacientes com Risco Nutricional. In: Projeto Diretrizes Associação Médica Brasileira e Conselho Federal de Medicina, 2008.

20. Colaço AD. Terapia de nutrição enteral em unidade de terapia intensiva. In: Associação Brasileira de Enfermagem; Vargas MAO, Nascimento ERP (org.). PROENF – Programa de Atualização em Enfermagem: Terapia Intensiva: Ciclo 1. Porto Alegre: Artmed Panamericana; Sistema de Educação Continuada a Distância; v. 1, p. 9-28, 2017.

21. Sobotka L, Schneider SM, Berner YN et al. ESPEN Guidelines on Parenteral Nutrition: Geriatrics. Clinical Nutrition. 2009;28:461-6.

22. Souza MA, Mezzomo TR. Estado nutricional e indicadores de qualidade em terapia nutricional de idosos sépticos internados em uma unidade de terapia intensiva. Rev Bras Nutr Clin. 2016;31(1):23-8.

23. Spiller ES, et al. Gestão de Serviços em Saúde. 2 ed. Rio de Janeiro: FGV; 2015. Coleção FGV Management. 229 p.

24. Leão ER, et al. Qualidade em saúde e indicadores como ferramenta de gestão. São Caetano do Sul: Yendis; 2008. 302 p.

25. Waitzberg DL. Indicadores de qualidade em terapia nutricional. São Paulo: ILSI Brasil; 2008. 142 p.

26. Waitzberg DL. Indicadores de qualidade em terapia nutricional: 10 anos de IQTN no Brasil – resultados, desafios e propostas. São Paulo: ILSI Brasil, v. 3; 2018. 264 p.

27. Waitzberg DL. Indicadores de qualidade em terapia nutricional: aplicação e resultados. São Paulo: ILSI Brasil, v.2; 2010.156 p.

28. Singer P, Blaser AR, Berger MM, Alhazzani W, Calder PC, Casaer MP, et al. ESPEN guideline on clinical nutrition in the intensive care unit. Clinical Nutrition. 2019 Feb;38(1):48-79.

29. Heyland DK. Safety of prolonged use of trophic feeds in the critically Ill patient: it depends on the nutrition risk of the patient! Journal of Parenteral and Enteral Nutrition. 2016;40(4):452-4.

30. Hurt RT; McClave SA; Martindale RG; Ochoa Gautier JB, et al. Summary points and consensus recommendations from the international protein summit. Nutr Clin Pract. 2017;32(1):142-51.

DEPARTAMENTO DE EDUCAÇÃO FÍSICA

Seção V

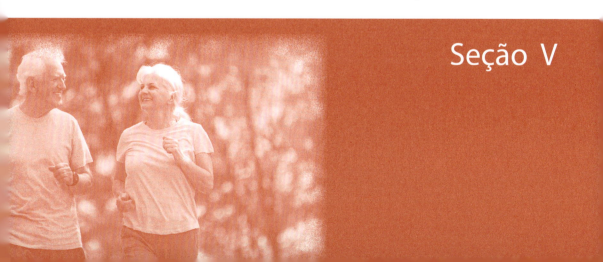

Promoção da Saúde do Idoso por Meio do Exercício Físico

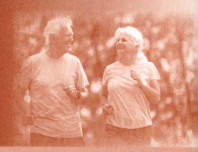

Douglas Roque Andrade
Fabiana S. Evangelista
Francisco Luciano Pontes Júnior

Capítulo 10

INTRODUÇÃO

As mudanças que constituem e influenciam o envelhecimento são complexas e atingem os indivíduos de modo lento e gradual, provocando mudanças biopsicossociais que, com o passar do tempo causam perda de adaptabilidade, deficiência funcional, aumentam o risco de contrair doenças e, em última instância, resultam em morte. As intensidades dessas mudanças não são lineares ou consistentes, porém são inerentes ao processo de senescência e variam de um indivíduo para outro.

Um dos efeitos mais importantes que ocorre no envelhecimento é a redução da capacidade aeróbia máxima observada por meio do consumo máximo de oxigênio (VO_2max). A reduzida capacidade aeróbia é um forte preditor de qualidade de vida, de independência funcional e de todas as causas de mortalidade, inclusive a cardiovascular.[1] No Estudo Longitudinal de Envelhecimento de Baltimore, foi observado que o declínio da capacidade aeróbia aumenta progressivamente a cada década de vida, independentemente dos níveis de atividade física. Enquanto na 3ª e 4ª décadas de vida, observa-se redução de 3% a 6% do VO_2 pico, depois dos 70 anos pode ocorrer mais de 20% de redução no VO_2 pico por década de vida.[1] Esse declínio no VO_2 pico pode ser explicado por fatores relacionados com a capacidade do coração em bombear o sangue (débito cardíaco) e com a habilidade do músculo esquelético em extrair oxigênio (diferença arteriovenosa de oxigênio).

EFEITOS BIOLÓGICOS DO ENVELHECIMENTO

O processo de envelhecimento gera alterações tanto na estrutura como na função do coração e dos vasos sanguíneos. Cheng et al.[2] observaram o remodelamento ventricular esquerdo associado ao envelhecimento por meio do aumento na razão massa-volume, junto com alterações nas funções sistólica e diastólica em indivíduos saudáveis em ambos os sexos. Embora a fração de ejeção permaneça preservada, esse padrão de remodelamento pode aumentar o risco cardiovascular, principalmente quando ocorre de mais precocemente. A espessura da parede do ventrículo esquerdo também aumenta com o envelhecimento, e essa alteração está associada com o aumento dos cardiomiócitos. Observa-se, ainda, redução no número de cardiomiócitos, maior conteúdo de colágeno, fibrose, deposição de substância amiloide e lipofuscina.[3]

O envelhecimento provoca também declínio na função cardiovacular. No repouso, o débito cardíaco e a ejeção ventricular (volume sistólico) podem diminuir em pessoas idosas.[4] No entanto, tais achados contrapõem os dados prévios de Lakatta & Levy,[3] os quais evidenciaram que a fração de ejeção do ventrículo esquerdo no repouso não se altera em função da mudança no padrão de enchimento ventricular. Segundo os autores, apesar de a taxa de enchimento ventricular primária reduzir progressivamente com o envelhecimento, observa-se maior enchimento ventricular durante a fase mais tardia da diástole, o que favorece a manutenção do volume diastólico final. Por outro lado, situações que provocam aumento da frequência cardíaca e consequente redução no tempo de enchimento ventricular, como o exercício físico e o estresse, podem comprometer o enchimento ventricular e fazer com que a pressão diastólica no ventrículo esquerdo seja transmitida para os pulmões.

A frequência cardíaca de repouso não sofre alterações com o envelhecimento. No entanto, a frequência cardíaca máxima reduz em torno de 4% a 6% por década, contribuindo diretamente para a redução do débito cardíaco pico em indivíduos idosos.[5] Segundo Lakatta & Levy,[3] a redução na sensibilidade dos receptores beta-adrenérgicos aos estímulos simpáticos é responsável pela redução da frequência cardíaca máxima, pelo comprometimento da contratilidade miocardial e do bombeamento cardíaco. No entanto, os prejuízos no débito cardíaco no pico de exercício não são evidenciados quando há manutenção ou aumento do volume sistólico. Isso pode ocorrer em função das mudanças no volume diastólico final por meio do mecanismo de Frank-Starling.[3,4]

No leito vascular, observam-se dilatação das artérias, espessamento das paredes e aumento da rigidez em função da deposição de colágeno e redução da elastina. O aumento na espessura da camada íntima está associado com a redução da complacência ou distensibilidade, e aumento na onda de pulso independentemente da existência de aterosclerose.[6] Com isso, a pressão arterial sistólica aumenta, a pressão arterial diastólica diminui e o pulso de pressão aumenta. Além disso, há prejuízo na função endotelial-vascular, o que inclui redução nas propriedades vasodilatadoras e antitrombóticas, aumento do estresse oxidativo e de citocinas inflamatórias.

O envelhecimento muscular é um processo que interfere diretamente na capacidade funcional e na qualidade de vida do idoso. Indivíduos acima de 50 anos apresentam perda de massa muscular entre 1% e 2% por ano e de força muscular entre 1,5% e 3% por ano.[7] A maior parte do declínio na força pode ser explicada pela atrofia seletiva das fibras musculares do tipo II e pela perda da ativação neuronal.[7] Além disso, a redução na capacidade metabólica do músculo esquelético é um dos fatores responsáveis pela menor capacidade aeróbia nos idosos. O declínio na função mitocondrial e nas enzimas oxidativas impactam a produção de energia no músculo esquelético e, assim, contribui para o desenvolvimento do fenótipo de fragilidade no idoso.

Síndrome da fragilidade no idoso

A síndrome da fragilidade é uma condição relacionada à diminuição das reservas fisiológicas e que se caracteriza por uma resposta enfraquecida aos agentes estressores e com risco aumentado para desfecho clínico adverso.[8] Dois conceitos de fragilidade em idosos são discutidos na literatura, sendo o primeiro com base em marcadores fenotípicos de fragilidade que foram inicialmente propostos por Fried et al.,[8] e teve como base os dados obtidos no *Cardiovascular Health Study* (CHS), nos Estados Unidos. É composto por cinco critérios: redução da força de preensão manual; redução da velocidade de marcha; perda de peso corporal não intencional; fadiga autorreferida; e baixo nível de atividade física. O idoso é considerado frágil se apresentar três ou mais critérios. A presença de apenas um ou dois critérios é considerado indicador de pré-fragilidade.

O segundo conceito, com uma abordagem multidimensional, foi proposto por Rockwood et al.[9] e o Canadian Iniciative on Frailty and Aging (CIF-A). A fragilidade apresenta natureza multifatorial e dinâmica que pode ser determinada por fatores biológicos, psicológicos e sociais. Nessa linha de pensamento, foi desenvolvida a escala de fragilidade de Edmonton (Edmonton Frail Scale), composta por nove domínios: cognição; estado geral de saúde; independência funcional; suporte social; uso de medicamentos; nutrição; humor; continência; e desempenho funcional. O instrumento avalia o número de déficits que o indivíduo apresenta. Atualmente, outros instrumentos para avaliação multidimensional da fragilidade estão disponíveis na literatura, como o Índice de Fragilidade (Frailty index) e o Indicador de Fragilidade de Tilburg (Tilburg Frailty Indicator). Os autores consideram essas escalas mais abrangentes na determinação da fragilidade, embora nos estudos com características biológicas, os critérios de Fried el al.[8] sejam mais utilizados.

Os prejuízos cardiovasculares e musculares que culminam com o declínio da capacidade aeróbia (VO_2max) podem implicar danos na capacidade funcional e qualidade de vida e por isso tem sido associada com o desenvolvimento da síndrome da fragilidade no idoso. A fragilidade predispõe a quedas, fraturas, deficiência, dependência, hospitalização, institucionalização e, finalmente, a morte.[8] Pode ser precedida por doenças crônicas, entretanto pode ocorrer na ausência destas. Em virtude da frequência de ocorrência e da importância das consequências, a fragilidade é vista como uma condição ameaçadora para idosos com doenças cardiovasculares, exigindo atenção dos profissionais de saúde com o objetivo de melhorar o prognóstico e prevenir a deterioração de um estado pré-frágil a frágil.

EFEITOS DO EXERCÍCIO FÍSICO

O exercício físico para idosos pode diminuir a morbidade e a mortalidade, reduzir a incapacidade e melhorar a qualidade da vida. Apesar desses benefícios, poucos idosos atingem a quantidade mínima recomendada de exercício físico, e 28% a 34% dos idosos são totalmente inativos.[10]

Com relação às intervenções, tentativas de gerenciar as consequências adversas da fragilidade frequentemente se concentram na minimização do risco de incapacidade e dependência, ou no tratamento de condições pré-existentes. Nesse sentido, o exercício físico pode ser uma estratégia eficaz para a prevenção e o tratamento da fragilidade porque pode atuar em quatro dos cinco critérios comumente usados na sua determinação, tais como fraqueza, reduzido nível de atividade física, desempenho motor lento e baixa tolerância ao exercício físico.[8]

Exercício cardiorrespiratório

A capacidade de se manter independente e realizando as atividades da vida diária de maneira satisfatória está diretamente associada à manutenção da capacidade funcional, que, por sua vez, depende de uma boa capacidade cardiorrespiratória. Assim, o VO_2max é de grande importância por ser o melhor indicador de aptidão cardiorrespiratória e do metabolismo.[11]

O exercício físico aeróbio realizado por idosos frágeis, três vezes por semana, com intensidade entre 70% e 75% da frequência cardíaca pico, é capaz de melhorar o VO_2 pico (14%), a frequência cardíaca pico (5%), o volume sistólico (10%) e o débito cardíaco (14%)[12]. Os autores ainda sugerem que a melhora no VO_2 pico foi em função do aumento no débito cardíaco, uma vez que não houve melhora na diferença arteriovenosa de O_2. Entretanto, a magnitude dessas adaptações é menor quando comparadas com idosos mais novos. As razões para essas atenuações não estão claras, mas uma possível explicação é o inadequado estímulo do exercício físico em função da condição de fragilidade dos idosos.

Sugie et al.[13] também encontraram aumento de 10% no VO_2 pico de indivíduos idosos e afirmaram que essa melhora impacta positivamente a qualidade de vida e a saúde por ser um importante determinante da fragilidade em idosos. Os autores acreditam que a melhora no VO_2 pico com exercícios físicos aeróbios possa minimizar o efeito da fragilidade em idosos. Por sua vez, Binder et al.[14] afirmaram que as melhoras encontradas no VO_2 pico de homens (14%) e mulheres (13%), após 9 meses de exercício físico aeróbio, tiveram impacto direto na melhora da capacidade funcional e das atividades físicas diárias. Os dados também mostraram que o exercício físico aeróbio pode ajudar na conservação da massa livre de gordura, embora seja provavelmente menos eficaz do que o exercício físico resistido.

Exercício resistido

Enquanto os efeitos do envelhecimento induzem prejuízos na massa e na força muscular, 4 meses de exercício físico resistido aumentaram a força e a massa muscular na magnitude de 16% e 23% em idosos saudáveis. Já os idosos frágeis ou institucionalizados apresentaram aumentos em torno de 2% e 9% quando submetidos ao exercício físico resistido.[15] Os autores argumentam que os idosos com limitações de mobilidade, institucionalizados ou com comorbidades são menos responsivos ao exercício físico.

Apesar de os resultados não apresentarem a mesma magnitude para jovens e idosos, as respostas ao exercício físico podem ocorrer mesmo em idade avançada. Um dos primeiros trabalhos envolvendo idosos frágeis institucionalizados foi realizado por Fiatarone et al.,[16] no qual foi demonstrado que 10 semanas de exercício físico resistido aumentou a força em aproximadamente 113% quando comparado com o grupo-controle (cerca de 3%). Outros estudos também confirmaram que o exercício físico resistido ou multimodal aumenta a massa muscular (3,35 a 7,5%), a força máxima (6,6 a 37%) e potência (8,2%) em idosos frágeis.[15,17] Os autores são concordantes ao afirmar que esses resultados são importantes para a manutenção da capacidade funcional e para prevenir o aparecimento da sarcopenia.

Embora existam pesquisas avaliando os efeitos do exercício físico sobre os fenótipos da fragilidade, poucas tiveram a preocupação em determinar se os resultados obtidos são suficientes para reverter o quadro de fragilidade. Nesse sentido, Tarazona-Santabalbina et al.[18] demonstraram a reversão da condição de fragilidade para pré-fragilidade em idosos submetidos a um programa de exercício físico multimodal. Tais resultados reforçam a relevância da prática de exercício físico para a promoção da saúde no idoso.

PRESCRIÇÃO DE EXERCÍCIO PARA IDOSOS

O principal objetivo do exercício físico é a promoção da saúde do idoso, principalmente por meio da manutenção da capacidade funcional em função da melhora na capacidade cardiorrespiratória e muscular. Embora os trabalhos ainda não tenham concluído sobre qual é o melhor programa de exercícios para reverter a fragilidade, algumas recomendações pontuais são propostas.[19]

Intensidade

Para idosos pré-frágeis e frágeis, o exercício físico aeróbio deve começar com intensidade moderada e progredir para intensidade mais vigorosa. Para a quantificação da intensidade, recomendam-se a frequência cardíaca e a escala de percepção subjetiva de esforço (PSE). Ehsani et al.[12] demonstraram melhora da aptidão física em idosos frágeis que se exercitaram entre 70% e 75% da frequência cardíaca máxima ajustada para idade. A PSE entre 12 e 14 (um pouco difícil) pode ser a intensidade ideal para adultos pré-frágeis e frágeis.[17] Uma PSE entre 12 e 14 é equivalente a 3-4 na escala de PSE de Borg de 10 pontos (CR10). A PSE também pode ser utilizada para aqueles que fazem uso de medicamentos e que tem ação direta na frequência cardíaca.

A porcentagem estimada de uma repetição máxima (RM) deve ser usada para prescrever o exercício físico resistido. Seynnes et al.[20] concluíram que o exercício físico supervisionado de alta intensidade (80% de 1RM) para os músculos extensores do joelho parece ser tão seguro quanto o exercício físico de baixa intensidade. A intensidade de 80% de 1 RM pode ser replicada para outros grupamentos musculares. É recomendado maior número de repetições (12 a 15 vezes) e intensidade menor (55% de 1RM) para favorecer a resistência muscular, a autoconfiança e o domínio apropriado do movimento e, eventualmente, progredir para treinos com menos repetições (4 a 6 vezes) e maior intensidade (80% de 1RM). Nesse caso, o objetivo principal é a maximização do ganho de força e os benefícios funcionais.

Duração

A duração ideal para cada sessão de exercício físico é de 30 a 45 minutos para idosos frágeis e de 45 a 60 minutos para adultos pré-frágeis.[21] A duração do exercício físico deve ser ajustada de acordo com a capacidade do idoso. A apropriada duração dependerá do grau de fragilidade, da idade e da consistência na realização das sessões. A aderência ao exercício físico é muito importante para reverter a fragilidade porque os idosos frágeis podem rapidamente perder os ganhos de aptidão física após a cessação do exercício físico.[17]

Frequência

As recomendações tanto para os idosos pré-frágeis e frágeis é de realização de exercícios físicos com frequência de duas a três vezes por semana.[17]

Tipo de exercício

A combinação de várias capacidades físicas (aeróbia, força, potência, resistência, equilíbrio e flexibilidade) parece ter efeito mais apropriado na melhora da capacidade funcional, em comparação com intervenções que focalizam um único tipo de capacidade física. Um programa de exercício físico multimodal pode melhorar a aptidão física em idosos pré-frágeis e frágeis, uma vez que a fragilidade afeta múltiplos sistemas fisiológicos simultaneamente. Assim, usar diferentes tipos de exercícios físicos em uma única sessão permite que os indivíduos trabalhem diferentes sistemas fisiológicos. Assim, os exercícios multimodais devem incluir exercícios aeróbio, de resistência, de equilíbrio e de flexibilidade (Tabela 10.1).

Tabela 10.1. Prescrição de exercícios para idosos

	Pré-frágil	Frágil
Exercício aeróbio	Frequência: 2-3/semana Intensidade: 3-4 PSE Duração: 10 min.	Frequência: 2-3/semana Intensidade: 3-4 Duração: 20 min.
Exercício resistido	Frequência: 2-3/semana Intensidade: 80% 1RM Duração: 20 min.	Frequência: 2-3/semana Intensidade: 80% 1RM Duração: 10 min.
Equilíbrio	Frequência: 2-3/semana Intensidade: 3-4 PSE Duração: 20 min.	Frequência: 2-3/semana Intensidade: 3-4 PSE Duração: 8 min.
Flexibilidade	Frequência: 2-3/semana Intensidade: 3-4 PSE Duração: 10 min.	Frequência: 2-3/semana Intensidade: 3-4 PSE Duração: 7 min.

Fonte: Adaptada de Bray et al.[19] PSE: percepção subjetiva de esforço; RM: repetição máxima.

POLÍTICAS DE SAÚDE PARA PROMOÇÃO DO ENVELHECIMENTO ATIVO

A promoção da atividade física na saúde pública, com abordagem comunitária, não é uma novidade. O programa Participacton (https://www.participaction.com), no Canadá, começou na década de 1970, no Brasil, o Programa Agita São Paulo se iniciou em 1996 (http://www.portalagita.org.br/). Tais programas já sinalizavam a importância da temática bem antes da Organização Mundial da Saúde (OMS), em 2004, publicar a Estratégia Global em Alimentação Saudável, Atividade Física e Saúde,[22] indicando aos países membros a necessidade de se estabelecer políticas públicas neste campo, justificada pelos conhecidos impactos na saúde integral e pelos custos financeiros de indivíduos, comunidades e países.

Desde 2008, o SUS tem o Núcleo Ampliado de Saúde da Família (NASF), formado por uma equipe de diferentes profissionais de saúde e que dão apoio à equipe da Estratégia Saúde da Família (ESF). Essas duas equipes devem pensar em ações e programas específicos para o território, onde a Unidade Básica de Saúde está inserida e é responsável aproximadamente por 7 mil famílias, 30 mil pessoas.

O Brasil tem diversas políticas públicas que podem impactar positivamente e auxiliar os profissionais de saúde, mesmo que não atuem no sistema público de saúde. Em 2006, o Ministério da Saúde publicou a Política Nacional de Promoção da Saúde, revisada em 2014,[23] que coloca a prática corporal e a atividade física como temas prioritários nas ações de saúde. Além disso, recomenda promover ações, aconselhamento e divulgação de práticas corporais e atividades físicas, incentivando a melhoria das condições dos espaços públicos, considerando a cultura local e incorporando brincadeiras, jogos, danças populares, entre outras práticas.

Desde 2006, é realizada a vigilância de fatores de risco e proteção para doenças crônicas por inquérito telefônico (Vigetel), por meio do qual a inatividade física e outros fatores de risco são monitorados em todas as capitais e o Distrito Federal. A base dos dados e os relatórios estão disponíveis na internet (http://portalms.saude.gov.br/saude-de-a-z/vigitel). Esse monitoramento é fundamental e permite o estabelecimento de metas, estratégias e políticas que impactam positivamente a saúde da população, ainda que permaneça um outro desafio, a necessidade de as cidades realizarem a vigilância epidemiológica da inatividade física.

Outra política que dialoga com a área de promoção da atividade física é a Política Nacional de Práticas Integrativas e Complementares (PICS) no SUS,[24] a qual estimula, entre outras atividades, a Biodança, Dança Circular, Yoga, Práticas Tradicionais Chinesas. Na atenção básica e os serviços de média e alta complexidade, há um total de 9.350 estabelecimentos de saúde no país que ofertaram 56% dos atendimentos individuais e coletivos em PICS nos municípios brasileiros em 2016 (<http://dab.saude.gov.br/portaldab/ape_pic.php?conteudo=ape_pic>).

As propostas e ações do Ministério da Saúde realizadas no eixo da atividade física, no período de 2006 a 2014, foram organizadas em cinco áreas:

1. fortalecimento das ações de promoção da saúde no SUS nos itens gestão, financiamento, organização da informação e da vigilância e qualificação da força de trabalho;
2. ações de mobilização social e divulgação;
3. articulação intersetorial e parcerias;
4. promoção da saúde no território e ações para promoção da atividade física;
5. avaliação e monitoramento.

As diversas ações, programas e políticas federais contribuíram para a formulação de uma agenda positiva de inclusão de políticas públicas municipais de promoção da atividade física, especialmente no setor da saúde pública.

Entre os anos de 2005 e 2009, o Ministério da Saúde financiou vários projetos municipais de promoção da atividade física. Os municípios financiados passaram a compor a Rede Nacional de Atividade Física. Knuth et al.,[25] ao analisar 225 entes federados, dos quais 219 municípios e seis estados, identificaram que 94,2% dos programas realizavam articulação com o ESF, 35,1% mantinham parceria com o NASF e 88,9% dos programas tinham parcerias intersetoriais. Amorim et al.[26] realizaram a descrição dos programas de atividade física de 1374 municípios financiados pelo Ministério da Saúde no ano de 2009. Os autores identificaram que 76,9% da população atendida eram de idosos, e as atividades mais prevalentes eram caminhada (80,6%), ginástica (78,5%) e alongamento (75,7%). Além disso, a maioria dos programas (76,9%) era oferecida em mais de 3 dias na semana e durava entre 30 e 60 minutos (56,4%).

O Programa Academia da Saúde é uma estratégia de promoção da saúde e produção do cuidado para os municípios brasileiros lançado em 2011. Seu objetivo é promover práticas corporais e atividade física, alimentação saudável, educação em saúde, entre outros, além de contribuir para a produção do cuidado e de modos de vida saudáveis e sustentáveis da população. Para tanto, o Programa promove a implantação de polos do Academia da Saúde, que são espaços públicos dotados de infraestrutura, equipamentos e profissionais qualificados. Atualmente, o Ministério da Saúde não financia mais a construção dos polos.

Sá et al.[27] realizaram um estudo sobre o cenário nacional de implementação do Programa Academia da Saúde. Das 2.849 Secretarias Municipais de Saúde contempladas, 2.418 responderam ao monitoramento em 2015 que serviu de base para esse levantamento. Somente 32% dos municípios tinham polos em funcionamento e 45% dos municípios ofereciam atividades no período da noite. Além disso, 99% dos polos atendiam a população adulta e idosa, 96% dos polos ofereciam práticas corporais, 91% atividades de promoção da alimentação saudável e 57% práticas integrativas e complementares. Os resultados apresentados evidenciaram o potencial do Programa como estratégia de promoção da saúde e produção do cuidado nas comunidades, sendo necessária a qualificação de suas ações em consonância com os princípios e valores da Política Nacional de Promoção da Saúde.

É possível conduzir intervenções na área de atividade física com base em evidências, como o Community Preventive Services Task Force (CPSTF) (https://www.thecommunityguide.org). Nele, foram recomendadas, entre 2016 e 2018, as seguintes intervenções que apresentaram evidências efetivas:

1. aumentar o deslocamento ativo para a escola;
2. incluir monitores de atividade para aumentar a atividade física em adultos com sobrepeso ou obesidade, porém mais pesquisas são necessárias para determinar se as mudanças na atividade física são mantidas ao longo do tempo;
3. estratégias de ambiente construído, que combinem uma ou mais intervenções para melhorar os sistemas de transporte de pedestres ou bicicletas, com uma ou mais intervenções no uso de terra e de projeto ambiental para aumentar a atividade física.

Além dessas, o CPSTF também recomenda intervenções de apoio social em contextos comunitários para aumentar a atividade física entre adultos.

Hohner et al.,[28] em levantamento específico para a América Latina, enfatizaram que a implementação e a manutenção de programas e políticas de Educação Física nas escolas devem ser firmemente encorajadas para promover a saúde das crianças e identificaram três novas categorias de intervenções que não faziam parte do guia do CPSTF: planejamento e políticas abrangentes para comunidades; divulgação de mensagens curtas relacionadas a atividades físicas; e aulas de atividade física em ambientes comunitários. Essa revisão foi fruto do Projeto GUIA (Guia Útil para Intervenções de Atividade Física na América Latina), implementado em outubro de 2005, com o objetivo de avaliar as evidências sobre intervenções de atividade física na comunidade. O projeto foi financiado pelos Centros de Controle e Prevenção de Doenças em Atlanta e reuniu vários pesquisadores, grupos de pesquisa e o Ministério da Saúde e produziram informações relevantes para a área (http://www.projectguia.org).

Rech et al.[29] sintetizaram as evidências científicas sobre as barreiras percebidas para a atividade física no lazer da população brasileira, as quais foram agrupadas de acordo com o nível de determinantes do modelo socioecológico (intrapessoal, interpessoal e ambiental). No geral, cerca de 7 em cada 10 relatos de barreiras para atividade física foram relacionadas com o nível intrapessoal. Adultos e idosos apresentaram maior proporção de relatos intrapessoais (84,8% e 74%; respectivamente) quando comparados com adolescentes (47,8%). Ainda são escassos estudos com idosos, crianças e nas populações das regiões Centro-Oeste e Norte do País. As barreiras para atividade física mais reportadas entre adultos foi a falta de motivação e a falta de tempo e, entre idosos, a falta de motivação e o diagnóstico de doença ou limitação física.

Flores et al.[30] mostraram que idosos que referiram receber orientações de profissionais de saúde sobre estilo de vida, relataram redução do consumo de sal e de açúcar, bem como maior prática de atividade física em comparação aos idosos que não receberam orientação. Esses dados revelaram a importância do aconselhamento para promoção da saúde, no entanto, ainda é necessário melhorar a participação dos profissionais de saúde de diferentes áreas para promover a atividade física e outros comportamentos saudáveis.

Recentemente, a Organização Mundial da Saúde publicou o Plano Global para a atividade física (2018-2030), no qual estabelece como meta global a redução da inatividade física em 10% até 2025 e 15% até 2030. Tais metas apresentam a relação com os objetivos sustentáveis do milênio e traz boas ideias sobre como podemos contribuir com a promoção da atividade física para a saúde pública e coletiva. O desafio de promover o envelhecimento ativo está posto, e devemos reconhecer que há muitos caminhos e conhecimento já estabelecidos em forma de pesquisas, ações, programas e políticas que devem ser utilizados pelos profissionais de Educação Física e outros profissionais de saúde. Resta agora, encarar o desafio desde cedo para se viver mais e melhor.

REFERÊNCIAS BIBLIOGRÁFICAS

1. Fleg JL, Morrell CH, Bos AG, Brant LJ, Talbot LA, Wright JG, Lakatta EG. Accelerated longitudinal decline of aerobic capacity in healthy older adults. Circulation. 2005;112:674-682.

2. Cheng S, Fernandes VRS, Bluemke DA, et al. Age-related left ventricular remodeling and associated risk for cardiovascular outcomes. The multi-ethnic study of atherosclerosis. Circulation Cardiovasc Imaging. 2009;2: 191-198.

3. Lakatta EG, Levy D. Arterial and cardiac aging: major shareholders in cardiovascular disease enterprises: part II: the aging heart in health: links to heart disease. Circulation. 2003;107(2):346-354.

4. Houghton D, Jones TW, Cassidy S, Siervo M, MacGowan GA, Trenell MI, Jakovljevic DG. The effect of age on the relationship between cardiac and vascular function. Mech Ageing Dev. 2016;153:1-6.

5. Fleg JL, O'Connor F, Gerstenblith G, Becker LC, Clulow J, Schulman SP, et al. Impact of age on the cardiovascular response to dynamic upright exercise in healthy men and women. J Appl Physiol. 1995;78(3):890-900.

6. Paneni F, Canestro CD, Libby P, Luscher TF, Camici GG. The aging cardiovascular system. Understanding it at the cellular and clinical levels. J Am Coll Cardiol. 2017;69:1952-1967.

7. Lang T, Streeper T, Cawthorn P, Baldwin K, Taaffe DR, Harris TB. Sarcopenia: etiology, clinical consequences, intervention and assessment. Osteopor Int. 2010;21:543-559.

8. Fried LP. Frailty in older adults: evidence for a phenotype. J Gerontol. 2001;56A:146–56.

9. Rockwood K, Song X, Mac Knight C, Bergman H, Hogan DB, McDowellI, Mitnitski A. A global clinical measure of fitness and frailty in elderly people. CMAJ. 2005;173:489-95.

10. Hale D, Marshall K. Physical Activity for Older Adults. Home Healthcare Now. 2017;35(3):172–173.

11. Baldasseroni S, Pratesi A, Francini S, Pallante R, Barucci R, Orso F, et al. Cardiac rehabilitation in very old adults: effect of baseline functional capacity on treatment effectiveness. J Am Geriatr Soc. 2016;64(8):1640-5.

12. Ehsani AA, Spina RJ, Peterson LR, Rinder MR, Glover KL, Villareal DT, et al. Attenuation of cardiovascular adaptations to exercise in frail octogenarians. J Appl Physiol. 2003;95(5):1781-8.

13. Sugie MS, Harada KH, Nara MN. Takahashi TT, Fujimoto HF, Koyama TK, et al. The relationship between peak VO2 and each frailty-related factor. Insight into frailty cycle. European Heart Journal. 2017; 38(suppl 1).

14. Binder EF, Schechtman KB, Ehsani AA, Steger-May K, Brown M, Sinacore DR, et al. Effects of exercise training on frailty in community-dwelling older adults: results of a randomized, controlled trial. J Am Geriat Soc. 2002;50(12):1921-8.

15. Frimel TN, Sinacore DR, Villareal DT. Exercise attenuates the weight-loss-induced reduction in muscle mass in frail obese older adults. Med Sci Sports Exerc. 2008;40(7):1213-9.

16. Fiatarone MA, O'Neill EF, Ryan ND, Clements KM, Solares GR, Nelson ME, et al. Exercise training and nutritional supplementation for physical frailty in very elderly people. N Engl J Med. 1994;330(25):1769-75.

17. Cadore EL, Casas-Herrero A, Zambom-Ferraresi F, Idoate F, Millor N, Gómez M, et al. Multicomponent exercises including muscle power training enhance muscle mass, power output, and functional outcomes in institutionalized frail nonagenarians. Age. 2014;36: 773-785.

18. Tarazona-Santabalbina FJ, Gómez-Cabrera MC, Pérez-Ros P, Martínez-Arnau FM, Cabo H, Tsaparas K, et al. A multicomponent exercise intervention that reverses frailty and improves cognition, emotion, and social networking in the community-dwelling frail elderly: a randomized clinical trial. J Am Med Dir Assoc. 2016;17(5):426-33.

19. Bray NW, Smart RR, Jakobi JM, Jones GR. Exercise prescription to reverse frailty. Appl Physiol Nutr Metab. 2016;41(10):1112-6.

20. Seynnes O, Singh MAF, Hue O, Pras P, Legros P, Bernard PL. Physiological and functional responses to low-moderate versus high-intensity progressive resistance training in frail elders. J Gerontol. A. Biol. Med Sci. 2004;59(5):503-509.

21. Theou O, Stathokostas L, Roland KP, Jakobi JM, Patterson C, Vandervoort AA, et a. The effectiveness of exercise interventions for the management of frailty: a systematic review. J Ageing Res. 2011;569194,1-19.

22. WHO. Global strategy on diet, physical activity and health. World Health Assembly. Disponível em: <https://www.who.int/dietphysicalactivity/strategy/eb11344/strategy_english_web.pdf>. Acessado em: 25 mar 2019.

23. Brasil, Ministério da Saúde. Portaria n. 2446, de 11 de novembro de 2014. Redefine a Política Nacional de Promoção da Saúde (PNPS). Disponível em: <http://bvsms.saude.gov.br/bvs/saudelegis/gm/2014/ prt2446_11_11_2014.html>. Acesso em: 25 mar 2019.

24. Brasil, Ministério da Saúde. Portarias n. 971, de 3 de maio de 2006. Política Nacional de Práticas Integrativas e Complementares no SUS. Disponível em: <http://bvsms.saude.gov.br/bvs/publicacoes/politica_nacional_praticas_integrativas_complementares_2ed.pdf>. Acesso em: 25 mar de 2019.

25. Knuth AG, Malta DC, Cruz DK, Freitas PC, Lopes MP, Fagundes J, et. al. Rede nacional de atividade Física do Ministério da Saúde: resultados e estratégias avaliativas. Rev Bras Ativ Fís Saúde. 2010;15(4):229-233.

26. Amorim TC, Knuth AG, Cruz DKA, Malta DC, Reis RS, Hallal PC. Descrição dos programas municipais de promoção da atividade física financiados pelo Ministério da Saúde. Rev Bras Ativ Fís Saúde. 2013;18(1):63-74.

27. Sá GBAR, Dornelles GC, Cruz KG, Amorim RCA, Andrade SSCA, Oliveira TP, et al. O Programa Academia da Saúde como estratégia de promoção da saúde e modos de vida saudáveis: cenário nacional de implementação. Cienc Saúde Coletiva. 2016;21(6):1849-1859.

28. Hoehner CM, Ribeiro IC, Parra DC, Reis RS, Azevedo MR, Hino AA, et al. Physical Activity Interventions in Latin America Expanding and Classifying the Evidence. Am J Prev Med. 2013;44(3):31-40.

29. Rech CR, Camargo EMD, Araujo PABD, Loch MR, Reis RS. Perceived barriers to leisure-time physical activity in the brazilian population. Rev Bras Med Esporte. 2018;24(4):303-9.

30. Flores TR, Gomes AP, Soares ALG, Nunes BP, Assunção MCF, Gonçalves H, Bertoldi AD. Aconselhamento por profissionais de saúde e comportamentos saudáveis entre idosos: estudo de base populacional em Pelotas, sul do Brasil, 2014. Epidemiol. Serv. Saúde [internet]. 2018;27(1):e201720112.

Estratificação e Avaliação do Risco Cardiovascular para Prática de Exercícios Físicos em Idosos

Daniela Regina Agostinho
Leandro Campos de Brito
Lígia de Moraes Antunes Corrêa
Natan Daniel da Silva Junior

INTRODUÇÃO

A prática de exercícios físicos regulares por idosos é amplamente recomendada por órgãos de saúde nacionais e internacionais. O efeito do exercício no controle dos fatores de risco cardiovascular é amplamente conhecido e está bem fundamentado na literatura. Entretanto, o risco de eventos cardiovasculares (morte súbita e infarto agudo do miocárdio) durante a prática de uma atividade física é uma preocupação importante e aumenta com a idade, especialmente, após os 45 anos para homens e 55 anos para as mulheres.[1,2] Avaliar e estratificar o risco em idosos que pretendem iniciar um programa de exercício físico é fundamental para a segurança do paciente, assim como, para a equipe que prescreverá e acompanhará o treinamento físico. Programas que não estratificam o risco cardiovascular podem apresentar taxas de eventos até seis vezes maiores do que aqueles que realizam a estratificação.[3] Quando nos referimos a programas de exercícios populacionais e/ou governamentais (que não têm recursos financeiros para avaliações individuais), podemos usar alguns algoritmos para estratificar o risco cardiovascular do idoso. O questionário de prontidão para atividade física complementar, conhecido como *PAR-Q*, apesar de suas limitações, é uma alternativa largamente utilizada. A versão curta apresenta sete questões de fácil entendimento e aplicação. Caso o indivíduo responda *SIM* para qualquer pergunta, uma avaliação mais detalhada será necessária, e dependendo do caso, serão necessárias a avaliação e a liberação médica para que o idoso inicie o programa de exercícios físicos.[1] No entanto, quando nos referimos a programas de exercícios físicos personalizados, o idoso deve passar por uma triagem para estratificação de risco, avaliação médica pré-participação e realizar o teste de esforço antes de iniciar os exercícios.[1]

ESTRATIFICAÇÃO DO RISCO CARDIOVASCULAR PARA A PRÁTICA DA ATIVIDADE FÍSICA

De acordo com o Colégio Americano de Medicina do Esporte, o objetivo da estratificação de risco é classificar o idoso em alto, moderado ou baixo risco cardiovascular para a prática de exercícios físicos:[1]

- Alto risco: indivíduos que já foram diagnosticados com doenças cardiovasculares, pulmonares ou metabólicas, ou que apresentam sinais e sintomas para essas doenças (Tabela 11.1).
- Moderado risco: indivíduos que não têm sintomas, mas apresentam dois ou mais fatores de risco (Tabela 11.2).
- Baixo risco: indivíduos que não têm sintomas, mas apresentam um ou nenhum fator de risco (Tabela 11.2).

No caso de doença cardiovascular, pulmonar ou metabólica já conhecida, o idoso deve passar por avaliação médica pré-participação e realizar o teste de esforço para iniciar e ajustar a prescrição individualizada dos exercícios[1]. Esse tópico será abordado com mais detalhes no próximo capítulo. Do mesmo modo, quando sinais e sintomas para doenças cardiovasculares são identificados durante a triagem, o idoso também deve ser encaminhado para avaliação pré-participação e realizar o teste de esforço. A avaliação de sinais e sintomas é de suma importância para identificar e

Tabela 11.1. Exemplo de sinais e sintomas sugestivos de doença cardiovascular, pulmonar e metabólica[1]

Sinais e sintomas	Condição
Dor, desconforto, queimação, aperto ou compressão no tórax, pescoço, bochechas, mandíbula, braços, ombros e costas	Durante esforço, emoção e baixa temperatura sugere isquemia do miocárdio e doença arterial coronariana (DAC)
Falta de ar ou dispneia	Durante esforço leve ou em repouso deve ser considerada anormal, sugere a presença de doenças como insuficiência cardíaca e doença pulmonar obstrutiva crônica
Síncopes ou tontura	A perda de consciência é causada por perfusão reduzida do cérebro, sugerindo alterações cardíacas que impedem a elevação do débito cardíaco durante o esforço, tal como, DAC grave, miocardiopatia hipertrófica, estenose aórtica e arritmias ventriculares malignas
Palpitações e taquicardia	Em repouso, durante situações de estresse emocional ou esforço leve, com início súbito, podem estar associadas à distúrbios do ritmo cardíaco por diversas causas.
Fadiga incomum em atividades usuais.	O cansaço extremo em situações cotidianas, como escovar os dentes ou tomar banho, é um sinal sugestivo de doença cardiovascular ou pulmonar.
Claudicação intermitente	Dor muscular causada por suprimento sanguíneo inadequado durante o esforço, que desaparece ao repouso, é um indicativo de DAC e/ou doença arterial periférica.

Tabela 11.2. Fatores de risco cardiovascular para a prática de atividade física

Não modificáveis	
Sexo e Idade	Homem com 45 anos ou mais e mulher com 55 anos ou mais[4]
Hereditariedade	Pai, mãe ou irmãos com morte súbita e doença ou evento cardíaco[1]
Modificáveis	
Estilo de vida sedentário	Até 30 minutos de atividade física moderada, 3 vezes por semana, nos últimos 3 meses[5]
Tabagismo	Fumante atual, ex-fumante ou fumante passivo nos últimos 6 meses[1]
Obesidade	Índice de massa corporal ≥ 30 kg/m^2 e/ou circunferência de cintura > 102 cm em homens e > 88 cm em mulheres[6]
Hipertensão	Pressão arterial sistólica e/ou diastólica $\geq 140/90$ mmHg confirmados por medidas em no mínimo duas ocasiões separadas ou uso de medicação anti-hipertensiva[7]
Dislipidemia	LDL colesterol ≥ 130 mg/dL; HDL colesterol < 40 mg/dL; colesterol total ≥ 200 mg/dL; ou uso de medicação para controle do colesterol[8]
Alterações glicêmicas (pré-diabetes)	Glicemia de jejum alterada (entre 100 e 125 mg/dL) ou tolerância à glicose de 2 horas alterada (entre 140 e 199 mg/dL) em duas ocasiões separadas[9]

LDL: lipoproteína de baixa densidade; HDL: lipoproteína de alta densidade.

classificar alto risco de doença cardiovascular não diagnosticada antes do início de um programa de exercícios. O profissional de educação física pode utilizar a avaliação médica prévia do idoso, ou fazer uma avaliação por meio de questões diretas e objetivas. Existem questionários validados que podem auxiliar essa avaliação, no entanto, esses instrumentos requerem treinamento e conhecimento adequado do profissional que conduzirá a triagem. A Tabela 11.1 exemplifica alguns sinais e sintomas sugestivos de doença cardiovascular.[1]

A classificação do risco cardiovascular em moderado ou baixo depende do número de fatores de risco relevantes para a doença cardiovascular identificados, que podem ser divididos em fatores de risco modificáveis e não modificáveis, como apresentado na Tabela 11.2. Após o conhecimento dos fatores de risco presentes e ausentes, o profissional de Educação Física pode estabelecer a conduta a ser tomada antes que o idoso inicie o programa de exercícios físicos. Cabe ressaltar que idosos não praticantes de atividade física apresentam dois fatores de risco e, por isso, já são considerados pacientes de moderado risco. Nesse caso, é indicada a avaliação pré-participação para liberação médica e desejável a realização do teste de esforço antes do início do programa, o que auxiliará na prescrição individualizada e segura dos exercícios. Um esquema resumindo a estratificação do risco cardiovascular para a prática de exercícios físicos, baseado nas recomendações do Colégio Americano de Medicina do Esporte,[1] é apresentado na Figura 11.1.

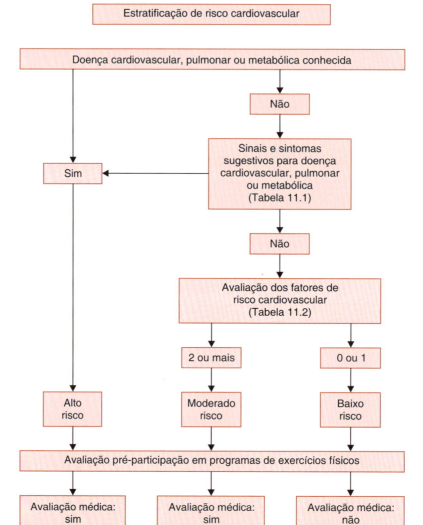

Figura 11.1. Esquema de estratificação do risco cardiovascular para a prática de exercícios físicos em idosos, baseado nas recomendações do Colégio Americano de Medicina do Esporte.[1]

AVALIAÇÃO PRÉ-PARTICIPAÇÃO, TESTE DE ESFORÇO E PRESCRIÇÃO DE EXERCÍCIO

A avaliação médica pré-participação deve ser entendida como uma avaliação sistemática realizada antes do início de um programa de exercício regular. Na população idosa, essa avaliação tem como objetivo detectar doenças cardiovasculares, em especial as doenças isquêmicas, que tendem a se manifestar nessa faixa etária. Segundo a mais recente *Diretriz de Cardiologia do Esporte e do Exercício da Sociedade Brasileira de Cardiologia e da Sociedade Brasileira de Medicina do Esporte*, é recomendada a realização do teste de esforço e eletrocardiograma de repouso de 12 derivações como parte da avaliação médica, independentemente do tipo ou intensidade do exercício que será realizado por indivíduos acima de 60 anos de idade.[10]

O teste de esforço (ergométrico ou ergoespirométrico) tem a finalidade de avaliar a resposta clínica, hemodinâmica, eletrocardiográfica e metabólica ao esforço. No teste de esforço, é possível diagnosticar doença coronariana, bem como detectar arritmias. Também é importante para avaliar a capacidade física e as respostas fisiológicas do idoso durante o exercício. Nesse caso, destacamos o comportamento da frequência cardíaca e da pressão arterial. Assim como, o consumo máximo de oxigênio, variáveis metabólicas e limiares ventilatórios, durante a avaliação dos gases expirados no teste ergoespirométrico. Além disso, o teste de esforço pode fornecer alguns indicadores de prognóstico que auxiliam no acompanhamento da evolução de doenças cardiovasculares, mesmo em indivíduos assintomáticos.[10]

O teste ergométrico é um exame acessível, de fácil interpretação e baixo custo, no qual o indivíduo realiza um esforço físico até sua exaustão. Pode ser realizado em diferentes ergômetros, entre os mais comuns estão a esteira rolante e o cicloergômetro. O indivíduo é conectado a um eletrocardiograma de 12 derivações e, mediante, incrementos de carga (p. ex.: velocidade e inclinação), é levado ao seu cansaço máximo. Além do eletrocardiograma, é aferida a pressão arterial a cada período (geralmente a cada 2 minutos). Os protocolos mais utilizados nesse exame são os protocolos escalonados (Bruce-Ellestad) e o principal objetivo é diagnosticar presença de doença isquêmica. Quando a utilização é para a prescrição do treinamento físico, o indivíduo deve ser orientado a tomar todas as medicações de uso contínuo, para que o resultado demonstre o comportamento do seu metabolismo habitual.[11]

O teste ergoespirométrico ou cardiopulmonar é um teste ergométrico associado à medida direta do metabolismo durante o esforço. Tudo o que foi descrito é reproduzido, com exceção do protocolo de incremento de carga utilizado, que deve ser preferencialmente em rampa, com incrementos de carga minuto a minuto, permitindo que o metabolismo seja avaliado de modo linear. Além disso, uma máscara ou bucal acoplado a um sistema de analisador de gases é posicionada no paciente, o que proporciona a avaliação de pequenas amostras da expiração, geralmente respiração-a-respiração. Essa avaliação permite informações da troca gasosa, tipo de metabolismo predominante em cada estágio do exame, consumo máximo de oxigênio, eficiência ventilatória, entre outros. Inúmeros cálculos, inclusive a detecção do 1º e 2º limiares ventilatórios, que serão utilizados para a prescrição individualizada do treinamento físico são realizados pelo analisador de gazes.[12]

O teste de esforço ideal é aquele em que o paciente realmente chega à exaustão, permitindo avaliar de maneira eficiente o comportamento da frequência cardíaca, pressão arterial e as demais alterações fisiológicas durante o esforço. Tanto o teste ergométrico, como o ergoespirométrico podem ser utilizados para a prescrição individualizada da intensidade do exercício aeróbico. Quando usamos o teste ergométrico, a intensidade do exercício é calculada pela frequência cardíaca de reserva (FCres), que é a diferença entre a frequência cardíaca máxima atingida no teste (FCmax) e a frequência cardíaca de repouso (FCrep). Exercícios realizados entre 30 e 40% da FCres são considerados de intensidade leve, 40 a 60% de intensidade moderada e 60 a 80% de intensidade vigorosa. Assim, a frequência cardíaca de treino (FCtreino) pode ser calculada pela seguinte fórmula:[1,2]

$$FCtreino = (FCmax - FCrep) \times \% \text{ intensidade} + FCrep$$

Apesar do excelente custo-benefício do teste ergométrico, para idosos com moderado e alto risco cardiovascular é recomendado que a prescrição individualizada dos exercícios aeróbicos seja feita com base na frequência cardíaca correspondente aos limiares ventilatórios fornecidos pelo teste ergoespirométrico. Exercícios aeróbicos realizados com a frequência cardíaca próxima ao 1° limiar ventilatório tem intensidade leve-moderada, enquanto exercícios aeróbicos realizados com a frequência cardíaca próxima ao 2° limiar ventilatório tem intensidade moderada-vigorosa e, acima disso, são considerados exercícios vigorosos.[2] É importante reforçar que o teste de esforço deve ser realizado em uso dos medicamentos utilizados pelo paciente, para avaliação correta do comportamento das variáveis fisiológicas, como frequência cardíaca e pressão arterial, que são alteradas com o uso de betabloqueadores e anti-hipertensivos. Além disso, é importante que o teste de esforço seja realizado no mesmo tipo de ergômetro que será utilizado nos treinos, caso contrário, ajustes na prescrição podem ser necessários. E, por último, vale lembrar que se o teste de esforço for positivo, ou seja, se o paciente apresentar resposta isquêmica, deve-se considerar como FCmax, a frequência cardíaca de positivação.[2]

Para idosos com fatores de risco associados, ou seja, com moderado risco cardiovascular, que querem iniciar um programa de exercícios físicos aeróbicos, e que não apresentam restrições ortopédicas e/ou de mobilidade articular, a intensidade deve ser prescrita entre leve e moderada, progredir gradativamente para intensidade moderada a vigorosa e, mais tardiamente, para intensidade vigorosa.[13] Já para aqueles idosos que apresentam restrição de movimento, pouca mobilidade, restrições articulares ou fragilidade, o programa de exercícios físicos pode ser iniciado utilizando-se a percepção do esforço subjetivo (PSE), que dentro da escala de 0 a 10 (0 = nenhum cansaço, 10 = exausto), deve permanecer entre de 5/6 (intensidade moderada) a 7/8 (intensidade vigorosa). De preferência, iniciar com exercícios aeróbicos que não imponham um grande estresse ortopédico, preferindo exercícios em cicloergômetro e exercícios aquáticos.[14] Além disso, a prescrição de exercícios deve levar em conta quais os fatores de risco estão presentes, assim como outras alterações associadas ao envelhecimento.

PROGRAMAS DE TREINAMENTO FÍSICO E FATORES DE RISCO

Hipertensão arterial

Idosos hipertensos têm maior risco de acidente vascular encefálico (AVE), infarto agudo do miocárdio (AIM), insuficiência cardíaca, doença renal crônica, entre outras.[15] Por outro lado, o exercício físico tem efeito importante na hipertensão. Está bem estabelecido que o treinamento aeróbico de moderada intensidade reduz a pressão arterial de hipertensos.[16] A magnitude da resposta hipotensora varia bastante entre os estudos e aproximadamente 25% dos hipertensos não apresentam redução da pressão arterial após um período de treinamento físico aeróbico.[17,18] Além disso, estudos com exercícios resistidos têm mostrando resultados promissores em relação à redução da pressão arterial em pacientes idosos hipertensos.[19] Algumas medidas preventivas devem ser adotadas antes e durante a sessão de exercícios físicos para idosos hipertensos. O paciente deve estar em uso da medicação anti-hipertensiva, e não deve iniciar a sessão de exercícios se as pressões arteriais sistólica e/ou diastólica estiverem acima de 160/105 mmHg, respectivamente. Para a segurança do paciente, são recomendados exercícios aeróbicos de intensidade leve à moderada, e exercícios resistidos com a mesma intensidade, sem repetições máximas, e com intervalos de pelo menos 90 s entre as séries.[1]

Diabetes mellitus

A diminuição de massa muscular observada durante o envelhecimento, também conhecida como sarcopenia, é considerada um fator de risco independente para diabetes.[20,21] Terapias como o exercício físico que contribuem para manutenção e ganho de massa muscular são importantes estratégias para o tratamento de idosos com diabetes. O exercício físico, além de auxiliar na estrutura muscular, também melhora o controle glicêmico, aumentando a sensibilidade à insulina, reduzindo os níveis de glicemia plasmática e hemoglobina glicada.[22] Evidências sugerem que a combinação de exercícios aeróbico com exercícios resistidos traz benefícios adicionais, quando comparada com as modalidades isoladamente.[23] Com relação à prescrição de exercícios aeróbicos para idosos com diabetes, espera-se que a intensidade seja de moderada à vigorosa, com frequência mínima de 3 dias por semana. No entanto, o ideal é que sejam realizados 7 dias por semana, sem que haja um hiato maior que 2 dias, já que os exercícios aeróbicos têm efeito importante no controle glicêmico.[24] Os exercícios resistidos devem ser iniciados com intensidade moderada, 1 a 3 séries, com 12 a 15 repetições máximas (o indivíduo consegue fazer 15, mas não 16 repetições com determinada carga), progredindo gradualmente até atingir cargas que possibilitem 6 a 8 repetições máximas, dependendo da condição do idoso, incluindo 8 a 10 exercícios para grandes grupos musculares, pelo menos três vezes por semana.[24] É importante enfatizar que idosos com complicações como retinopatia, nefropatia e hipertensos não devem realizar exercícios de alta intensidade. Antes de se iniciar a sessão de exercícios com pacientes idosos diabéticos, a glicemia plasmática deve ser avaliada para evitar alterações exacerbadas de hiper ou hipoglicemia, principalmente aqueles que fazem uso de insulina. Se a glicemia for inferior a 80 mg/dL ou superior a 300 mg/dL, a sessão não deve ser iniciada[1]. Além disso, o profissional que supervisiona o idoso diabético durante a prática de exercícios físicos deve estar atento a sintomas como sudorese, vertigem, fadiga, desnorteio cognitivo e irritabilidade. Esses sintomas indicam a possibilidade de hipoglicemia durante e após os exercícios. E, finalmente, deve-se evitar a realização de exercícios físicos durante o pico de ação da insulina, para evitar episódios de hipoglicemia.[1]

Obesidade

Associado à sarcopenia, é comum idosos apresentarem aumento da gordura corporal e, com isso, alteração importante na composição corporal, que leva ao sobrepeso e à obesidade.[25] A prática de exercícios físicos regulares auxilia na manutenção e na redução do peso corporal, em especial quando associada à dieta hipocalórica. Existem vários estudos nessa área e nem sempre os resultados são similares. Recentemente, alguns autores demostraram que não houve redução do peso corporal em idosos obesos após um período de treinamento físico. Entretanto, foi demonstrada redução significativa do peso corporal quando o exercício físico está associado à dieta.[26] Outros estudos também mostram que o exercício físico reduz a gordura corporal subcutânea e visceral,[27] sendo a última associada aos níveis de marcadores inflamatórios, que em níveis elevados também contribuem para o aumento do risco de doenças cardiovasculares.[28] A associação de exercícios aeróbicos e resistidos no programa de treinamento físico para idosos obesos é importante. Com relação ao exercício aeróbico, intensidades mais elevadas e maior frequência são importantes. Evidências sugerem maior magnitude na redução do tecido adiposo em programas que incluem exercício aeróbico com intensidade mais alta e em programas com volume semanal igual ou maior a 225 min.[27] Alguns trabalhos também sugerem efeitos benéficos na composição corporal com exercícios resistidos isoladamente, mas parece que a combinação de exercícios aeróbicos e resistidos não promove benefícios adicionais.[29]

Dislipidemia

A dislipidemia também está associada ao desenvolvimento de doença arterial coronariana. Os benefícios da prática regular de atividade física sobre a dislipidemia em idosos muitas vezes são camuflados, já que mudanças nos níveis de colesterol total e lipoproteínas de baixa ou alta densidade dependem de intensidade e de grandes volumes de treinamento.[30] De maneira geral, não é esperado que um programa de treinamento físico promova mudanças nos níveis de colesterol, e isso também é observado em idosos.[31] Entretanto, o treinamento aeróbico altera as subfrações das lipoproteínas. Por exemplo, aumenta as lipoproteínas de alta densidade (HDL) do tipo 2 e diminui lipoproteínas de baixa densidade (LDL) de menor tamanho.[32] O treinamento aeróbico também aumenta o tempo para o início da oxidação da LDL.[33] Essas mudanças deixam do perfil lipídico menos aterosclerótico e, assim, diminuem o risco cardiovascular. Os exercícios resistidos são menos estudados, mas já foram demostrados efeitos positivos sobre o LDL em idosos.[34] Ao contrário, a associação de exercícios aeróbicos e resistidos não provoca efeitos adicionas.[34] As recomendações do Colégio Americano de Medicina do Esporte para benefícios no perfil lipídico são sessões de exercícios aeróbicos com duração de 50 a 60 minutos, no mínimo 5 dias por semana, com intensidade moderada à vigorosa. Os exercícios resistidos podem ser realizados como complemento.[1] Vale lembrar que pacientes em uso de medicamentos que reduzem os níveis de LDL sanguíneo (inibidores de HMG-CoA reductase ou estatinas) podem ter fraqueza ou dor muscular. O profissional de Educação Física deve estar atento a dores não usuais nos pacientes utilizando essas medicações e encaminhá-los ao médico.

CONSIDERAÇÕES FINAIS

Sabemos que o exercício físico tem papel importante na prevenção e tratamento das doenças cardiovasculares em idosos. Avaliar e estratificar o risco cardiovascular antes do início de um programa de exercícios físicos é uma estratégia importante para a segurança desse paciente. Do mesmo modo, é importante realizar a avaliação pré-participação e a prescrição individualizada para melhorar o desempenho funcional durante os exercícios e aumentar os benefícios fisiológicos nessa população. Essas estratégias não devem ser uma barreira, e sim uma ferramenta para melhorar a eficácia dos programas de exercícios físicos tanto para a prevenção, quanto tratamento de idosos. A interação entre o médico e o profissional de educação física é fundamental nesse processo.

REFERÊNCIAS BIBLIOGRÁFICAS

1. American College of Sports Medicine A. Guidelines for exercise testing and prescription. 9 ed. Lippincott Williams & Wilkins; 2014.
2. Negrao C, Barretto A. Cardiologia do exercício: do atleta ao cardiopata. São Paulo: Manole; 2010.
3. Thompson PD, Franklin BA, Balady GJ, Blair SN, Corrado D, Estes NA, 3, et al. Exercise and acute cardiovascular events placing the risks into perspective: a scientific statement from the American Heart Association Council on Nutrition, Physical Activity, and Metabolism and the Council on Clinical Cardiology. Circulation. 2007;115(17):2358-68.

4. Gibbons RJ, Balady GJ, Bricker JT, Chaitman BR, Fletcher GF, Froelicher VF, et al. ACC/AHA 2002 guideline update for exercise testing: summary article. A report of the American College of Cardiology/American Heart Association Task Force on Practice Guidelines (Committee to Update the 1997 Exercise Testing Guidelines). J Am Coll Cardiol. 2002;40(8):1531-40.

5. Pate RR, Pratt M, Blair SN, Haskell WL, Macera CA, Bouchard C, et al. Physical activity and public health. A recommendation from the Centers for Disease Control and Prevention and the American College of Sports Medicine. JAMA. 1995;273(5):402-7.

6. Executive summary of the clinical guidelines on the identification, evaluation, and treatment of overweight and obesity in adults. Arch Intern Med. 1998;158(17):1855-67.

7. Malachias MVB, Jardim PCV, Almeida FA, Lima EJ, Feitosa GS. 7th Brazilian Guideline of Arterial Hypertension: Chapter 7 - Pharmacological Treatment. Arq Bras Cardiol. 2016;107(3 Suppl 3):35-43.

8. National Cholesterol Education Program Expert Panel on Detection E, Treatment of High Blood Cholesterol in A. Third Report of the National Cholesterol Education Program (NCEP) Expert Panel on Detection, Evaluation, and Treatment of High Blood Cholesterol in Adults (Adult Treatment Panel III) final report. Circulation. 2002;106(25):3143-421.

9. American Diabetes A. Diagnosis and classification of diabetes mellitus. Diabetes Care. 2007;30 Suppl 1:S42-7.

10. Ghorayeb N, Stein R, Daher DJ, da Silveira AD, Eduardo L, Ritt F, et al. The Brazilian Society of Cardiology and Brazilian Society of Exercise and Sports Medicine Updated Guidelines for Sports and Exercise Cardiology–2019. Arq Bras Cardiol. 2019;112(3):326-68.

11. Meneghelo RS, Araújo C, Stein R, Mastrocolla L, Albuquerque P, Serra S. III Diretrizes da Sociedade Brasileira de Cardiologia sobre teste ergométrico. Arquivos Brasileiros De Cardiologia. 2010;95(5):1-26.

12. Beltz NM, Gibson AL, Janot JM, Kravitz L, Mermier CM, Dalleck LC. Graded exercise testing protocols for the determination of VO2max: historical perspectives, progress, and future considerations. Journal of Sports Medicine. 2016;2016.

13. Chodzko-Zajko WJ, Proctor DN, Singh MAF, Minson CT, Nigg CR, Salem GJ, et al. Exercise and physical activity for older adults. Medicine & Science In Sports & Exercise. 2009;41(7):1510-30.

14. Garber CE, Blissmer B, Deschenes MR, Franklin BA, Lamonte MJ, Lee I-M, et al. American College of Sports Medicine position stand. Quantity and quality of exercise for developing and maintaining cardiorespiratory, musculoskeletal, and neuromotor fitness in apparently healthy adults: guidance for prescribing exercise. Medicine and Science in Sports and Exercise. 2011;43(7):1334-59.

15. (SBC) SBdC, (SBH) SBdH, (SBN) SBdN. [V Guidelines for ambulatory blood pressure monitoring (ABPM) and III Guidelines for home blood pressure monitoring (HBPM)]. Arq Bras Cardiol. 2011;97(3 Suppl 3):1-24.

16. Sosner P, Guiraud T, Gremeaux V, Arvisais D, Herpin D, Bosquet L. The ambulatory hypotensive effect of aerobic training: a reappraisal through a meta-analysis of selected moderators. Scand J Med Sci Sports. 2017;27(3):327-41.

17. Hagberg JM, Park JJ, Brown MD. The role of exercise training in the treatment of hypertension: an update. Sports Med. 2000;30(3):193-206.

18. Cornelissen VA, Smart NA. Exercise training for blood pressure: a systematic review and meta-analysis. J Am Heart Assoc. 2013;2(1):e004473.

19. Millar PJ, McGowan CL, Cornelissen VA, Araujo CG, Swaine IL. Evidence for the role of isometric exercise training in reducing blood pressure: potential mechanisms and future directions. Sports Med. 2014;44(3):345-56.

20. Wang T, Feng X, Zhou J, Gong H, Xia S, Wei Q, et al. Type 2 diabetes mellitus is associated with increased risks of sarcopenia and pre-sarcopenia in Chinese elderly. Sci Rep. 2016;6:38937.

21. Umegaki H. Sarcopenia and frailty in older patients with diabetes mellitus. Geriatr Gerontol Int. 2016;16(3):293-9.

22. Nomura T, Kawae T, Kataoka H, Ikeda Y. Assessment of lower extremity muscle mass, muscle strength, and exercise therapy in elderly patients with diabetes mellitus. Environ Health Prev Med. 2018;23(1):20.

23. Jorge ML, de Oliveira VN, Resende NM, Paraiso LF, Calixto A, Diniz AL, et al. The effects of aerobic, resistance, and combined exercise on metabolic control, inflammatory markers, adipocytokines, and muscle insulin signaling in patients with type 2 diabetes mellitus. Metabolism. 2011;60(9):1244-52.

24. Colberg SR, Sigal RJ, Yardley JE, Riddell MC, Dunstan DW, Dempsey PC, et al. Physical activity/exercise and diabetes: a position statement of the American Diabetes Association. Diabetes Care. 2016;39(11):2065-79.

25. Trombetta IC, Batalha LV, Nunes CM, Halpren A. Obesidade, Síndrome Metabólica e Exercício Físico. In: Negrão CE, Barretto ACP, editors. Cardiologia do exercício: do atleta ao cardiopata. 3 ed. São Paulo: Manole; 2010.

26. Batsis JA, Gill LE, Masutani RK, Adachi-Mejia AM, Blunt HB, Bagley PJ, et al. Weight loss interventions in older adults with obesity: a systematic review of randomized controlled trials since 2005. J Am Geriatr Soc. 2017;65(2):257-68.

27. Vissers D, Hens W, Taeymans J, Baeyens JP, Poortmans J, Van Gaal L. The effect of exercise on visceral adipose tissue in overweight adults: a systematic review and meta-analysis. PLoS One. 2013;8(2):e56415.

28. Esser N, Paquot N, Scheen AJ. Inflammatory markers and cardiometabolic diseases. Acta Clin Belg. 2015;70(3):193-9.

29. Willis LH, Slentz CA, Bateman LA, Shields AT, Piner LW, Bales CW, et al. Effects of aerobic and/or resistance training on body mass and fat mass in overweight or obese adults. J Appl Physiol (1985). 2012;113(12):1831-7.

30. Kraus WE, Houmard JA, Duscha BD, Knetzger KJ, Wharton MB, McCartney JS, et al. Effects of the amount and intensity of exercise on plasma lipoproteins. N Engl J Med. 2002;347(19):1483-92.

31. Kelley GA, Kelley KS, Tran ZV. Exercise, lipids, and lipoproteins in older adults: a meta-analysis. Prev Cardiol. 2005;8(4):206-14.

32. Couillard C, Despres JP, Lamarche B, Bergeron J, Gagnon J, Leon AS, et al. Effects of endurance exercise training on plasma HDL cholesterol levels depend on levels of triglycerides: evidence from men of the Health, Risk Factors, Exercise Training and Genetics (HERITAGE) Family Study. Arterioscler Thromb Vasc Biol. 2001;21(7):1226-32.

33. Ficker ES, Maranhao RC, Chacra AP, Neves VC, Negrao CE, Martins VC, et al. Exercise training accelerates the removal from plasma of LDL-like nanoemulsion in moderately hypercholesterolemic subjects. Atherosclerosis. 2010;212(1):230-6.

34. Tambalis K, Panagiotakos DB, Kavouras SA, Sidossis LS. Responses of blood lipids to aerobic, resistance, and combined aerobic with resistance exercise training: a systematic review of current evidence. Angiology. 2009;60(5):614-32.

Reabilitação Cardiovascular Baseada em Exercício Físico

Larissa Ferreira dos Santos
Linda Massako Ueno-Pardi
Maria Urbana Pinto Brandão Rondon

INTRODUÇÃO

Dados da Organização Mundial de Saúde demonstraram que no ano de 2016 as doenças cardiovasculares foram responsáveis por 17,9 milhões de mortes globais, o que equivale a 44% do total de mortes por doenças crônicas não transmissíveis.[1] A doença cardiovascular é a principal causa de morte em pessoas idosas em todo o mundo.[2] Devido ao processo de envelhecimento, pacientes idosos apresentam baixos níveis de atividade física e geralmente estão entre os que menos se exercitam. Neste capítulo abordaremos a reabilitação cardiovascular (RC), os principais benefícios da RC baseada em exercício físico em pacientes com doença cardiovascular, assim como as recomendações de prescrição de exercícios para esta população.

REABILITAÇÃO CARDIOVASCULAR

A RC pode ser definida como o conjunto de esforços para promover a recuperação dos pacientes com doenças cardiovasculares através de um ótimo desenvolvimento e manutenção dos níveis físico, psicológico e social, de modo que eles consigam reconquistar uma posição normal na sociedade. Ela deve ter uma abordagem multidisciplinar que envolva o treinamento físico, aconselhamento e educação nutricional visando, sobretudo, a melhora da qualidade de vida do paciente.[3] A RC faz parte do esquema geral de tratamento médico, devendo sempre ser considerada dentro deste contexto. Para o seu início impõem-se o encaminhamento e consentimento do responsável médico, a liberação do paciente para iniciar as atividades e a alta de cada fase da reabilitação. Segundo a Diretriz de Reabilitação Cardiovascular, Pulmonar e Metabólica,[4] podemos dividir a RC nas seguintes fases:

- Fase 1 – O programa tem como objetivo nesta fase que o paciente internado tenha alta hospitalar com as melhores condições físicas e psicológicas possíveis, orientado sobre a importância de um estilo de vida saudável e ativo.

- Fase 2 – A RC nesta fase tem duração prevista de 3 a 6 meses e seu principal objetivo é contribuir para o mais breve retorno do paciente às suas atividades diárias. Inicia-se imediatamente após a alta e/ou alguns dias após um evento cardiovascular ou descompensação clínica de origem metabólica ou cardiopulmonar. Pode ocorrer dentro do complexo hospitalar ou em outro ambiente próprio para a prática de exercícios físicos. Indica-se que uma equipe multidisciplinar, incluindo médico, fisioterapeuta, professor de educação física, enfermeiro, nutricionista e psicólogo, participe desta etapa de RC.

- Fase 3 – Nesta fase de RC, a duração prevista é de 6 a 24 meses e tem como meta atender imediatamente os pacientes liberados da fase 2. Contudo, pode atender pacientes que não tenham passado pela sequência das fases anteriores. Recomenda-se que a supervisão de exercícios nesta fase seja feita por profissional de educação física e/ou fisioterapeuta com necessidade da presença do médico, bem como de equipamentos para monitoração cardíaca e determinação da saturação de oxigênio. O principal objetivo é a melhora da condição física e da qualidade de vida do paciente, assim como desenvolver estratégias para a cessação do tabagismo e a reeducação alimentar.

- Fase 4 – Nesta fase de RC, trata-se de um programa de longo prazo, sem duração definida. As atividades desenvolvidas envolvem o programa de exercícios físicos e atividades esportivas recreativas de acordo com a preferência do paciente. Os objetivos principais desta fase são o aumento e a manutenção da aptidão física.[4]

A RC tem Classe I de recomendação e Nível A de evidência para as doenças cardiovasculares. Isso significa que há evidências conclusivas documentadas e/ou consenso geral de que o procedimento é seguro e eficaz, e que esse consenso foi obtido a partir dos resultados de grandes estudos clínicos randomizados e/ou de meta-análises.[3,4]

Adicionalmente, estudos realizados em países com alta renda *per capita* demonstraram que a RC é eficaz e custo-efetiva. Porém, com relação aos países de baixa e média renda, como o Brasil, os estudos sobre a RC e seus benefícios são ainda bastante escassos. Assim, tentando responder a esta lacuna, recentemente, Oldridge et al.[5] realizaram uma revisão da literatura à procura de dados sobre a eficácia e a custo-efetividade da RC em países de baixa e média renda. Os autores destacam que no Brasil e na Colômbia, países de média renda da América do Sul, a RC para pacientes com insuficiência cardíaca é custo-efetiva, porém ressaltam que um dos maiores problemas na manutenção e ampliação do serviço são os orçamentos limitados para utilização com cuidados de saúde em muitos países de baixa e média renda.

AVALIAÇÃO PRÉ-PARTICIPAÇÃO EM PROGRAMA DE REABILITAÇÃO CARDIOVASCULAR

A avaliação pré-participação é muito importante e recomendada para os pacientes diagnosticados com doenças cardiovasculares, sobretudo para os indivíduos idosos. Para maiores detalhes sobre essa avaliação, favor consultar a seção "Estratificação e avaliação do risco cardiovascular para prática de exercícios físicos em idosos" (Capítulo 11).

DOENÇA ARTERIAL CORONARIANA

A doença arterial coronariana (DAC) é resultante de um processo inflamatório complexo que tem como desfecho a produção de placas de ateroma (aterosclerose) nas artérias do coração. A presença de fatores de risco cardiovascular como hipertensão arterial, diabetes, dislipidemia, obesidade e sedentarismo ajuda na progressão e no agravamento da DAC.[6]

A DAC é a doença mais comum presente nos centros de RC. Os benefícios da RC baseada em exercício para os pacientes com DAC são muitos, dentre os quais podemos destacar um melhor controle dos fatores de risco para a doença cardiovascular como hipertensão arterial, diabetes, dislipidemias, bem como a melhora da capacidade funcional,[7] o aumento da tolerância aos esforços,[8] e a melhora na qualidade de vida,[9] na função endotelial[10] e no controle autonômico.[11-13] Contudo, de grande impacto clínico, a prática regular de exercício físico tem sido associada à diminuição em torno de 20% da mortalidade cardiovascular nesses pacientes.[8]

Vários estudos têm demonstrado a importância do treinamento físico no combate à progressão das doenças cardiovasculares, bem como no controle das comorbidades associadas à doença. Neste sentido, meta-análises e estudos clínicos randomizados têm consistentemente demonstrado os benefícios da RC baseada em exercícios para pacientes com DAC.[8,9,11,12,14]

Hambrecht et al.[9] avaliaram homens com DAC que foram randomizados em dois grupos, um grupo realizou treinamento físico aeróbio e outro grupo realizou a angioplastia. Os achados foram muito interessantes. O grupo que realizou o treinamento físico aumentou a capacidade física e reduziu o número de eventos coronários ao longo de 12 meses, quando comparado ao grupo que realizou angioplastia. Ainda, o grupo que realizou o treinamento físico apresentou maior sobrevida livre de eventos (88% *vs.* 70%, p = 0,023), aumento do consumo de oxigênio no pico do exercício (VO_{2pico}, +16%, p < 0,001) e também teve menor custo de tratamento quando comparado ao grupo que realizou angioplastia. Esses resultados evidenciam a importância da realização de um programa de exercícios físicos juntamente com o tratamento clínico nos pacientes com DAC.

Um estudo realizado no Instituto do Coração do Hospital das Clínicas da Faculdade de Medicina da Universidade de São Paulo demonstrou que pacientes após infarto agudo do miocárdio também se beneficiam da RC baseada em exercício físico.[12] Pacientes que realizaram um programa de treinamento físico durante seis meses melhoraram a capacidade funcional, medida através do VO_{2pico}; melhoraram a sensibilidade barorreflexa e também normalizaram os níveis de atividade nervosa simpática muscular, um marcador independente de mortalidade.[12]

Ainda com relação à melhora do controle autonômico em pacientes após infarto agudo do miocárdio, La Rovere et al.[13] observaram que após um período de dois meses de treinamento físico houve aumento de 26% na sensibilidade barorreflexa e que após um seguimento de 10 anos o grupo que treinou apresentou menor mortalidade de origem cardíaca quando comparado ao grupo controle, sem treinamento físico.

Outro fator interessante que merece nossa atenção é a influência da genética humana e sua interação com fatores ambientais que contribuem na modulação do fenótipo do indivíduo e na sua resposta ao exercício físico. No estudo realizado por Ferreira-Santos et al.[11] foi observado em pacientes com síndrome isquêmica miocárdica instável, portadores do polimorfismo do receptor β_2-adrenérgico *Gln27Glu* (*Gln*, glutamina; *Glu*, glutamato ou ácido glutâmico), que o grupo homozigoto *Gln27Gln* apresentava níveis maiores de atividade nervosa simpática e pressão arterial média em repouso e que quando os pacientes realizavam o exercício de preensão de mãos as respostas dessas variáveis eram significativamente maiores que no grupo de pacientes heterozigoto *Gln27Glu* + homozigoto *Glu27Glu*. Além disso, os autores observaram que após dois meses de treinamento físico tanto os níveis de repouso quanto a resposta da atividade nervosa simpática durante o exercício diminuíram significativamente no grupo *Gln27Gln*, se aproximando dos valores encontrados no grupo *Gln27Glu* + *Glu27Glu*. Interessantemente, após o período de treinamento físico a resposta do fluxo sanguíneo muscular aumentou no grupo *Gln27Glu* + *Glu27Glu*. Esse estudo sugere, portanto, que a influência genética pode aumentar o risco cardiovascular desses pacientes e que um programa de RC baseado em exercício é fortemente recomendado para pacientes com síndrome isquêmica miocárdica instável.[11] Estudos acerca da genética e do seu impacto na resposta ao exercício em populações mais idosas (> 65 anos) e com doença cardiovascular ainda são escassos e devem ser explorados.

Já Lavie et al.[15] estudaram o efeito da RC nos lipídios plasmáticos e na capacidade de exercício em pacientes com DAC. Foram avaliados dois grupos: idosos com DAC (≥ 65 anos, n = 92) e adultos jovens com DAC (< 65 anos, n = 182) participantes de programa de RC após evento cardíaco. Na pré-participação o equivalente metabólico (MET) e os níveis de triglicerídeos eram mais baixos e a lipoproteína de alta densidade (HDL-colesterol) era maior nos idosos quando comparados aos adultos jovens. Ambos os grupos tinham níveis semelhantes para o colesterol total e para a lipoproteína de baixa densidade. Os autores observaram que após 12 semanas de RC e treinamento físico, apesar das diferenças na fase pré, os pacientes idosos demonstraram aumentos significativos no MET e no HDL-colesterol e diminuíram os níveis de triglicerídeos. Além disso, foi observado que os ganhos alcançados pelos pacientes idosos foram semelhantes aos pacientes adultos jovens. Isso reforça a ideia de que pacientes idosos não podem ser privados da participação em programas de RC e treinamento físico supervisionado. Os ganhos físicos, psicossociais e a redução dos fatores de risco são de grande importância para esses pacientes.[15]

De grande interesse, meta-análise envolvendo 48 estudos com um total de 8940 pacientes com DAC demonstrou que a RC foi associada a redução da mortalidade por todas as causas e também à mortalidade cardiovascular. Além disso, foram observadas maiores reduções nos níveis de colesterol total, triglicerídeos e pressão arterial sistólica e menores taxas de tabagismo autorrelatadas.[14] O mais importante a se destacar é que o efeito da RC em relação às taxas de mortalidade total foi independente do tipo de reabilitação cardiovascular, dose de intervenção do exercício, tempo de seguimento, qualidade e data de publicação do estudo.

Além disso, mais recentemente, uma meta-análise[8] com 63 estudos clínicos randomizados no período de 1974 até 2014 que incluíram 14.486 indivíduos comparou pacientes com DAC que realizavam RC com pacientes que não realizavam RC. A mortalidade cardiovascular e as reinternações foram reduzidas naqueles que realizaram a RC comparados com os que não realizaram. O estudo ainda demonstrou que a qualidade de vida aumentou e os custos com planos de saúde foram menores no grupo que realizou a RC.[8]

INSUFICIÊNCIA CARDÍACA

A insuficiência cardíaca (IC) é uma síndrome clínica caracterizada pela incapacidade do coração de atuar adequadamente como bomba, comprometendo o funcionamento do organismo. Está associada a baixos índices de qualidade de vida e sobrevida.[16] Sabe-se que a prevalência e a incidência da IC aumentam com o avançar da idade e este fato torna-se ainda mais alarmante na medida em que a população de idosos vem aumentando.

A IC tem duas subcategorias principais: insuficiência cardíaca com comprometimento da função ventricular esquerda, que resulta em reduzida fração de ejeção (<45%), conhecido como IC com fração de ejeção reduzida (ICFEr) ou IC sistólica. O outro é tipo é a mais comum em idosas, conhecida como IC com fração de ejeção preservada (ICFEp), que inclui pacientes com fração de ejeção > 50%.[16]

Há muito tempo a RC tem sido uma intervenção para pacientes com doença cardiovascular conhecida. No entanto, pacientes com IC não foram elegíveis para participação em serviços de RC até algumas décadas atrás devido à falta de evidências relacionadas aos efeitos do treinamento físico em pacientes com IC. Isto é, o treinamento físico era considerado contraindicado para pacientes com IC, pois se pensava que o exercício pioraria o prognóstico dos pacientes por afetar adversamente a remodelação ventricular esquerda. Nos dias atuais, várias instituições de saúde, como a Heart Failure Association e a European Association for Prevention and Cardiovascular Rehabilitation recomendam a prática da atividade física regular e a participação em programas de RC para pacientes com IC. Essa mudança de paradigma é baseada no fato de que várias evidências científicas a partir de estudos clínicos bem controlados demonstraram que o treinamento físico melhora a capacidade de exercício e a qualidade de vida, não afeta adversamente a remodelação ventricular esquerda e pode reduzir a mortalidade e a hospitalização em pacientes com IC leve a moderada.[17]

O treinamento físico é recomendado para pacientes com IC estável, classe I – III da New York Heart Association (NYHA). Isso inclui pacientes que se encontram sem limitações para atividade física até pacientes que apresentam acentuada limitação com presença de dispneia, cansaço e palpitações aos pequenos esforços.

Recomenda-se a triagem apropriada para avaliar as contraindicações ao treinamento físico quando a estabilização clínica do paciente é alcançada, incluindo história, exame clínico, eletrocardiograma de repouso, teste ergométrico e ecocardiograma. Nas sessões iniciais e particularmente quando os sintomas da IC são graves, recomenda-se começar o programa de exercício físico em um ambiente de monitoramento direto e supervisão (hospitais e clínicas). Pacientes estáveis e bem tratados podem iniciar um tratamento domiciliar após um teste de exercício inicial com orientação e instruções.

As contraindicações ao teste ergométrico e treinamento físico para pacientes com IC incluem: fase inicial após síndrome coronariana aguda; arritmias cardíacas não tratadas com risco de vida; insuficiência cardíaca aguda no período inicial de instabilidade hemodinâmica; hipertensão não controlada; bloqueio atrioventricular de risco; miocardite, pericardite e outras doenças sistêmicas em fase aguda; estenose aórtica sintomática; cardiomiopatia obstrutiva hipertrófica severa e trombo intracardíaco. As contraindicações para o treinamento físico em pacientes com IC incluem, ainda, piora progressiva da tolerância ao exercício ou se o paciente referir dispneia em repouso nos últimos 3 a 5 dias; isquemia significativa durante exercício de baixa intensidade; diabetes descontrolado; embolia recente; tromboflebite; fibrilação atrial e *flutter* atrial de início recente.

Pacientes com IC que apresentam classe funcional IV da NYHA, diminuição da pressão arterial sistólica com exercício, arritmia ventricular complexa em repouso ou aparecendo com esforço e frequência cardíaca em repouso >100 batimentos por minuto (em posição supina) podem apresentar maior risco ao realizar um programa de exercício físico.[17] Esta condição deve ser avaliada pelo médico e possivelmente poderá retardar o início do paciente em um programa de exercícios físicos.

A intolerância ao exercício, medida objetivamente como redução do VO_{2pico}, é a principal manifestação da IC crônica e o principal sintoma crônico observado tanto em pacientes idosos com ICFEr ou ICFEp, mesmo naqueles que estão clinicamente estáveis e não edematosos.[18] O declínio no VO_{2pico} está associado à diminuição do desempenho físico e funcional dos pacientes idosos e é preditor independente de desfechos negativos (risco de hospitalização, mortalidade e necessidade de dispositivos de assistência ventricular ou de transplante cardíaco), tanto em pacientes com ICFEr[19] como em pacientes com ICFEp.[20] Os mecanismos associados a intolerância ao exercício em pacientes com IC podem ser atribuídos à disfunção cardíaca, isto é, redução da frequência cardíaca máxima e volume sistólico máximo em pacientes com ICFEr, e à redução do volume sistólico máximo em pacientes com ICFEp devido ao menor volume diastólico final do ventrículo esquerdo. A disfunção diastólica tem sido identificada como um mecanismo importante na intolerância ao exercício em pacientes com ICFEp. Outros fatores incluem hiperativação simpática, disfunção endotelial e redução do fluxo sanguíneo periférico, anormalidades musculoesqueléticas, tais como a redução da massa muscular e da densidade mitocondrial, vasoconstrição periférica devido a anormalidades na vasodilatação do músculo liso e fatores neuro-hormonais que dimimuem a diferença arteriovenosa de oxigênio durante o exercício. Embora a sintomatologia e os resultados adversos associados à IC sejam semelhantes entre ICFEr e ICFEp, particularmente no que diz respeito à capacidade funcional reduzida, evidências dos efeitos do treinamento físico em idosos com ICFEp estão muitas vezes ausentes em comparação com idosos com ICFEr.

Estudos em pacientes idosos com ICFEr conduzidos através de programas de exercício aeróbio ou exercício aeróbio combinado com resistência muscular demonstraram melhora significativa no desempenho no teste de caminhada de 6 minutos e na qualidade de vida,[21] aumento no VO_{2pico}, redução do peptídeo natriurético cerebral,[21] melhora na classe funcional da NYHA, fração de ejeção do ventrículo esquerdo e parâmetros da função diastólica.[22] Similarmente, estudos que utilizaram programas de exercício aeróbio ou aeróbio com resistência muscular em pacientes com ICFEp também mostraram um aumento significativo no VO_{2pico}, na distância percorrida no teste de caminhada de 6 minutos, nas dimensões físicas da qualidade de vida, redução do volume do átrio esquerdo indexado e no índice de função diastólica do ventrículo esquerdo (E/e').[23] O treinamento de resistência muscular combinado ao aeróbio pode fornecer benefícios adicionais em pacientes idosos com IC, especialmente aqueles com substancial perda de massa muscular. Os dados disponíveis na literatura sugerem que os benefícios do treinamento físico em pacientes idosos com IC são semelhantes em pacientes IC mais jovens. Utilizando um programa de exercício em pacientes com ICFEr que incluiu capacidade aeróbia (prescrição baseada na frequência cardíaca entre o limiar anaeróbio e o ponto de compensação respiratória), resistência muscular e flexibilidade, Antunes-Correa et al.[24] observaram aumento significativo no VO_{2pico}, fluxo sanguíneo muscular e redução expressiva da atividade nervosa simpática muscular em pacientes idosos (60 a 75 anos), na mesma magnitude dos pacientes mais jovens (45 a 59 anos).

Outro aspecto de interesse a ser comentado é que estudos recentes têm destacado que a magnitude dos benefícios do exercício físico pode estar relacionada com a intensidade do exercício prescrito. Estudo bastante conhecido realizado por Wisloff et al.[25] demonstrou que os resultados do treinamento aeróbio intervalado de alta intensidade (4 minutos a 90-95% da frequência cardíaca máxima, intercalado por 3 minutos realizado a 50-70% da frequência cardíaca máxima) foram superiores aos do exercício aeróbio contínuo de intensidade moderada (70% a 75% frequência cardíaca máxima) em relação à melhora da função endotelial, função mitocondrial, VO_{2pico} e fração de ejeção com a reversão do remodelamento do ventriculo esquerdo em pacientes idosos com ICFEr. Contudo, deve-se considerar que, apesar dos resultados positivos baseados em uma prescrição de exercícios de maior intensidade para pacientes com IC, os riscos durante o treinamento aeróbio intervalado de alta intensidade ainda necessitam ser mais bem investigados, utilizando-se métodos mais específicos para avaliação da função cardiovascular, assim como relatos sobre hospitalizações e piora da IC com o treinamento aeróbio intervalado de alta intensidade comparado ao exercício aeróbio contínuo de intensidade moderada nos pacientes idosos com IC. Por outro lado, deve-se considerar que a caminhada leve parece ser insuficiente para alcançar benefícios significativos na capacidade aeróbia e na qualidade de vida nos pacientes com IC.[26]

Estudos mostram que o engajamento ativo dos pacientes em programas de exercício realizados com intensidades recomendadas pode trazer benefícios adicionais aos pacientes com IC. Dados do programa de reabilitação conduzido pela Universidade de Duke com 70 pacientes (51 a 70 anos de idade) mostraram um aumento na sobrevida dos pacientes com ICFEr e de etiologia isquêmica que participaram mais ativamente do programa de treinamento físico aeróbio (programa de três vezes por semana com frequência cardíaca de treino entre 60% e 80% do teste do esforço máximo).[27] Futuros estudos randomizados e multicêntricos são necessários para avaliar o efeito em longo prazo do exercício físico na mortalidade, hospitalizações e custos gerais de saúde no subgrupo de pacientes com ICFEp.

Apesar de todas as evidências demonstradas acerca dos benefícios da RC baseada em exercícios para os pacientes com doenças cardiovasculares, a participação desses pacientes em programas de RC é muita baixa[28] e a participação de pacientes com doenças cardiovasculares em programas de RC necessita ser recomendada, estimulada e apoiada por instituições de saúde e governamentais. Para pacientes acima de 75 anos de idade, os benefícios da RC ainda não foram totalmente esclarecidos, e ampliar sua participação nos programas se torna um desafio. Estudo recente realizado por Kleipool et al.[29] demonstrou que, de todos os idosos com doença cardiovascular participantes no estudo (n = 1.432), aqueles com IC tinham um risco aumentado de fragilidade após um acompanhamento médio de 8,4 anos. Esse achado foi independente de possíveis fatores de confusão (idade, sexo, comorbidades). Fragilidade está associada a aumento do risco de quedas, incapacidade, hospitalização e mortalidade.[29] Estratégias para promover o recrutamento dos idosos mais velhos para programas de RC e ainda as definições de protocolos especiais para essa população necessitam ser investigadas.

PRESCRIÇÃO DE EXERCÍCIO FÍSICO PARA PACIENTES COM DOENÇAS CARDIOVASCULARES

A prescrição de exercícios aeróbios, de resistência muscular localizada e de flexibilidade para os pacientes com doenças cardiovasculares participantes de programas de reabilitação cardiovascular baseados em exercício físico, segundo o American College of Sports Medicine (ACSM), está apresentada na Tabela 12.1.

Tabela 12.1. Prescrição de exercícios para pacientes com doença cardiovascular[30,31]

	Aeróbio	Resistência Muscular Localizada	Flexibilidade
Tempo	Iniciar com 20 minutos; *pacientes IC = Iniciar com 10-15 minutos Realizar progressão podendo atingir 60 minutos.	De 1 a 3 séries; De 8 a 10 exercícios diferentes para os grandes grupos musculares.	Alongamentos; Segurar 15 segundos; diferentes exercícios; não tem um número específico; pode realizar 4 repetições para cada exercício.
Frequência	Mínimo de 3 vezes por semana; 5 vezes por semana, ideal.	De 2 a 3 dias.	De 2 a 3 vezes por semana.
Intensidade	De 40% a 80% da capacidade de exercício; pode utilizar a FCR, VO_2R, ou VO_{2pico} (a partir do teste de esforço).	De 10 a 15 repetições de cada exercício sem fadiga; Escala de Borg entre 11 e 13 na escala de 6 a 20 ou 40% a 60% de 1-RM.	Até o ponto que sentir uma leve tensão ou leve desconforto.
Tipo de exercícios	Caminhada, corrida, esteira ergométrica, cicloergômetro (bicicleta), elíptico.	De preferência escolher o equipamento que for mais confortável e seguro para o paciente. Pode utilizar equipamentos ou pesos livres.	Alongamentos estáticos e dinâmicos focados nas principais articulações dos membros.

FCR: frequência cardíaca de reserva; VO_2R: reserva de consumo de oxigênio; VO_{2pico}: consumo de oxigênio pico; 1-RM: uma repetição máxima; IC: insuficiência cardíaca.

Respostas adversas podem acontecer durante a sessão de exercícios. Assim, para evitar novos episódios cardiovasculares, a sessão deve ser interrompida imediatamente quando for constatado um aumento da pressão arterial diastólica ≥ 110 mmHg; quando a pressão arterial sistólica diminuir mais que 10 mmHg durante o exercício e quando alterações eletrocardiográficas sugestivas de isquemia, arritmias ventriculares ou atriais significativas e sinais e/ou sintomas de intolerância ao esforço (angina ou dispneia) forem verificados.[30] Adicionalmente, devemos considerar a idade dos pacientes com doenças cardiovasculares. Visando o bem-estar e a segurança do idoso durante um programa de exercício físico, foram listadas sete considerações especiais, a fim de prevenir a ocorrência de eventos adversos e auxiliar na aderência do idoso ao programa (Tabela 12.2).

Tabela 12.2. Considerações especiais para o programa de exercícios para idosos[30]

1	O programa para o idoso deve começar com intensidades leves, principalmente em idosos altamente descondicionados (capacidade funcional baixa) ou que apresentem condições crônicas que limitam o exercício;
2	Sempre que possível, individualizar e adaptar o exercício para as necessidades do idoso;
3	A força muscular diminui muito com o avançar da idade. Assim, o treinamento de resistência muscular é essencial e ajuda a prevenir quedas;
4	Idosos fragilizados (caracterizados por fraqueza muscular, baixa densidade mineral óssea, descondicionamento cardiovascular e equilíbrio e mobilidade reduzidos) devem iniciar o programa de atividades físicas com atividades de equilíbrio isoladamente ou combinado ao treinamento de resistência muscular para, em seguida, iniciar o treinamento aeróbio.
5	Idosos com declínio cognitivo devem ser encorajados a participar de um programa de exercícios físico de intensidade moderada, incluindo duplas tarefas;
6	É importante lembrar que as sessões de exercício devem ter um tempo de "volta à calma" adequado, permitindo o resfriamento apropriado. Deve-se incluir a redução gradual do esforço e realizar exercícios de flexibilidade e relaxamento;
7	Quando possível, o programa de exercícios deve vir acompanhado de apoio social e estratégias que proporcionem conforto e segurança. O profissional de educação física deve regularmente fazer o reforço positivo para ajudar na manutenção da participação regular do idoso no programa.

CONSIDERAÇÕES FINAIS

Atualmente, com o aumento da expectativa de vida e uma evidente melhora da sobrevida de pacientes com doenças cardiovasculares, o número de pessoas idosas que são elegíveis para participação em programa de RC baseada em exercício físico aumentou consideravelmente. Embora os idosos sejam responsáveis pela maioria das internações e cirurgias cardíacas, os estudos sobre RC tradicionalmente se concentram em pacientes mais jovens. Em pacientes mais velhos, o exercício melhora a capacidade funcional e reduz o trabalho cardíaco, semelhantemente ao observado em pacientes mais jovens. No entanto, novos estudos devem ser conduzidos visando um maior conhecimento das respostas e adaptações ao exercício para a população idosa. A RC é segura, altamente recomendada e de grande importância para uma melhor qualidade de vida em pacientes com doenças cardiovasculares. E ainda, para maior segurança do idoso, os profissionais de educação física que supervisionam os programas de RC baseados em exercícios físicos devem ter treinamento adequado para a prescrição de exercício e em suporte básico para emergências cardíacas.

REFERÊNCIAS BIBLIOGRÁFICAS

1. World Health Organization. NCD mortality and morbidity. Disponível em: http://www.who.int/gho/ncd/mortality_morbidity/en/ Acesso em: 02 de março de 2019.

2. Benjamin EJ, Muntner P, Alonso A, Bittencourt MS, Callaway CW, Carson AP, et al. Heart Disease and Stroke Statistics-2019 Update: A Report From the American Heart Association. Circulation. 2019 Mar 5; 139(10): e56-e66.

3. Diretriz de Reabilitação Cardíaca. Arquivos Brasileiros de Cardiologia. 2005 maio; 84(5).

4. Sociedade Brasileira de Cardiologia. Diretriz de Reabilitação Cardiopulmonar e Metabólica: aspectos práticos e responsabilidades. Arq Bras de Cardiol. 2006; 86(1): 74-82.

5. Oldridge NB, Pakosh MT, Thomas RJ. Cardiac rehabilitation in low- and middle-income countries: a review on cost and cost-effectiveness. Int Health. 2016 Mar; 8(2): 77-82.

6. Cesar LA, Ferreira JF, Armaganijan D, Gowdak LH, Mansur AP, Bodanese LC, et al. Diretriz de Doença Coronariana Estável. Arquivos Brasileiros de Cardiologia. 2014; 103(2 supl 2).

7. Myers J, Prakash M, Froelicher V, Do D, Partington S, Atwood JE. Exercise capacity and mortality among men referred for exercise testing. N Engl J Med. 2002; 346(11): 793-801.

8. Anderson L, Oldridge N, Thompson DR, Zwisler AD, Rees K, Martin N, et al. Exercise-based cardiac rehabilitation for coronary heart disease: Cochrane systematic review and meta-analysis. J Am Coll Cardiol. 2016 Jan 5; 67(1): 1-12.

9. Hambrecht R, Walther C, Möbius-Winkler S, Gielen S, Linke A, Conradi K, et al. Percutaneous coronary angioplasty compared with exercise training in patients with stable coronary artery disease: a randomized trial. Circulation. 2004 Mar 23; 109(11): 1371-8.

10. Hambrecht R, Adams V, Erbs S, Linke A, Kränkel N, Shu Y, et al. Regular physical activity improves endothelial function in patients with coronary artery disease by increasing phosphorylation of endothelial nitric oxide synthase. Circulation. 2003 Jul 1; 107(25): 3152-8.

11. Ferreira-Santos L, Martinez DG, Nicolau JC, Moreira HG, Alves MJ, Pereira AC, et al. Neurovascular control during exercise in acute coronary syndrome patients with Gln27Glu polymorphism of β2-adrenergic receptor. PLoS One. 2017 Feb 24; 12(2): e0173061.

12. Martinez DG, Nicolau JC, Lage RL, Toschi-Dias E, de Matos LD, Alves MJ, Trombetta IC, Dias da Silva VJ, Middlekauff HR, Negrão CE, Rondon MU. Effects of long-term exercise training on autonomic control in myocardial infarction patients. Hypertension. 2011 Dec; 58(6): 1049-56.

13. La Rovere MT, Bersano C, Gnemmi M, Specchia G, Schwartz PJ. Exercise-induced increase in baroreflex sensitivity predicts improved prognosis after myocardial infarction. Circulation. 2002 Aug 20; 106(8): 945-9.

14. Taylor RS, Brown A, Ebrahim S, Jolliffe J, Noorani H, Rees K, et al. Exercise-based rehabilitation for patients with coronary heart disease: systematic review and meta-analysis of randomized controlled trials. Am J Med. 2004 May 15; 116(10): 682-92.

15. Lavie CJ, Milani RV, Littman AB. Benefits of cardiac rehabilitation and exercise training in secondary coronary prevention in the elderly. J Am Coll Cardiol. 1993 Sept; 22(3): 678-83.

16. Yancy CW, Jessup M, Bozkurt B, Butler J, Casey DE Jr, Drazner MH, et al. 2013 ACCF/AHA guideline for the management of heart failure: a report of the American College of Cardiology Foundation/American Heart Association Task Force on Practice Guidelines. J Am Coll Cardiol. 2013 Oct 15; 62(16): e147-239.

17. Piepoli MF, Conraads V, Corra U, Dickstein K, Francis DP, Jaarsma T, et al. Exercise training in heart failure: from theory to practice. A consensus document of the Heart Failure Association and the European Association for Cardiovascular Prevention and Rehabilitation. Eur J Heart Fail. 2011 Apr; 13(4); 13: 347-57.

18. Coats AJS, Forman DE, Haykowsky M, Kitzman DW, McNeil A, Campbell TS, et al. Physical function and exercise training in older patients with heart failure. Nat Rev Cardiol. 2017 Sept; 14(9): 550-59.

19. Keteyian SJ, Patel M, Kraus WE, Brawner CA, McConnell TR, Piña IL, et al. Variables measured during cardiopulmonary exercise testing as predictors of mortality in chronic systolic heart failure. J Am Coll Cardiol. 2016 Feb 23; 67(7): 780-89.

20. Shafiq A, Brawner CA, Aldred HA, Lewis B, Williams CT, Tita C, et al. Prognostic value of cardiopulmonary exercise testing in heart failure with preserved ejection fraction. The Henry Ford Hospital Cardio Pulmonary Exercise Testing (FIT-CPX) project. Am Heart J. 2016 Apr;174: 167-72.

21. Antonicelli R, Spazzafumo L, Scalvini S, Olivieri F, Matassini MV, Parati G, et al. Exercise: a "new drug" for elderly patients with chronic heart failure. Aging. 2016 May; 8(5): 860-9.

22. Sandri M, Kozarez I, Adams V, Mangner N, Höllriegel R, Erbs S, et al. Age-related effects of exercise training on diastolic function in heart failure with reduced ejection fraction: the Leipzig Exercise Intervention in Chronic Heart Failure and Aging (LEICA) Diastolic Dysfunction Study. Eur Heart J. 2012 Jul; 33(14): 1758-68.

23. Edelmann F, Gelbrich G, Düngen HD, Fröhling S, Wachter R, Stahrenberg R, et al. Exercise Training in Heart Failure With Preserved Ejection Fraction: results of the Ex-DHF (Exercise training in Diastolic Heart Failure) pilot study. J Am Coll Cardiol. 2011 Oct 18; 58(17): 1780-91.

24. Antunes-Correa LM, Kanamura BY, Melo RC, Nobre TS, Ueno LM, Franco FG, et al. Exercise training improves neurovascular control and functional capacity in heart failure patients regardless of age. Eur J Prev Cardiol. 2012 Aug;19(4): 822-9.

25. Wisløff U, Støylen A, Loennechen JP, Bruvold M, Rognmo Ø, Haram PM, et al. Superior cardiovascular effect of aerobic interval training versus moderate continuous training in heart failure patients: a randomized study. Circulation. 2007 June 19; 115(24): 3086-94.

26. Witham MD, Fulton RL, Greig CA, Johnston DW, Lang CC, van der Pol M, et al. Efficacy and cost of an exercise program for functionally impaired older patients with heart failure: A randomized controlled trial. Circ Heart Fail. 2012 Mar 1; 5(2): 209-16.

27. Whellan DJ, Shaw LK, Bart BA, Kraus WE, Califf RM, O'Connor CM. Cardiac rehabilitation and survival in patients with left ventricular systolic dysfunction. Am Heart J. 2001 July; 142(1): 160-6.

28. Doll JA, Hellkamp A, Ho PM, Kontos MC, Whooley MA, Peterson ED, et al. Participation in cardiac rehabilitation programs among older patients after acute myocardial infarction. JAMA. Intern Med. 2015 Oct; 175(10): 1700-2.

29. Kleipool EE, Hoogendijk EO, Trappenburg MC, Handoko ML, Huisman M, Peters MJ, et al. Frailty in older adults with cardiovascular disease: cause, effect or both? Aging Dis. 2018 June 1; 9(3): 489-97.

30. American College of Sports Medicine. ACSM's Guidelines for Exercise Testing and Prescription. Tenth edition. Philadelphia, PA: Wolters Kluwer Health, 2018.

31. American Association of Cardiovascular and Pulmonary Rehabilitation. The continuum of care: from inpatient and outpatient cardiac rehabilitation to long-term secondary prevention. In: Guidelines for Cardiac Rehabilitation and Secondary Prevention Programs. 5th ed. Champaign (IL): Human Kinetics; 2013. p. 5-18.

DEPARTAMENTO DE FISIOTERAPIA

Seção VI

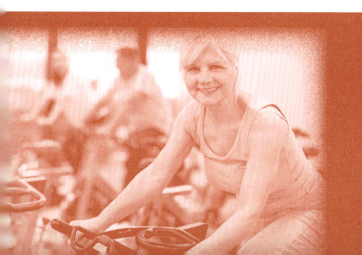

Reabilitação Cardiovascular no Idoso Cardiopata Clínico e Cirúrgico na Fase Hospitalar

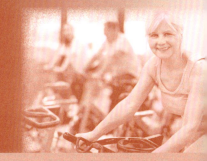

Solange Guizilini
Vanessa Marques Ferreira
Valéria Papa
Vera Lúcia dos Santos Alves

INTRODUÇÃO

Para pacientes idosos a internação hospitalar é um fator de risco significativo para a perda de independência. O declínio funcional é a principal complicação da hospitalização em pessoas idosas, e pelo menos 34% dos pacientes idosos perdem a independência como consequência não intencional de sua permanência hospitalar. Os pacientes idosos representam uma parcela crescente da população com doença arterial coronariana e consequentemente evoluem para insuficiência cardíaca, na qual a fisiopatologia da doença também impacta no prejuízo da capacidade funcional. Esse prejuízo funcional associado a hospitalização leva a incapacidade de deambular, hospitalização prolongada, maiores gastos com a saúde e maior necessidade de institucionalização após a alta. A identificação sistemática de pacientes cardiopatas frágeis com risco particular de hospitalização prolongada deve ocorrer a fim de melhor direcionar as intervenções, incluindo protocolos de reabilitação cardiovascular (RCV) baseados em exercício de modo precoce. Com frequência, os idosos, definidos como aqueles com idade superior a 65 anos de idade, eram excluídos dos programas de RCV, por serem uma população com um nível de capacidade física reduzida, com diminuição da flexibilidade e por apresentarem alteração dos sentidos e diminuição do equilíbrio.[1] Entretanto, nesse cenário, a implementação de recomendações específicas de programas de RCV baseada em exercício tem um papel primordial na redução do prejuízo funcional com menor permanência hospitalar. O programa de RCV baseada em exercício pode ser dividido em fases considerando-se a condição clínica de cada paciente. Neste capítulo, será abordada a síndrome da fragilidade, envelhecimento e incapacidade; assim como a RCV baseada em exercício na fase aguda (fase hospitalar), que compreende o período desde o início do evento cardíaco agudo até a alta hospitalar.

SÍNDROME DA FRAGILIDADE, ENVELHECIMENTO E INCAPACIDADE

A fragilidade deve ser considerada uma síndrome multidimensional e multifatorial, tendo em vista que os pacientes possuem um conjunto de alterações fisiológicas e metabólicas que denotam inúmeros sinais e sintomas durante o processo de evolução de doenças crônicas, deterioração da saúde geral e envelhecimento natural.[2] Tipicamente, as alterações que caracterizam a síndrome da fragilidade incluem a debilidade e a vulnerabilidade, frequentes em indivíduos que já apresentam uma ou mais doenças crônicas, como as cardiopatias, e seguem no processo de senescência.[3] Pacientes com doenças cardiovasculares, particularmente os com insuficiência cardíaca e/ou doença arterial periférica, são os mais propensos a tornar-se frágeis, e o risco de fragilidade referente a algum evento cardíaco pode ser maior do que o conferido por doenças pulmonares crônicas, artrite ou diabetes.[3] A presença da fragilidade é um preditor de mortalidade, especialmente em pacientes com insuficiência cardíaca ou após infarto.[4,5]

A idade, porém, não é determinante, já que qualquer pessoa pode ser considerada frágil e nem todo idoso é frágil. Desse modo, os critérios mais objetivos a serem investigados e considerados fenótipos da síndrome são: perda de peso não intencional no último ano, queda da força da preensão palmar, lentidão na marcha, exaustão que interrompa atividades que antes eram executadas e baixo nível de atividade física. Na presença de três ou mais desses critérios, os pacientes são considerados frágeis. A presença de um ou dois desses critérios caracteriza os pacientes como pré-frágeis. Inferimos, assim, que o diagnóstico da síndrome é clínico.[2] O mais relevante é estabelecermos quais são os testes que permitem a avaliação de indivíduos frágeis e a graduação da incapacidade funcional, o que pode quantificar a gravidade da síndrome e estratificar o risco com maior precisão. Assim, a sarcopenia caracterizada pela perda de reserva funcional, disfunção neuroendócrina e alterações do sistema imunológico tem tido destaque para nortear a prática clínica.[1,3,6] Os instrumentos multidimensionais, tais como os cinco itens do questionário FRAIL, o CFS (*Clinical Frailty Scale*), a Escala de Fragilidade Edmonton ou a Rockwood podem dificultar a estratificação de risco de pacientes cardiopatas, já que baixa atividade, perda de peso ponderal significativa e exaustão são achados muito comuns nessa população. Sendo assim, as especialidades generalistas devem ser encorajadas a atuar junto às equipes específicas para somar conhecimento e potencializar a capacidade de avaliação.[6,7]

O Índice de Fragilidade do Fenótipo de Fried (PFI) tem sido amplamente adotado, foi derivado de uma análise de cinco domínios da saúde: nutrição; exaustão física; baixo gasto energético (ou estado de inatividade); mobilidade; e força muscular (Tabela 13.1). A deterioração de cada um destes domínios foi pontuada como 1 se presente ou 0 se ausente, dando uma pontuação potencial que vai de 0 a 5. O modelo de fenótipo classificou três categorias:

1. Robusto (sem deterioração);
2. Pré-frágil (deterioração de uma ou duas funções); ou
3. Frágil (três ou mais deterioração da função).

Essa categorização correlacionou-se independentemente com os desfechos, como sobrevida, quedas, incapacidade e institucionalização.

Tabela 13.1. O índice de fragilidade do fenótipo de Fried (PFI)

Domínio	Critério	Pontuação
Estado nutricional	Perda de peso não intencional de pelo menos 4,5 kg no ano anterior	Não: 0 Sim: 1
Esgotamento físico	Esgotamento autorrelatado (duas questões da escala de depressão CES-D*)	Não: 0 Sim: 1
Baixo gasto energético	Categoria inferior de atividade física por um questionário validado (por exemplo, versão curta do MLTAQ)**	Kcals/semana consumida • Homens: < 383 kcal/semana = 1 • Mulheres: < 270 kcal/semana = 1
Mobilidade	Velocidade de marcha em caminhada de 4,5 metros, estratificada por sexo e altura	• Altura dos homens ≤ 173 cm e tempo ≥ 7 s = 1 • Altura dos homens > 173 cm e tempo ≥ 6 s = 1 • Altura das mulheres ≤ 159 cm e tempo ≥ 7 s = 1 • Altura das mulheres > 159 cm e tempo ≥ 6 s = 1
Força muscular	Menor categoria de força muscular medida por *handgrip*, estratificada por sexo e IMC	• Homens IMC ≤ 24 e força ≤ 29 = 1 • Homens IMC 24.1–26 e força ≤ 30 = 1 • Homens IMC 26,1–28 e força ≤ 30 = 1 • Homens IMC > 28 e força ≤ 32 = 1 • Mulheres IMC ≤ 23 e força ≤ 17 = 1 • Mulheres IMC 23.1–26 e força ≤ 17,3 = 1 • Mulheres IMC 26,1–29 e força ≤ 18 = 1 • Mulheres IMC > 29 e força ≤ 21 = 1

*IMC: índice de massa corpórea. *Orme J, Reis J and Herz E. Factorial and discriminate validity of the Center for Epidemiological Studies depression (CES-D) scale. J Clin Psychol 1986; 42: 28–33. **Taylor HL, Jacobs DR, Schucker B, et al. Questionnaire for the assessment of leisure time physical activities. J Chron Dis 1978; 31: 741–55.*

IDOSO CARDIOPATA E REABILITAÇÃO CARDIOVASCULAR BASEADA EM EXERCÍCIO

Os pacientes idosos representam uma parcela crescente da população com síndrome coronariana aguda (SCA) e, em particular, com infarto agudo do miocárdio. Embora nos registros europeus os indivíduos com idade > 75 anos com SCA estejam em um percentual que varia entre 27 e 34%, eles são sempre sub-representados em ensaios clínicos randomizados controlados (ECR), constituindo apenas 13% da população no estudo TRITON -TIMI 38 e 15% no estudo PLATO.[8] Além disso, aqueles com mais de 75 anos inscritos nos ECRs muitas vezes não são representativos daqueles que se pode encontrar na prática clínica diária, que, devido à sua complexidade, têm menor probabilidade de receber terapias baseadas em evidências e de serem submetidos a uma estratégia invasiva do que apenas os pacientes jovens. Um amplo espectro de pacientes idosos, acima de 75 anos, pode ser encontrado na prática diária, e a fragilidade, e não a idade, pode explicar o risco de resultados ruins após a SCA.

A fragilidade em pacientes idosos com SCA ou intervenção coronária percutânea (ICP) varia de 10% a 48%, e níveis mais altos de fragilidade foram associados a piores desfechos. Esses estudos mostraram um valor prognóstico adicional, e, embora estudos maiores sejam necessários para refinar os modelos de predição de risco, sugere-se que clínicos e pesquisadores considerem incorporar a mensuração da fragilidade na prática clínica. Também foi observado que a fragilidade é um marcador prognóstico independente de mortalidade, reinfarto e hospitalizações em pacientes admitidos por SCA durante um seguimento de um ano, sendo este último o horizonte temporal usual de observações de estudos anteriores.[9] Além do valor preditivo, a identificação precisa da fragilidade pode indicar quais indivíduos se beneficiarão mais com a prevenção.

Segundo as European Guidelines on Cardiovascular Disease Prevention in Clinical Practice,[10] AHA/AACVPR, a inclusão de pacientes hospitalizados por evento coronaria-no, revascularização do miocárdio ou com insuficiência cardíaca, em um programa de Reabilitação Cardiovascular, é grau de recomendação I e nível de evidência A. Assim, os pacientes, enquanto em tratamento agudo, devem receber intervenções apropriadas para otimizar as estratégias de prevenção. Nos pacientes após SCA, um programa de RCV baseada em exercício deve ser iniciado, e o paciente não deve ficar restrito ao leito por mais de 12 horas, desde que esteja estável dos pontos de vista hemodinâmico e elétrico.[11]

Com relação aos pacientes encaminhados para cirurgia cardíaca, os idosos repre-sentam o grupo com crescimento mais rápido, com a proporção de pacientes com 75 anos ou mais aumentando de 16% em 1990 para 25% nas estimativas mais recentes.[1] Esses pacientes complexos e frequentemente frágeis apresentam maior risco de que-das, hospitalização prolongada e mortalidade após internação. Por esse motivo, muitos grupos avaliaram a fragilidade pré-operatória para aumentar a capacidade prognósti-ca.[1] Com os avanços técnicos, envolvendo procedimentos minimamente invasivos e a possibilidade de cirurgia sem circulação extracorpórea (CEC), houve uma diminuição do risco associado à cirurgia em indivíduos idosos. Isso porque foram minimizados os efeitos inflamatórios e as complicações pós-operatórias como acidente vascular ence-fálico, *delirium*, distúrbios cognitivos e fibrilação atrial. A Sociedade Internacional de Cirurgia Cardiotorácica Minimamente Invasiva recomenda que a cirurgia de revasculari-zação do miocárdio (CRM) sem CEC deva ser considerada para reduzir a mortalidade e a morbidade em pacientes de alto risco (idade > 75 anos, diabetes, insuficiência renal, disfunção ventricular esquerda e Euroscore > 5).[12]

O acréscimo da avaliação da fragilidade e incapacidade, comparado com o Escore Parsonnet ou com o escore da Society of Thoracic Surgeons, proporcionou melhora na discriminação do modelo assistencial, com menor mortalidade e morbidade pós-ope-ratória. Assim, sugere-se que a integração dos escores de fragilidade, incapacidade e risco deve caracterizar melhor os pacientes idosos encaminhados para cirurgia cardí-aca e identificar aqueles que estão em risco aumentado.[1] Nos pacientes muito idosos com SCA e doença arterial coronariana, a CRM parece oferecer uma vantagem sobre a sobrevida quando comparada à intervenção coronária percutânea, em desfechos ava-liados em três anos. Nesses pacientes, a otimização do benefício da CRM em pacientes muito idosos requer ausência de insuficiência cardíaca congestiva significativa, doença pulmonar e doença vascular periférica. Ainda com relação à cirurgia cardíaca, a subs-tituição valvar aórtica transvalvar (TAV) é uma intervenção bem-sucedida em pacientes idosos com estenose aórtica, apesar de sua idade mais avançada, complexidade clínica e fragilidade. Vários estudos descreveram recentemente o prognóstico adicional e o valor da avaliação da fragilidade em relação aos critérios padronizados em pacientes idosos submetidos a TAV e os benefícios obtidos com a RCV.

A integração dos escores de fragilidade, incapacidade e risco deve caracterizar melhor os pacientes idosos encaminhados para cirurgia cardíaca e identificar aqueles que estão em risco aumentado.[1] Participar de um programa de mobilização precoce no pós-operatório, baseado em exercícios, pode melhorar os resultados em curto e longo prazos em pacientes frágeis submetidos a cirurgia cardíaca. O programa de RCV, Fase

I, deve incluir exercício físico, intervenções psicológicas e melhoria da nutrição, e desse modo também pode prevenir, restaurar e reduzir a gravidade da fragilidade, bem como melhorar os resultados para pacientes frágeis e com complexidade clínica, principalmente os pacientes idosos com doença valvar, submetidos a cirurgia.

A disfunção pulmonar inerente à cirurgia cardíaca pode ser exacerbada pela restrição do indivíduo ao leito durante a internação. Assim, as diretrizes da European Society of Cardiology (ESC) e da European Association for Cardio-Thoracic Surgery (EACTS) 2018[13] recomendam que um programa de RCV baseado em exercício deve ser iniciado precocemente no PO. Portanto, nesse perfil paciente, independentemente da idade, evidências apontam que um programa de reabilitação cardíaca intra-hospitalar, enfatizando a mobilização precoce (retirada do paciente precocemente do leito, ortostatismo, exercícios de caminhada ou bicicleta estacionária – cicloergômetro), promove uma recuperação mais rápida da inevitável deterioração da função pulmonar no pós-operatório, aumenta significativamente a capacidade de exercício submáximo no momento da alta, recupera mais rápido a função pulmonar no PO e melhora o controle autonômico cardíaco,[1] diminui tempo de intubação, a incidência de complicações respiratórias e o tempo de internação.[14,15] Todos esses benefícios permitem que os pacientes fiquem internados por menor tempo, podendo propiciar melhores condições de trabalho quando encaminhados para fase II de RCV , podendo agregar melhores resultados à cirurgia.

Nos pacientes idosos com insuficiência cardíaca crônica, é difícil separar a sobreposição da fragilidade primária associada ao envelhecimento progressivo e à fragilidade secundária à insuficiência cardíaca crônica (ICC), pois ambos compartilham mecanismos fisiopatológicos semelhantes, como desequilíbrio anabólico-catabólico e neuro-hormonal, inflamação sistêmica, aumento do estresse oxidativo ou disfunção mitocondrial. A prevalência de fragilidade em pacientes com ICC varia de 15% a 74%, dependendo da população e do método de avaliação. Na ICC, a fragilidade está consistentemente associada a desfecho desfavorável, piora na qualidade de vida, incapacidade ou hospitalização. Recentemente, Dunlay et al.[16] encontraram, em um pequeno estudo de coorte de pacientes com ICC avançada submetidos a implante de dispositivo de assistência ventricular esquerda (*left ventricular assist device*, LVAD), que a presença de fragilidade pré-intervenção estava associada a aumento da mortalidade. Isso sugere que a avaliação da fragilidade pode ser também relevante para identificar candidatos adequados para esse procedimento invasivo.[17] Particularmente nesses pacientes, a Reabilitação Cardiovascular com treinamento físico estruturado melhora os parâmetros neuro-hormonais, inflamatórios e metabólicos da fragilidade relacionada à ICC e apresenta efeitos favoráveis na função física, na capacidade funcional e na qualidade de vida.[1]

Independentemente de o idoso cardiopata ter recebido tratamento clinico ou cirúrgico, quanto mais cedo for submetido a um programa de RCV baseada em exercício melhores serão os resultados clínicos, ou seja, atrasar o treinamento físico em uma semana exige um mês adicional de treinamento para alcançar os mesmos resultados.[18] Situações como: angina, infradesnivelamento do segmento ST $\geq$ 2 mm, hipertensão $\geq$ 200/110 mmHg ou queda $\geq$ 20 mmHg na pressão sistólica com sintomas, arritmias com repercussões hemodinâmicas, sinais de baixo débito/falência ventricular, infecção sistêmica contraindicam o início de um programa de reabilitação baseado em exercício em pacientes cardiopatas clínicos e/ou cirúrgicos na fase hospitalar.[11,19] Os programas de mobilização precoce, ou seja, o início da Fase I da Reabilitação devem variar de acordo com o estado clínico do indivíduo. Entretanto, durante a fase hospitalar, evidências apontam que o gasto energético durante o início do programa de RCV deve ser estimado em 2 equivalentes metabólicos (Mets) com incremento progressivo até 4 Mets. Com relação à intensidade do exercício, devido à utilização de betabloqueadores que interferem na frequência cardíaca, o paciente deve ser orientado a manter a percepção do esforço de Borg entre 4 e 5 (escala de 0-10), de acordo com as recomendações.[11,19] Nesta fase o programa de exercício supervisionado pelo fisioterapeuta deve ser interrompido na presença de sinais de intolerância ao esforço, baixo débito cardíaco (cianose, palidez, náuseas), bradicardia, queda na pressão arterial sistólica >15 mmHg, aumento na pressão arterial sistólica definida como ≥ 200 mmHg, aumento da pressão arterial diastólica durante o exercício ≥ 110 mmHg, dor torácica, fadiga nominal ≥ 6/10 na percepção do esforço percebido de Borg e/ou sinais eletrocardiográficos de isquemia cardíaca ou arritmias ventriculares.

Nos pacientes com edema agudo de pulmão de origem cardiogênica, a ventilação mecânica não invasiva (VMNI) com pressão positiva tem demonstrado diminuir a necessidade de intubação orotraqueal e a mortalidade, sendo coadjuvante a terapia medicamentosa, independentemente da idade e de ser um nível pressórico (pressão positiva contínua nas vias aéreas – CPAP) ou dois níveis pressóricos (Bilevel ou pressão de suporte com Peep). Importante apontar que a utilização de dois níveis pressóricos não aumenta a taxa de infarto agudo do miocárdio, em comparação a um nível pressórico.[20]

Evidências apontam também que o uso da VMNI em pacientes com disfunção ventricular esquerda pode melhorar o desempenho cardíaco pela diminuição do esforço inspiratório, da pós-carga do ventrículo esquerdo e da contratilidade cardíaca, impactando na melhora da perfusão tecidual e consequentemente na tolerância ao exercício.[21,22] Os principais mecanismos envolvidos nesses benefícios são aumento da oferta de oxigênio para o miocárdio, melhorando a oxigenação do ventrículo e, portanto, sua função inotrópica, e aumento da pressão intratorácica, o que diminui a pressão transmural do ventrículo esquerdo.

CONSIDERAÇÕES FINAIS: ALTA HOSPITALAR

Embora os programas de RCV baseados em exercícios, tenham demonstrado diminuição na morbidade e mortalidade em pacientes com DAC, a participação permanece abaixo do ideal, com dificuldade de acessibilidade como a principal razão para baixa adesão de programas tradicionais em centros específicos.[23] Métodos de treinamento físico elaborados tanto para domicilio quanto para centros específicos têm demonstrado ser igualmente eficazes na melhoria dos resultados clínicos e de qualidade de vida relacionados à saúde em pacientes com baixo risco cardiovascular.[23,24] Portanto, a prescrição de um programa de exercícios físicos domiciliar individualizada, particularmente a caminhada ao ar livre, deve ser considerado como recurso importante nessa população de pacientes com baixo risco cardiovascular.

REFERÊNCIAS BIBLIOGRÁFICAS

1. Vigorito C, Abreu A, Ambrosetti M, Belardinelli R, Corrà U, Cupples M, et al. Frailty and cardiac rehabilitation: A call to action from the EAPC Cardiac Rehabilitation Section. Eur J Prev Cardiol. 2017;24(6):577-590. doi: 10.1177/2047487316682579.

2. Fried LP, et al. Untangling the concepts of disablity, fraily and comorbidity: Implications for improved targeting and care. J Gerontol A Biol Sci Med Sci 2004; 59(3):255-63.

3. Kleipool EE, Hoogendijk EO, Trappenburg MC, et al. Frailty in older adults with cardiovascular disease: cause, effect or both? Aging Dis 2018; 9: 489–497. doi: 10.14336/AD.2017.1125.

4. Zhang Y, Yuan M, Gong M, et al. Frailty and clinical outcomes in heart failure: a systematic review and metaanalysis. J Am Med Dir Assoc. 2018. DOI: 10.1016/j.jamda.2018.06.009.

5. Alonso Salinas GL, Sanmartin M, Pascual Izco M, et al. The role of frailty in acute coronary syndromes in the elderly. Gerontology 2018; 64: 422–429. doi: 10.1159/000488390.

6. Ambrosetti M. Acute coronary syndromes or acute frailty syndromes? Eur J Prev Cardiol. 2018 Nov; 25(17):1811-1812. doi: 10.1177/2047487318803679.

7. Gleason LJ, Benton EA, Alvarez-Nebreda ML, Weaver MJ, Harris MB, Javedan H. FRAIL Questionnaire Screening Tool and Short-Term Outcomes in Geriatric Fracture Patients. J Am Med Dir Assoc. 2017; 1;18(12):1082-1086. doi: 10.1016/j.jamda.2017.07.005.

8. Fattirolli F et al. Riabilitazione cardiologica nell'ultra 75enne con cardiopatia ischemica post-acuta o con scompenso cardiaco: quali evidenze? Monaldi Archives for Chest Disease Cardiac Series 2015; (84):731.

9. Myers V, Drory Y and Gerber Y. Clinical relevance of frailty trajectory post myocardial infarction. Eur J Prev Cardiol 2014; 21: 758-66.

10. European Guidelines on Cardiovascular Disease Prevention in Clinical Practice. The Sixth Joint Task Force of the European Society of Cardiology and Other Societies on Cardiovascular Disease Prevention in Clinical Practice (constituted by representatives of 10 societies and by invited experts). European Heart Journal (2016) 37, 2315–2381 doi:10.1093/eurheartj/ehw106.

11. Piepoli MF, Corrà U, Benzer W, Bjarnason-Wehrens B, Den- dale P, Gaita D, et al. Cardiac Rehabilitation Section of the European Association of Cardiovascular Prevention and Rehabilitation Secondary prevention through cardiac rehabilitation: from knowledge to implementation. A position paper from the Cardiac Rehabilitation Section of the European Association of Cardiovascular Prevention and Rehabilitation. Eur J Cardiovasc Prev Rehabil. 2010;17(1):1-17.

12. Sheridan et al.Three-year outcomes of multivessel revascularization in very elderly acute coronary syndrome patients. Ann Thorac Surg 2010;89:1889-95.

13. Valgimigli M, Bueno H, Byrne RA, Collet JP, Costa F, Jeppsson A, et al. ESC Scientific Document Group; ESC Committee for Practice Guidelines (CPG); ESC National Cardiac Societies. 2017 ESC focused update on dual antiplatelet therapy in coronary artery disease developed in collaboration with EACTS: The Task Force for dual antiplatelet therapy in coronary artery disease of the European Society of Cardiology (ESC) and of the European Association for Cardio-Thoracic Surgery (EACTS). Eur Heart J. 2018;14;39(3):213-260. doi: 10.1093/eurheartj/ehx419.

14. Hirschhorn AD, et al. Does the mode of exercise influence recovery of functional capacity in the early postoperative period after coronary artery bypass graft surgery? A randomized controlled trial. Interact Cardiovasc Thorac Surg, 2012; 15(6): 995-1003.

15. Mendes RG, et al., Short-term supervised inpatient physiotherapy exercise protocol improves cardiac autonomic function after coronary artery bypass graft surgery – a randomised controlled trial. Disabil Rehabil, 2010. 32(16): 1320-7.

16. Dunlay SM, Park SJ, Joyce LD, et al. Frailty and outcomes following implantation of left ventricular assist device as destination therapy. J Heart Lung Transplant. 2014; 33: 359-65.

17. Giallauria F, Fattirolli F, Tramarin R, et al. ISYDE- 2008 Investigators of the Italian Association for Cardiovascular Prevention and Rehabilitation (GICRIACPR). Cardiac rehabilitation in chronic heart failure: data from the Italian SurveY on cardiac rehabilitation (ISYDE-2008). J Cardiovasc Med 2014;15: 155-63.

18. Haykowsky M, Scott J, Esch B, Schopflocher D, Myers J, Pater- son I, et al. A meta-analysis of the exercise training on left ventricular remodeling following myocardial infarction: Start early and go longer for greatest exercise benefits on remodeling. Trials. 2011;12(92):1-8.

19. Peixoto TC, Begot I, Bolzan DW, Machado L, Reis MS, Papa V, et al. Early exercise-based rehabilitation improves health-related quality of life and functional capacity after acute myocardial infarc- tion: randomized controlled trial. Can J Cardiol. 2015;31(3):308-13.

20. Vital FM, Ladeira MT, Atallah AN. Non-invasive positive pressure ventilation (CPAP or bilevel NPPV) for cardiogenic pulmonary edema. Cochrane Database Syst Rev. 2013;5:CD005351.

21. Marcondi NO, Rocco IS, Bolzan DW, Pauletti HO, Begot I, Anjos NR, et al. Noninvasive ventilation after coronary artery bypass grafting in subjects with left-ventricular dysfunction. Respir Care. 2018 Jul;63(7):879-885. doi: 10.4187/respcare.05851.

22. Cabrini L, Plumari VP, Nobile L, Olper L, Pasin L, Bocchino S, et al. Non-invasive ventilation in cardiac surgery: a concise review. Heart, Lung and Vessels 2013;5(3):137-41.

23. Buckingham SA, Taylor RS, Jolly K, Zawada A, Dean SG, Cowie A, et al. Home-based versus centre-based cardiac rehabilitation: abridged Cochrane systematic review and meta-analysis. Open Heart. 2016.14;3(2):e000463.

24. Begot I, Peixoto TC, Gonzaga LR, Bolzan DW, Papa V, Carvalho AC, et al. A home-based walking program improves erectile dysfunction in men with an acute myocardial infarction. Am J Cardiol. 2015;1;115(5):571-5.

Avaliação e Prescrição do Exercício Físico para o Idoso com Doença Arterial Coronariana e Insuficiência Cardíaca Crônica

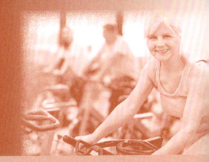

Aparecida Maria Catai
Camila Bertini
Michel Silva Reis

O envelhecimento desencadeia uma série de alterações nos vários sistemas biológicos, levando ao declínio das capacidades físicas e funcionais e ao surgimento de doenças cronicodegenerativas como as doenças cardiovasculares.[1] A prática regular de exercício físico traz benefícios, e deve ser levado em consideração que existem particularidades do idoso com doença cardiovascular. Assim, este capítulo abordará princípios de avaliação e prescrição do exercício físico na reabilitação cardiovascular ambulatorial e nos cuidados de rotina de adultos idosos com doença arterial coronariana (DAC) e insuficiência cardíaca (IC) crônica.

AVALIAÇÃO FISIOTERAPÊUTICA DO PACIENTE CARDIOPATA: PARTICULARIDADES NO PACIENTE IDOSO COM DAC E IC

A reabilitação cardiovascular já é bem definida como terapêutica para pacientes cardiopatas com DAC e IC crônica. Devido ao envelhecimento geral da população e melhorias na prevenção e no tratamento dessas doenças, os programas de Reabilitação Cardiovascular (RCV) estão recebendo uma população cada vez mais idosa com um número crescente de comorbidades médicas.

A fisioterapia cardiovascular na fase ambulatorial da RCV - conhecida como fase de recuperação e manutenção até alta do setor de RCV - intervém de modo preventivo e curativo por meio da aplicação de programas de exercícios físicos.[2] Para isso, a avaliação fisioterapêutica é a primeira etapa a que um paciente cardiopata será submetido após ser admitido a um programa ambulatorial de fisioterapia cardiovascular.

Para garantir a aplicação de um programa de exercício físico adequado e de maneira segura, é necessário que a avaliação seja abrangente (multidimensional) com relação a patologia, fatores de risco, sinais, sintomas, capacidade funcional, exames complementares, estratificação de risco do paciente, estado funcional (nível com o qual o paciente desempenha atividades de vida diária), como descrito a seguir.

1ª etapa – O fisioterapeuta deve organizar e analisar dados clínicos relativos ao paciente:

- **Encaminhamento médico:** diagnóstico e história clínica;
- **Exames laboratoriais:** hemograma completo, glicemia, curva glicêmica, hemoglobina glicada, urina tipo I, ácido úrico, creatinina, ureia, sódio, potássio, ferro sérico, T3 e T4, perfil lipídico (triglicerídeos, colesterol total e frações), BNP (*brain natriuretic peptide*);
- **Exames complementares:** raio X, eletrocardiograma de 12 derivações, ergometria clínica, teste de exercício cardiopulmonar, ecocardiografia, cateterismo cardíaco ou cinecoronariografia, aortografia, angiorressonância, cintilografia, fundoscopia, monitorização ambulatorial de pressão arterial, holter de 24 horas etc.

2ª etapa – Avaliação fisioterapêutica multidimensional, composta de:

1. **Entrevista:** o paciente é inicialmente submetido a uma entrevista em que serão levantados dados pessoais: nome, data e local de nascimento, sexo, raça, profissão atual e anterior, nível de escolaridade, estado civil e endereço.

2. **Anamnese completa,** incluindo:
   a. **Queixa principal:** o fisioterapeuta deve realizar pergunta objetiva sobre o que mais incomoda o paciente.
   b. **Colher história clínica pregressa e da doença atual**
   Dados clínicos: verificar o diagnóstico e há quanto tempo foi identificada a doença cardiovascular; analisar os dados referentes aos exames prévios; nível de pressão arterial sistêmica e classificação; levantar medicamentos de que faz uso (dosagem prescrita, frequência de ingestão diária e tempo de uso); também é importante saber qual o médico responsável pelo paciente e a frequência de visitas ao mesmo;
   c. **Histórico dos sintomas/sinais:** investigar se o paciente apresenta dor ou desconforto na região do tórax ("dor no peito" ou "angina do peito"), dor na face lateral do pescoço, mandíbula, com irradiação para braço esquerdo e/ou direito; taquipneia em repouso ou com esforço leve; se apresenta falta de ar (dispneia); ortopneia ou dispneia noturna paroxística; edema localizado (em membros inferiores, abdome, face); palpitações ou taquicardia; fadiga; sudorese intensa, tontura, turvação visual, síncope. Também deve-se atentar a outros sinais e/ou sintomas: tosse, hemoptise, sibilos, crepitações, anorexia, nictúria, formigamento (citar em qual região), pulso dos membros inferiores, coloração das extremidades, presença de claudicação intermitente. É importante verificar se estes sinais e/ou sintomas mencionados são persistentes, bem como a duração (segundos, minutos), a intensidade e quais situações os desencadeiam – em repouso (deitado, sentado); durante atividade física (leve, moderada; intensa).
   d. **Enfermidades recentes, hospitalização ou cirurgias:** investigar período, as causas e os procedimentos realizados em relação a elas.
   e. **Doenças associadas:** investigar hipertensão arterial, diabetes, doença arterial obstrutiva periférica, obesidade, síndrome metabólica, alteração da

tireoide, doenças renais, doenças pulmonares, esclerodermia, fibromialgia, úlcera péptica, epilepsia, câncer.

f. **Problemas ortopédicos:** investigar a ocorrência de fraturas, lesões de tecido mole, lesões do tecido conjuntivo, alterações posturais e encurtamentos musculares. Indicar data das ocorrências e local do acometimento.

g. **Sistema nervoso:** investigar se há alteração da sensibilidade e da força muscular em algum segmento corporal, bem como a presença de déficits cognitivos.

h. **Hábitos de vida:** alimentares (faz dieta ou não), nível de atividade física [tipo, frequência semanal, duração, intensidade (leve, moderada, intensa), com ou sem orientação], tabagismo, ingestão de álcool, anticoncepcionais e drogas etc. Quando a resposta for positiva, investigar qual o tipo e a duração do hábito, dosagem e tipo de droga ou bebida etc. Se a resposta for negativa, investigar a presença desses hábitos em épocas pregressas.

i. **Presença e nível de estresse:** tanto no trabalho como na vida pessoal.

j. **Histórico familiar:** verificar a existência de antecedentes familiares de doença cardiovascular, pulmonar, metabólica, acidente vascular encefálico entre os parentes mais próximos (pais, tios e avós).

3. **Exame físico, avaliação postural e muscular**
    Têm como objetivo adequar o programa de tratamento fisioterapêutico aos comprometimentos apresentados. São compostos por:

    a. **Controle e registro dos sinais vitais:** temperatura corporal, pressão arterial (sistólica, média e diastólica) e frequência cardíaca (em supino, sentado e em pé), regularidade do pulso, frequência e padrão respiratório.

    b. **Dados antropométricos:** massa corporal, estatura, índice de massa corpórea (IMC), cálculo da composição corporal (porcentagem de massa gorda e magra).

    c. **Ausculta:** cardíaca e pulmonar.

    d. *Inspeção e palpação:* observar detalhes de locomoção (como o idoso anda, senta-se, posiciona-se), detalhes de simetrias, trofismo, aspecto da pele (cor e textura), higiene, presença de hematomas.

    e. **Avaliação de amplitude de movimento e de flexibilidade.**

    f. **Avaliação de força muscular.**

    g. **Perimetria:** investigação de trofismo e edema nos membros.

    h. **Exame do aparelho locomotor e avaliação postural:** investigar lesões ortopédicas pregressas e atuais, deformidades, retrações musculares e avaliação da postura (realizada com o paciente em pé, relaxado e estático nas vistas anterior, lateral e posterior).

    i. **Avaliação da marcha e do equilíbrio:** é importante observar a maneira de deambulação do idoso – independentemente ou com auxílio de dispositivos como bengala, muleta, andador, cadeira de rodas. Também questionar sobre quedas, em que situações e o número de ocorrência. Alguns instrumentos que podem ser utilizados: Escala de Berg; Teste *Timed Up and Go.*

    j. **Avaliação do sono:** queixas como insônia ou sonolência são frequentes no idoso e podem comprometer a sua qualidade de vida e se relacionar com depressão. Atenção a isso pode possibilitar a adoção da terapêutica.

k. *Avaliação do índice tornozelo-braquial.*

l. Avaliação neurológica: considerar relatos de cefaleias frequentes, distúrbios visuais, convulsões e perda da consciência. Também humor, nível de consciência, alterações de comportamento, agitação, agressividade, fala, postura, comportamento motor, fluxo de pensamento, distração, bloqueio, confusão, excitação, ansiedade, depressão etc. O Mini-Exame do Estado Mental (*Mini Mental State Examination* – MMES) e a Escala de Depressão Geriátrica (*Geriatric Depression Scale* – GDS) são instrumentos que podem ser utilizados para avaliação complementar.

m. Avaliação funcional: refere-se às habilidades do paciente para executar atividades de vida diária (AVD), estado funcional (nível com o qual o paciente desempenha atividades de vida diária). Essa avaliação permite adequar o planejamento terapêutico que será aplicado na sessão ambulatorial focando os déficits relacionados às AVD.

n. Avaliação de qualidade de vida: podem ser utilizados instrumentos já validados, como o SF-36 (Medical Outcome Survey Short Form 36), o WHO-QOL100 e o WHOQOL-bref.

o. Avaliação do *status* de fragilidade do idoso baseado nos critérios de Fried et al, 2001: perda de peso não intencional, sensação de exaustão autorreferida, redução da força de preensão palmar, redução da velocidade de marcha, diminuição do nivel de atividade física.

4. Testes de avaliação cardiovascular: considerando a avaliação da modulação autonômica da frequência cardíaca em repouso, durante manobra para acentuar a arritmia sinusal respiratória,[3,4] e em exercício físico submáximo na detecção do limiar de anaerobiose.[5]

5. Teste de esforço: avaliação da capacidade funcional submáxima e da modulação autonômica da frequência cardíaca durante exercício físico dinâmico:
Protocolos para teste de esforço físico realizado pelo fisioterapeuta:

a. Teste de esforço físico dinâmico contínuo do tipo degraus, submáximo, com o objetivo de avaliação funcional do paciente. Poderá ser realizado em bicicleta ou esteira e será encerrado quando o paciente atingir 85% da FC máxima verificada no teste ergométrico clínico ou estimada para idade e sexo de acordo com a fórmula de Karvonen (1957). No caso de o paciente estar em vigência de medicamentos betabloqueadores, o cálculo da FC a ser atingida será feito levando em conta a redução percentual causada pelo tipo e pela dosagem do medicamento.[2]

b. Teste de esforço físico dinâmico descontínuo, submáximo, com o intuito de avaliar o grau de participação dos eferentes simpático e parassimpático nas respostas da FC induzidas pelo exercício, assim como na determinação do limiar de anaerobiose pela resposta da FC. Utilizam-se estágios descontínuos com duração mínima de 4 a 6 minutos, interpostos por período de recuperação passiva para que os valores de FC retornem aos seus valores basais durante exercício dinâmico, preferencialmente em cicloergômetro.[5]

Ressalta-se que existem condições clínicas em que o paciente em pós-operatório valvar, ou de revascularização do miocárdio ou após procedimento hemodinâmico recente é encaminhado ao setor de fisioterapia sem o teste clínico recente. Nesse caso, é estabelecido um protocolo submáximo de avaliação fisioterápica considerando, aproximadamente, 60% da FC máxima prevista em relação à idade e com monitorização do ECG, da pressão arterial, da FC, dos sinais e sintomas. Assim, estaremos testando o protocolo de tratamento fisioterápico a ser aplicado no paciente.

A classificação do paciente quanto ao risco é determinada após terem sido levantados e analisados todos os dados clínicos e funcionais.

PRESCRIÇÃO DE EXERCÍCIO PARA PACIENTES IDOSOS COM DOENÇA ARTERIAL CORONARIANA

Essa é uma população com um nível de capacidade física reduzida, com diminuição da flexibilidade e que apresenta alteração dos sentidos e diminuição do equilíbrio, e os benefícios obtidos com a melhora da capacidade funcional e da qualidade de vida e a modificação de fatores de risco nessa faixa etária já são conhecidos.[2]

Dados limitados indicam que a RCV em idosos pode reduzir o risco de declínio funcional e cognitivo e melhorar a recuperação funcional global, mas a maioria dos participantes em estudos publicados tem idade muito inferior a 75 anos.[6] Nesse contexto é importante estimular o encaminhamento dos idosos cardiopatas para os programas de RCV, além de minimizar as barreiras para a assistência e a permanência deles no programa. Os médicos devem ser encorajados a encaminhar esses indivíduos para a RCV e não devem ver a idade ou a presença de comorbidades como uma barreira para o encaminhamento ou a participação deles no programa.

As comorbidades que mais influenciam no caso dos pacientes idosos são: doença arterial periférica, demência, doença cerebrovascular, doença pulmonar obstrutiva crônica, câncer, doença renal avançada, entre outras.[7]

Pode ser necessário uma prescrição diferenciada para idosos com DAC maiores de 75 anos com comorbidades, como começar com cargas bem leves de trabalho e um treinamento tipo "intermitente", intercalando períodos curtos de exercício com períodos de repouso. Para pacientes com deficiência de equilíbrio pode ser útil realizar treinamento em bicicleta estacionária (cicloergômetro) devido AO menor risco de queda.[8]

As diretrizes do American College of Sports Medicine (ACSM) de adultos e idosos[9] com capacidade funcional muito limitada recomendam recorrer às múltiplas sessões diárias curtas (menos de 10 minutos) para iniciar o treinamento físico quando não é possível realizar a sessão com 30 minutos contínuos e aumentar gradualmente o tempo de exercício aeróbico de 1 a 5 minutos por sessão ou 10 a 20% por semana. A frequência depende de vários fatores, incluindo tolerância ao esforço, aptidão física do paciente e tipos de exercícios prescritos.

Para pacientes com isquemia miocárdica, as diretrizes recomendam de 30 a 60 minutos de atividade aeróbica de intensidade moderada pelo menos 5 dias por semana, complementada por um aumento nas atividades diárias de estilo de vida.[10]

Se o indivíduo apresentar limiar isquêmico no teste de esforço (angina e/ou depressão isquêmica do segmento ST ≥ 1 mm), a intensidade de treinamento deve ser prescrita a uma FC e taxa de trabalho abaixo desse ponto. Para isso pode-se usar a fórmula de Karvonen com cálculo da FC de reserva usando a FC máxima como a FC em que ocorreu a isquemia (angina ou alteração do segmento ST). Outra opção é calcular 10 bpm abaixo da FC em que a isquemia foi identificada.[9]

Efeitos benéficos na capacidade aeróbica máxima têm sido alcançados com atividades de intensidade que variam entre 50 e 80% do consumo de oxigênio ($VO_{2\ pico}$). Por causa da forte relação entre a frequência cardíaca e o VO_2, as percentagens do pico da frequência cardíaca ou da reserva da frequência cardíaca também são usadas para prescrição de exercício.[9]

Se a FC de pico for desconhecida (na impossibilidade de se realizar um teste de esforço para prescrição), a taxa de percepção esforço (IPE ou escala de Borg, que varia de 6 a 20 na escala original) deve ser considerada como uma medida adjunta de intensidade do exercício, mas de modo algum substitui as medidas objetivas.

Em caso de ritmo cardíaco irregular, como fibrilação atrial, é necessário uma prescrição diferenciada por outros meios que não a FC.[8] Uma alternativa pode ser a taxa de percepção esforço (IPE; escala de Borg).

É necessário sempre checar se os pacientes estão fazendo uso das medicações prescritas no horário habitual, conforme recomendação médica. Indivíduos que fazem uso de medicação betabloqueadora podem ter uma resposta atenuada da FC ao exercício, o que pode interferir na capacidade máxima. O ideal é que o teste de esforço seja realizado com a dose otimizada do betabloqueador, que o paciente fará uso no dia a dia, e assim seja calculada a FC de treinamento . Caso haja alteração na dose desse medicamento, um novo teste deve ser realizado ou a prescrição deverá ser alterada para o IPE de Borg.[9]

Um novo teste de esforço deve ser realizado sempre que alterações ou sintomas justifiquem uma nova avaliação, por exemplo, aparecimento ou aumento da frequência de dor torácica ou de dispneia.

O monitoramento eletrocardiográfico contínuo durante as sessões pode ser útil durante as primeiras sessões em pacientes com risco maior de intercorrências durante o treinamento físico. Outra maneira de monitorização mais simples para atividade tanto supervisionada quanto externa é o uso de frequencímetros para monitorização da FC prescrita.[9]

Deve-se levar em conta que cargas de trabalho prescritas para atividades em ambientes fechados não podem ser confiavelmente extrapoladas para exercícios ao ar livre, uma vez que as condições ambientais podem diferir significativamente.

SESSÃO DE TREINAMENTO

A sessão deve incluir exercícios de aquecimento e relaxamento com duração de 5 a 10 minutos, e ser composta por atividades aeróbicas leves ou muito leves, incluindo alongamento dinâmico e estático, abaixo ou até o limite inferior da FC de treinamento prescrita, quando houver.

O condicionamento físico aeróbico da sessão deve incluir atividades rítmicas com grandes grupos musculares, obedecendo à FC de treinamento prescrita ou outro modo de prescrição da intensidade de esforço usada.

Um treino de resistência muscular de pelo menos dois dias por semana também é fortemente recomendado. As atividades de fortalecimento muscular promovem a manutenção ou a melhora da massa magra muscular e devem ser realizadas nos membros superiores e inferiores com halteres, caneleiras, bandas elásticas ou aparelhos de musculação, com carga de até 60% de 1 resistência máxima (RM) em dias alternados da semana. Progredir com nova avaliação de RM máxima ou aumento de 2 a 10% da carga, aumento no número de repetições ou séries realizadas.[9]

O treinamento de resistência deve ser realizado de maneira rítmica a uma veloci-dade controlada moderada a lenta na amplitude completa do movimento, evitando a manobra de Valsalva, expirando durante a fase de contração (fase ativa do movimento) e inspirando durante a fase de relaxamento. O treinamento de resistência muscular é seguro e o risco de elevação acentuada da pressão arterial só é visto em altas intensida-des de treinamento (80-100% da RM).

EXERCÍCIOS DE EQUILÍBRIO E COORDENAÇÃO

As diretrizes do ACSM/AHA[11] recomendam exercícios de equilíbrio para indi-víduos com quedas frequentes ou para indivíduos com problemas de mobilidade. Devido à falta de evidências científicas, atualmente não há recomendações espe-cíficas com relação à frequência, à intensidade ou ao tipo de exercícios de equilí-brio para idosos. No entanto, as recomendações incluem o uso de atividades com posturas progressivamente difíceis que reduzem gradualmente a base de suporte (por exemplo, suporte de duas pernas até suporte de uma perna somente), mo-vimentos dinâmicos que perturbam o centro de gravidade (por exemplo, andar com um pé na frente do outro, andar com os calcanhares ou na ponta dos pés) e redução da entrada sensorial (por exemplo, ficar de pé com os olhos fechados) (Tabela 14.1).

Tabela 14.1. Recomendações para prescrição de treinamento em indivíduos idosos com DAC

	Aeróbico	Resistência	Flexibilidade e Equilíbrio
Frequência	Mínimo 3 dias por semana, idealmente mais que 5 dias	Mínimo 2 dias por semana, não consecutivos	Mais que 2 a 3 dias por semana, ideal diariamente
Intensidade	• 40 a 80% da FC reserva, VO_2 reserva ou $VO_{2\ pico}$ ou • 20 a 30 bpm acima do repouso ou • IPE de Borg de 12 a 16 na escala original de 6 a 20	8 a 15 repetições, com 40 a 60% de 1 RM ou IPE de Borg de 11 a 13 na escala original de 6 a 20	• Alongamento até o ponto de estiramento muscular ou leve desconforto • Atividades leves progredindo conforme tolerância do paciente
Duração	• Intensidade moderada: de 30 a 60 minutos por dia (acumular total de 150–300 minutos por semana) • Intensidade vigorosa: 20 a 30 min ou mais, totalizando 75 a 150 min por semana.	1 a 3 sessões, 8 a 10 tipos diferentes de exercícios com foco nos grandes grupos musculares	Manter por 15 segundos para alongamento estático, 4 ou mais repetições cada exercício
Tipo	Ergômetro de braço, bicicletas verticais e reclináveis, máquina de remo, elíptico, simulador de escada, esteira ergométrica, caminhada natação e exercícios aquáticos.	Escolher equipamentos seguros e confortáveis para cada paciente, podendo ser halteres, caneleiras, bandas elásticas, máquinas de musculação	• Alongamentos estáticos e dinâmicos com foco nas principais articulações dos membros e tronco • Posturas progressivamente difíceis que reduzem gradualmente a base de suporte

PROGRAMA MULTICOMPONENTE

Um treinamento personalizado multicomponente de intervenções com um programa de exercícios de resistência, força, coordenação, equilíbrio e flexibilidade tem o potencial de impactar uma variedade de medidas de desempenho funcional, reverter a fragilidade e melhorar as funções física, cognitiva, emocional e social em idosos mais frágeis.[12] Atualmente é o tipo de treinamento físico mais completo e recomendado para pacientes idosos com cardiopatia.

De modo geral, o planejamento terapêutico que será aplicado na sessão ambulatorial deverá focar todos os déficits identificados na avaliação prévia, bem como aqueles relacionados às AVD. Por exemplo, se o paciente tiver déficits cognitivos, é importante associar atividades de dupla tarefa.

PRESCRIÇÃO DE EXERCÍCIO PARA IDOSOS COM IC CRÔNICA

Insuficiência cardíaca (IC) crônica é definida como uma síndrome clínica complexa que resulta de qualquer comprometimento estrutural ou funcional de enchimento ventricular ou ejeção de sangue e que tem como características marcantes dispneia e fadiga, que limitam a tolerância ao esforço.[13,14] Segundo dados norte-americanos,[13] a incidência é de 650.000 casos por ano, alcançando uma prevalência de 5,1 milhões de indivíduos e causando mais de 1 milhão de internações hospitalares por ano, com custo anual estimado em 30 bilhões de dólares. No Brasil, o Datasus de 2014 registrou 224.377 internações hospitalares, 22.052 óbitos e um custo de mais de 300 milhões de reais.[15] Um aspecto bastante marcante dos casos de IC crônica se refere à alta prevalência em indivíduos idosos. Por se tratar de uma síndrome adaptativa no tempo, os sintomas mais importantes e a gravidade da IC crônica ocorrem em idades mais avançadas. Nesse aspecto, a decisão no manejo clínico e as condutas para a reabilitação cardíaca devem considerar e associar as alterações da IC crônica com as particularidades do processo de envelhecimento.

Nesse contexto, há que se considerar que IC crônica está associada a diversos fatores que vão além da disfunção ventricular, tais como má nutrição, hipoxemia crônica, inflamação sistêmica e mudança do perfil metabólico das fibras musculares esqueléticas.[16,17] Assim, os pacientes entram em um estado catabólico que vai gerar uma disfunção muscular tanto da musculatura periférica quanto da musculatura ventilatória. Isso, por consequência, pode determinar a fadiga precoce e piorar a sensação de dispneia, com aumento da atividade metaborreflexa. Além disso, tem sido observada hiperatividade simpática com aumento da resistência vascular periférica e da pós-carga do ventrículo esquerdo e retroalimentando o sistema, favorecendo a disfunção ventricular esquerda.[17] Todos esses mecanismos favorecem a redução do nível de atividade física desses indivíduos, sobretudo se somados às modificações já conhecidas do processo natural de envelhecimento. Nesse cenário, a baixa tolerância ao exercício físico se torna uma das principais consequências da IC crônica, impactando negativamente a qualidade de vida dos pacientes.[16]

Nesse contexto, a prescrição de exercício físico, principalmente nos programas formais de reabilitação cardíaca e depois de uma avaliação ampla e criteriosa, tem sido recomendada. Os benefícios já são conhecidos e podem agregar significativamente no controle das alterações estruturais e funcionais que se sobrepõem em função da IC e do processo de envelhecimento. O exercício físico pode melhorar a tolerância ao esforço, a modulação autonômica cardíaca, a pressão arterial sistêmica, a função endotelial, a capacidade oxidativa muscular, reduzir as citocinas inflamatórias, melhorar a força e resistência muscular e, finalmente, promover melhora da autonomia e da qualidade de vida dos pacientes, com redução da morbidade e de hospitalizações por descompensações.[18]

Adicionalmente, inserir o treinamento muscular inspiratório nos programas de exercício físico para idosos com IC crônica parece factível e deve ser considerado mesmo para os pacientes que não apresentam fraqueza muscular inspiratória. Isso porque a melhora da resistência dos músculos inspiratórios pode minimizar o metaborreflexo respiratório e promover redistribuição do fluxo, conferindo maior tolerância ao exercício físico e às atividades de vida diária de intensidade moderada/alta.[19] A Tabela 14.2 sintetiza a recomendação da prescrição de exercício físico para idosos com IC crônica.[2,17, 20,21] Por fim, há que se destacar que idosos com IC crônica, considerando as particularidades da doença e do processo de envelhecimento, devem ser monitorados antes, durante e depois dos programas de exercício físico a partir dos parâmentros cardiovasculares (PA, FC e, se necessário, o traçado eletrocardiográfico), ventilatórios (frequência respiratória e ausculta pulmonar) e relacionados à percepção do esforço.

Tabela 14.2. Recomendações para prescrição de exercício físico para pacientes com insuficiência cardíaca crônica

Tipo de Exercício	Recomendações
Aeróbico	• 70% a 80% da FC máxima ou de FC de positivação; 55% a 80% da FC de reserva; ou 11 a 13 da escala subjetiva de esforço de Borg; • 3 a 5 dias por semana; • Sessões de 15 a 60 minutos; • 5 a 10 minutos de atividades de aquecimento e desaquecimento; • Inicial: 40 – 50% VO_2 pico; • Progressão: até 80% do $VO_{2\,pico}$.
Resistido	• 8 a 10 exercícios envolvendo os principais grupos musculares; • 1 a 3 séries de 10-15 repetições; • 50% a 60% de 1 repetição máxima (1RM); • 2 a 3 dias / semana; • Resistência aumentada gradualmente ao longo do tempo a partir do teste de 1RM, de acordo com a tolerância do paciente.
TMI	• 30% da pressão inspiratória máxima; • 3 séries de 30 repetições ou 20-30 minutos; • 5 vezes na semana; • Correção semanal da carga de trabalho.

VENTILAÇÃO MECÂNICA NÃO INVASIVA (VNI) NOS PROGRAMAS DE EXERCÍCIO FÍSICO PARA IDOSOS COM IC CRÔNICA

A aplicação da VNI tem sua eficácia comprovada em diversas situações que cursam com insuficiência respiratória aguda, em especial como conduta de escolha para o manejo de pacientes com edema agudo de pulmão.[22] A pressão positiva diminui o *shunt* pulmonar através da expansão de alvéolos colapsados, consequentemente melhorando a troca gasosa e a oxigenação dos tecidos.[23]

A associação da VNI antes e durante o exercício físico para idosos com IC crônica tem sido relatada com êxito. O racional para a aplicação se justifica pelos seguintes efeitos:

1. A VNI proporciona melhora nas trocas gasosas e, consequentemente, maior disponibilidade de oxigênio e eliminação de dióxido de carbono;

2. Diminui a pressão transmural do ventrículo esquerdo, a pós-carga e consequentemente maior débito cardíaco por melhora da performance cardíaca;[24] e, por fim;

3. A aplicação da VNI é capaz de melhorar a capacidade residual funcional e a complacência pulmonar, gerando um menor trabalho ventilatório,[25] o que pode representar um efeito importante para esses pacientes que apresentam fadiga muscular ventilatória no exercício físico.[25] Isso porque a sobrecarga na musculatura ventilatória, sobretudo em exercício ou atividades de vida diária de alta intensidade, pode levar a aumento da resposta metaborreflexa e determinar vasoconstrição e aumento na resistência vascular periférica. Esse mecanismo diminui o aporte sanguíneo para a musculatura periférica recrutada para o exercício físico em detrimento da musculatura ventilatória, reduzindo a tolerância ao exercício físico por fadiga nos membros inferiores.[26] A VNI tem mostrado efeito benéfico nesse processo de roubo de fluxo sanguíneo periférico, sobretudo nos estudos que avaliaram o efeito concomitante da VNI associada ao exercício físico.[16] Nesse sentido, Reis et al.[27] mostraram que idosos com IC crônica estáveis e com fração de ejeção preservada que receberam CPAP com 5 cmH_2O concomitantemente a um protocolo de exercício físico de intensidade moderada e alta apresentaram melhora da tolerância ao esforço vista pelo maior tempo do exercício e menores valores para percepção do esforço. Adicionalmente, Gomes-Neto et al.[28] revelaram que a aplicação de BIPAP com níveis pressóricos de IPAP 12 e EPAP 6 em repouso foi capaz de melhorar o desempenho no teste de caminhada de 6 minutos. Em 2017, uma meta-análise de Bittencout et al.[29] revelou que a aplicação de CPAP única ou até de 14 sessões melhorou a distância percorrida no teste de caminhada de 6 minutos.

CONCLUSÕES GERAIS

Para a prescrição segura do exercício físico na reabilitação cardiovascular ambulatorial e nos cuidados de rotina de adultos idosos (DAC) e (IC) faz-se necessário o conhecimento de particularidades do envelhecimento associado a avaliação multidimensional do idoso. A visão conjunta desses processos contribuirá para benefícios como o aumento da independência funcional, da capacidade para realização das AVDs e da qualidade de vida do idoso cardiopata.

REFERÊNCIAS BIBLIOGRÁFICAS

1. Lakatta EG. So! What's aging? Is cardiovascular aging a disease? J Mol Cell Cardiol. 2015 June; 83:1-13.

2. Herdy AH, López-Jimenez F, Terzic CP, Milani M, Stein R, Carvalho T; Sociedade Brasileira de Cardiologia. Diretriz Sul-Americana de Prevenção e Reabilitação Cardiovascular. Arq Bras Cardiol 2014; 103(2Supl.1): 1-31.

3. Melo RC, Santos MD, Silva E, Quitério RJ, Moreno MA, Reis MS, et al. Effects of age and physical activity on the autonomic control of heart rate in healthy men. Braz J Med Biol Res. 2005 Sept;38(9):1331-8.

4. Catai AM, Pastre CM, Godoy MF, Silva ED, Takahashi ACM, Vanderlei LCM. Heart rate variability: are you using it properly? Standardisation checklist of procedures. Braz J Phys Ther. 2019 Feb 26. pii: S1413-3555(18)30797-4.

5. KR Pithon, LEB Martins, L Gallo Jr, AM Catai, E Silva. Comparação das respostas cardiorrespiratórias entre exercício de carga constante e incremental abaixo, acima e no limiar de anaerobiose ventilatório. Brazilian Journal of Physical Therapy 2006; 10(2): 163-69.

6. Baldasseroni S, Pratesi A, Francini S, Pallante R, Barucci R, Orso F, Burgisser C, Marchionni N, Fattirolli F. Cardiac rehabilitation in very old adults: effect of baseline functional capacity on treatment effectiveness. J Am Geriatr Soc. 2016 Aug;64(8):1640-5.

7. Arnett DK, Goodman RA, Halperin JL, Anderson JL, Parekh AK, Zoghbi WA. AHA/ACC/HHS strategies to enhance application of clinical practice guidelines in patients with cardiovascular disease and comorbid conditions: from the American Heart Association, American College of Cardiology, and U.S. Department of Health and Human Services. J Am Coll Cardiol. 2014; 64:1851-56.

8. Fletcher GF, Ades PA, Kligfield P, Arena R, Balady GJ, et al.; American Heart Association Exercise, Cardiac Rehabilitation, and Prevention Committee of the Council on Clinical Cardiology, Council on Nutrition, Physical Activity and Metabolism, Council on Cardiovascular and Stroke Nursing, and Council on Epidemiology and Prevention. Exercise standards for testing and training: a scientific statement from the American Heart Association. Circulation. 2013 Aug 20;128(8):873-934.

9. Riebe D. Prescrição de exercícios para pacientes com doença cardíaca, periférica, cerebrovascular e pulmonar. In: Riebe D. Diretrizes do ACSM para os testes de esforço e sua prescrição. 10 ed. Rio de Janeiro: Guanabara Koogan, 2018. p. 231-75.

10. Boden WE, Franklin B, Berra K, Haskell WL, Calfas KJ, Zimmerman FH, Wenger NK. Exercise as a therapeutic intervention in patients with stable ischemic heart disease: an underfilled prescription. Am J Med. 2014 Oct;127(10):905-11.

11. American College of Sports Medicine, Chodzko-Zajko WJ, Proctor DN, Fiatarone Singh MA, Minson CT, Nigg CR, Salem GJ, Skinner JS. American College of Sports Medicine position stand. Exercise and physical activity for older adults. Med Sci Sports Exerc. 2009 July;41(7):1510-30.

12. Tarazona-Santabalbina FJ, Gómez-Cabrera MC, Pérez-Ros P, Martínez-Arnau FM,Cabo H, Tsaparas K, Salvador-Pascual A, Rodriguez-Mañas L, Viña J. A multicomponent exercise intervention that reverses frailty and improves cognition, emotion, and social networking in the community-dwelling frail elderly: a randomized clinical trial. J Am Med Dir Assoc. 2016 May 1;17(5):426-33.

13. Yancy CW, Jessup M, Bozkurt B, Butler J, Casey DE Jr, et al.; American College of Cardiology Foundation; American Heart Association Task Force on Practice Guidelines. 2013 ACCF/AHA guideline for the management of heart failure: a report of the American College of Cardiology Foundation/American Heart Association Task Force on Practice Guidelines. J Am Coll Cardiol. 2013 Oct 15;62(16):e147-239.

14. Hunt SA; American College of Cardiology; American Heart Association Task Force on Practice Guidelines (Writing Committee to Update the 2001 Guidelines for the Evaluation and Management of Heart Failure). ACC/AHA 2005 guideline update for the diagnosis and management of chronic heart failure in the adult: a report of the American College of Cardiology/American Heart Association Task Force on Practice Guidelines (Writing Committee to Update the 2001 Guidelines for the Evaluation and Management of Heart Failure). J Am Coll Cardiol. 2005 Sept 20;46(6):e1-82.

15. Ministério da Saúde. Morbidade hospitalar do SUS (SIH/ SUS). Disponível em: <http://tabnet.datasus.gov.br/cgi/tabcgi.exe?sih/cnv/niuf.def>. Acesso em: 22 de fevereiro 2017.

16. Cahalin LP, Arena R, Guazzi M, Myers J, Cipriano G, Chiappa G, et al. Inspiratory muscle training in heart disease and heart failure: a review of the literature with a focus on method of training and outcomes. Expert Rev Cardiovasc Ther. 2013;11(2):161-77.

17. Gosker HR, Wouters EF, van der Vusse GJ, Schols AM. Skeletal muscle dysfunction in chronic obstructive pulmonary disease and chronic heart failure: underlying mechanisms and therapy perspectives. Am J Clin Nutr. 2000;71(5):1033-47.

18. Ades PA, Keteyian SJ, Balady GJ, Houston-Miller N, Kitzman DW, Mancini DM, Rich MW. JACC Heart Fail. 2013 Dec;1(6):540-7.

19. Plentz RD, Sbruzzi G, Ribeiro RA, Ferreira JB, Dal Lago P. Inspiratory muscle training in patients with heart failure: meta-analysis of randomized trials. Arq Bras Cardiol. 2012 Aug;99(2):762-71. Review.

20. Fletcher GF, Balady GJ, Amsterdam EA, Chaitman B, Eckel R, Fleg J, et al. Exercise standards for testing and training: a statement for healthcare professionals from the American Heart Association. Circulation. 2001 Oct 2;104(14):1694-740.

21. Thompson WR, Gordon NF, Pescatello LS. American College of Sports Medicine. Diretrizes do ACSM para o teste de esforço e sua prescrição. 8ª ed. Rio de Janeiro: Guanabara Koogan, 2010.

22. Ho KM, Wong K. A comparison of continuous and bi-level positive airway pressure non-invasive ventilation in patients with acute cardiogenic pulmonary edema: a meta-analysis. Crit Care. 2006;10(2):R49.

23. III Consenso de Ventilação Mecânica Jornal Brasileiro de Pneumologia. 2007;33(Supl 2):S51-S53.

24. Naughton MT, Rahman MA, Hara K, Floras JS, Bradley TD. Effect of continuous positive airway pressure in intrathoracic and left ventricular transmural pressures in patients with congestive heart failure. Circulation. 1995;91:1725-731.

25. Meduri GU. Noninvasive positive-pressure ventilation in patients with acute respiratory failure. Clin Chest Med. 1996;17:513-53.

26. O'Donnell DE, D'Arsigny C, Raj S, Abdollah H, Webb KA. Ventilatory assistance improves exercise endurance in stable congestive heart failure. Am J Respir Crit Care Med. 1999,160:1804-11.

27. Reis HV, Borghi-Silva A, Catai AM, Reis MS. Impact of CPAP on physical exercise tolerance and sympathetic-vagal balance in patients with chronic heart failure. Braz J Phys Ther. 2014 May-Jun;18(3):218-27.

28. Gomes Neto M, Ferrari F, Helal L, Lopes AA, Carvalho VO, Stein R. The impact of high-intensity inspiratory muscle training on exercise capacity and inspiratory muscle strength in heart failure with reduced ejection fraction: a systematic review and meta-analysis. Clin Rehabil. 2018 Nov;32(11):1482-1492.

29. Bittencourt HS, Reis HF, Lima MS, Gomes M Neto. Non-invasive ventilation in patients with heart failure: a systematic review and meta-analysis. Arq Bras Cardiol. 2017 Feb;108(2):161-68.

Avaliação e Prescrição do Exercício Físico na Fase IV da Reabilitação, na Assistência Domiciliar e com Uso de Tecnologias no Paciente Idoso Cardiopata

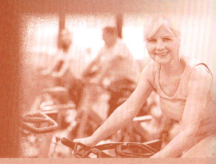

Audrey Borghi Silva
Flávia Rossi Caruso

Capítulo 15

INTRODUÇÃO

A doença cardiovascular continua a ser a principal causa de morte no mundo. Este capítulo abordará as novas tendências em programas de reabilitação domiciliar que podem ou não ser associados a novas tecnologias, ou em ambientes externos à reabilitação tradicional, em uma fase mais estável e duradoura, e que podem ampliar as possibilidades de aderência a programas de reabilitação na população idosa com cardiopatia. As tecnologias da reabilitação cardíaca em casa têm se mostrado úteis e podem contribuir para impulsionar as oportunidades de ofertas de programas de reabilitação, com impacto positivo nos custos.

PREPARO PARA A ALTA DA REABILITAÇÃO: QUANDO E COMO?

A alta da reabilitação (Fase III para a Fase IV) é sempre um desafio, sobretudo para os idosos, que estão há longos períodos realizando a reabilitação na fase III em centros formais, porque se sentem mais seguros, e que promove lazer e maior sociabilização com outros pacientes. Assim, da Fase III para a Fase V, deve-se ter um roteiro de planejamento de alta, constituído de atividades educacionais e informações necessárias à manutenção da saúde. Portanto, a alta da reabilitação estabelece como foco principal o autocuidado do paciente, para a monitorização e o reconhecimento dos sinais e sintomas que podem oferecer risco durante a realização da atividade física aos pacientes idosos e/ou cardíacos.[1] No entanto, uma avaliação criteriosa é importante para assegurar o momento ideal para alta do paciente da reabilitação. Embora o critério para a alta ainda seja individual, o profissional deve avaliar o paciente de maneira global e a cada sessão da reabilitação, visando alinhar a evolução e os objetivos propostos para o paciente. A alta depende de alguns componentes, e pode ser definida como:

1. Alta por objetivos atingidos: Este tipo de alta é voltado para os pacientes que atingiram resposta ótima à reabilitação com a avaliação e objetivos traçados no início da reabilitação.

2. **Alta por objetivos parcialmente atingidos:** Este tipo de alta é destinado ao paciente que atingiu resposta razoável com base na capacidade funcional, embora alguns critérios estabelecidos antes da reabilitação não tenham sido alcançados.

3. **Alta por objetivos não atingidos:** Destinada a pacientes que não atingiram suficiência da capacidade funcional, por motivos diversos relacionados aos pacientes e/ou aos seus responsáveis, entre outros.

4. **Alta por intercorrência:** Este tipo de alta é destinado a pacientes que apresentam problemas de saúde e necessitam de internação durante a reabilitação.

5. **Alta por solicitação:** Este tipo de alta é baseado nos pacientes que decidem deixar a reabilitação antes do período estabelecido pelo fisioterapeuta e à revelia médica, e antes do alcance dos objetivos estabelecidos.[1]

No entanto, essa etapa é fundamental para esclarecer dúvidas, orientar para a realização dos exercícios sem a supervisão de um profissional, e o fisioterapeuta deve elaborar um treinamento para que o próprio paciente possa verificar alguns sinais e sintomas (automonitorização). A utilização de algumas ferramentas pode ser um recurso valioso para a automonitorização desses pacientes, como a utilização de um relógio cardiofrequencímetro para medir a frequência cardíaca, ou até mesmo de um oxímetro de dedo, pois ambos são portáteis e fáceis de usar. A Tabela 15.1 ilustra as orientações gerais e os principais sinais e sintomas que os pacientes podem apresentar e aos quais devem ficar atentos.

Tabela 15.1. Orientações gerais e principais sinais e sintomas dos pacientes idosos cardíacos

Orientações gerais e sinais e sintomas
• Monitorar a FC no pulso (manualmente)
• Monitorar a PA sistêmica
• Fazer o cadastro na Unidade Básica de Saúde mais próxima da residência
• Ir ao médico frequentemente
• Utilizar calçado adequado (fechado)
• Tomar vacinas
• Adequar o ambiente domiciliar (remover tapetes, excesso de móveis e equipamentos,
• Evitar escadas, pisos escorregadios, deixar livre o caminho que percorre
• Ao subir/descer as escadas, deixar ao menos uma mão livre para segurar no corrimão
• Não carregar objetos pesados e jamais subir em banquinhos ou escadas móveis
Observar a presença de sinais e sintomas
• Dor de cabeça
• Sensação de batedeira no peito ou de coração acelerado, saltando ou vibrando
• Tontura
• Enjoo
• Falta de ar excessiva
• Dor no peito
• Edema de pernas e pés
• Coloração das extremidades (cianose)
• Observar chiado no peito e a presença de tosse
• Observar presença de feridas nos pés/cicatrização
• Observar perda de equilíbrio e quedas

FC: frequência cardíaca; PA: pressão arterial.

Atualmente, com o crescimento populacional, algumas leis foram criadas para promover ações para a população idosa do país.[2,3] O incentivo municipal e estadual à implantação de serviços é fundamental para atingir a população idosa em seus diversos aspectos. Muitos centros de convivência para os idosos podem ser encontrados e utilizados:

- **Unidades Básicas de Saúde (UBS) com Estratégia de Saúde da Família (ESF), Centros Comunitários (CC):** Todas no âmbito do Sistema Único de Saúde (SUS), visam garantir a humanização das ações em saúde e a preservação da capacidade funcional do idoso e melhora da qualidade de vida.
- **Clubes:** A grande maioria das cidades do país possui um clube com um centro de convivência e grupo de idosos, além de equipamentos e espaço adequado para a atividade física, proporcionando maior integração e convívio.
- **Academias:** Atualmente, com o crescente número de academias pelo país, a população idosa aderiu à rotina da atividade física, especialmente em aulas de hidroterapia, natação, musculação e exercícios aeróbios.
- **Sesc:** O Serviço Social do Comércio possui um trabalho pioneiro com a atenção ao idoso. Os idosos interagem e participam de atividades, oficinas, aulas (dança, natação, hidroterapia, ioga, alongamentos, exercícios) e trabalho (atividades) em grupo.
- **Atividades Domiciliar:** O paciente também pode realizar suas atividades no ambiente domiciliar, se possuir espaço, e equipamentos para realizar os exercícios.
- **Atividade Rural (População rural e Ribeirinha):** Embora ainda evidente no Brasil, muitos idosos permanecem no meio rural ou em comunidades afastadas. No entanto, a orientação para esta população é um grande desafio, devido a diferenças culturais e econômicas e à dificuldade de acesso aos serviços de saúde. Orientações quanto à realização das atividades em casa devem ser ensinadas previamente.
- **Parques e praças:** Estes locais apresentam estrutura física adequada para a atividade física do idoso, seja em grupo ou individual. Atualmente, muitos desses locais apresentam locais para caminhada e para atividades para exercícios, ioga, alongamentos, *tai chi chuan*, hidroterapia, jogos, aulas de dança e oficinas.

Portanto, o momento da alta é importante que o paciente tenha um acolhimento quanto as suas necessidades, sinta autoconfiança e seja estimulado a manter a prática da atividade física, para a manutenção de sua saúde e da sua capacidade funcional, bem como das atividades socioculturais e psicológicas.

PRESCRIÇÃO DO EXERCÍCIO FÍSICO DOMICILIAR NO IDOSO CARDIOPATA ESTÁVEL

A prescrição de exercício físico na fase domiciliar deverá ser orientada e de maneira multidisciplinar. Após a alta do programa de reabilitação, o paciente poderá realizar suas atividades em locais específicos conforme foi orientado previamente. Os principais objetivos desta fase é manter e/ou aumentar capacidade física e funcional e modificar os fatores de risco coronarianos[4,5].

Considerando a prescrição de exercícios nos pacientes cardíacos idosos na fase crônica, poucos estudos demonstram protocolos de treinamento para estes pacientes para esta fase. De acordo com o I Consenso Nacional de Reabilitação Cardiovascular de 1997, o protocolo de treinamento deve conter o treinamento aeróbio e resistido, sendo que o treino aeróbio pode ser de curta (10 a 30 minutos) ou longa duração (acima de 30 minutos). O treinamento resistido deve ser realizado com pouco peso e para grandes grupos musculares.[6] Curiosamente, Salvador et al., em 2009, realizaram um estudo com idosos em uma região da zona leste de São Paulo e observaram que a maioria da população idosa era ativa, com predomínio da caminhada como atividade. Os resultados evidenciaram que a população dessa região é altamente ativa devido à proximidade dos locais de acesso como igrejas, bancos, unidades básicas de saúde e praças.[7] Posteriormente, em 2011, Florindo estudou essa mesma população de São Paulo e demonstrou que a maioria dos idosos realiza em média 150 minutos por semana de atividade física.[8] Além disso, de Moraes e cols., em 2012, avaliaram 36 idosos cardíacos que foram submetidos a um programa de treinamento físico combinado, com duas sessões semanais de 60 minutos, durante 12 semanas, em uma Unidade Básica de Saúde (UBS). Os autores evidenciaram que exercícios aeróbios, resistido e dança, duas vezes por semana, contribuíram para a redução dos níveis pressóricos, do IMC, dos níveis de glicose sanguínea, além de aumentar a força muscular, repercutindo em melhora na capacidade funcional desses pacientes idosos.[9] Posteriormente, Herdy demonstrou que o treinamento aeróbio, o resistido, o pilates e também o *tai chi chuan* podem ser incluídos em um programa de treinamento para essa população. Os autores orientam uma intensidade de treinamento entre 70% a 90% da FC máxima no teste ergométrico, ou ainda abaixo do limiar isquêmico para o treino aeróbio. Já o treino resistido pode ser feito com pesos livres ou aparelhos de musculação com intensidades entre 70% e 90% da FC máxima ou utilizando a fórmula de Karvonen. Ambos os exercícios devem ser realizados com uma duração de 40 a 60 minutos por dia e três vezes por semana.[10] Um outro estudo recente demonstrou que as atividades de caminhada associadas com exercícios de coordenação e equilíbrio foram efetivas para reduzir o custo energético da caminhada entre idosos com limitação de mobilidade, além de contribuir para aumentar o tempo e a coordenação da caminhada.[11]

Embora esses estudos apresentem resultados importantes considerando o treinamento físico nessa população, não existe um consenso, ou um padrão de prescrição de treinamento físico específico para esses pacientes. As evidências sobre qual modalidade de exercício, volume e intensidade ainda necessitam de mais investigações em programas comunitários e/ou domiciliares. Contudo, especula-se que a modalidade de treinamento aeróbio com o resistido (combinado), a caminhada, a hidroterapia, atividades ao ar livre (parques, clubes e praças), no mínimo duas vezes por semana em uma intensidade moderada, apresente respostas positivas para os idosos cardíacos. Adicionalmente, o paciente deve usar os recursos e ferramentas disponíveis que estão próximos à moradia, como caminhar na praça três vezes por semana, fazer hidroterapia duas vezes por semana, realizar alongamentos e exercícios no grupo de convivência ou oficinas duas vezes por semana em uma intensidade moderada, pois com esses recursos é possível proporcionar aos idosos cardíacos a oportunidade de uma vida mais ativa e independente, contribuindo para a manutenção da autonomia e melhor qualidade de vida.

Tabela 15.2. Resumo dos principais estudos de prescrição do exercício físico domiciliar no idoso cardiopata estável

Estudo	Modalidade	Local	Intensidade e componentes da intervenção
I Consenso Nacional de Reabilitação Cardiovascular, 1997	Treino aeróbio e treino resistido e circuito	Não consta	• Treino aeróbio: Contínuo (até 10 min) média (de 10 a 30 min) e longa (acima de 30 min) de duração, grandes músculos. • Treino resistido: pouco peso - 3 séries, duração dos intervalos (30 a 40 s),
Salvador et al., 2009	Treino aeróbio	Distrito do município de São Paulo	• Treino: caminhada, exercícios gerais, futebol, bicicleta, handebol, corrida, natação e *tai chi chuan*.
Florindo et al., 2011	Treino aeróbio: caminhada	Distrito do município de São Paulo	• Treino: Atividade aeróbia com intensidade moderada/ vigorosa. Duração: 150 minutos por semana.
De Moraes et al., 2012	Treino resistido, aeróbio, dança e alongamentos	UBS	• Treino: Período de aquecimento, seguido de alongamento (±10 minutos); 20 minutos de caminhada e dança, intercalado com treino resistido com halteres e bastões, e alongamentos por 10 minutos, 2X/sem/60 minutos.
Herdy et al., 2014	Treino aeróbio, treino resistido, Pilates e *Tai Chi Chuan*.	Não consta	• Treino aeróbio: FC de treinamento entre 70% a 90% da FC máxima no teste ergométrico, entre 50% a 80% da FC de reserva, ou abaixo do limiar isquêmico. • Treino resistido: Séries de 8-15 repetições, com cargas progressivas, para fadiga - Pesos livres ou aparelhos de musculação. • Intensidade: 70% e 90% da FC máxima ou pela fórmula de Karvonen. • Duração: 40-60 min/dia e 3 X semana.
Collins et al., 2018	Caminhada	Comunidade	• Atividade (≤ 8 participantes), com 60 min/ semana por 12 semanas. Divididos em 3 grupos: G1: treino de marcha, G2: caminhada aeróbia ao ar livre e G3: alongamento e relaxamento.

FC: frequência cardíaca, UBS: Unidade Básica de Saúde.

TERAPIAS ADJUNTAS AO EXERCÍCIO FÍSICO DOMICILIAR NO PACIENTE IDOSO CARDIOPATA SOB CUIDADOS ESPECIAIS

A avaliação no paciente domiciliar deve ir além dos sinais e sintomas clássicos da doença cardíaca, ou seja, das manifestações de falta de ar, comumente relatada na cardiopatia grave, bem como nos exames para levantamento da disfunção cardíaca propriamente dita, como a fração de ejeção reduzida e suas consequências sistêmicas, ou seja, nos indicadores específicos de capacidade funcional e da força muscular.

No paciente idoso cardiopata, deve-se estar atento também à avaliação da coexistência de fragilidade severa e desnutrição,[12] que são muito frequentes nestes pacientes e estão associadas à maior mortalidade por todas as causas entre idosos longevos, sobretudo em idosos institucionalizados. Adicionalmente, considera-se útil para uma boa avaliação e consequentemente uma prescrição mais adequada a avaliação dos parâmetros de coordenação, do equilíbrio e do nível de consciência e orientação, para que sejam propostas terapias por meio do exercício que possam ser factíveis a esses pacientes. Assim, instrumentos para avaliar a cognição, o equilíbrio, e a coordenação podem ser úteis para identificar possíveis limitações nesses pacientes.

A prescrição de exercício físico no paciente idoso e cardiopata no ambiente domiciliar deve se basear mais no relato dos sintomas do que especificamente nos parâmetros de prescrição da intensidade obtida em testes de esforço convencionais. Testes de avaliação da capacidade funcional, como os testes de caminhada, ou mesmo testes de habilidades funcionais requeridas na vida diária (teste de sentar levantar, teste de degrau, teste de escada, entre outros), são importantes para avaliar os sintomas limitantes, mas também a independência do paciente. Assim, intensidades moderadas (3 a 4), avaliadas pela Escala de Percepção de Esforço de Borg, podem ser indicadas para iniciar um programa de exercícios físicos em casa. Os exercícios funcionais que promovam a independência e melhorem as AVDs devem ser aplicados.

Os exercícios de resistência muscular localizada também são estratégias para a manutenção da massa muscular e ganho de força. Portanto, a prescrição de exercícios associados ao treino aeróbico no ambiente domiciliar deve ser estimulada aos pacientes. Além das habilidades funcionais dinâmicas, os exercícios resistidos permitem a quebra da monotonia da terapia domiciliar, promovem ganhos na resistência muscular localizada e na força muscular e permitem ganhos poderosos nas habilidades cotidianas e nas AVDs e consequentemente na qualidade de vida. Para pacientes idosos e limitados, é importante considerar a avaliação da força muscular, que pode ser obtida por meio de escalas simples como a MRC, ou mesmo em testes com dinamômetros de mão ou portáteis. Os exercícios devem ser realizados em séries com maior número de repetições e baixa intensidade, a fim de evitar dores musculares e osteoarticulares por excesso de peso. No ambiente domiciliar podem ser utilizadas várias estratégias para sobrecarga, como halteres, caneleiras, bandas elásticas ou o próprio peso do corpo em exercícios funcionais. O treinamento muscular periférico composto por exercícios funcionais em ambiente domiciliar de longo período (12 meses) em pacientes com IC foi efetivo para melhorar desfechos de performance e na qualidade de vida relacionada à saúde.[13]

O paciente idoso, cardiopata e portador de múltiplas comorbidades muitas vezes tem dificuldades em realizar exercícios físicos, na intensidade e na duração preestabelecidas, usualmente porque as comorbidades associadas e os sintomas são mais proeminentes nessa população. Nesses casos, a possibilidade adaptar os exercícios no ambiente domiciliar fica mais restrita. A terapia na água, para pacientes acima do peso e com alterações osteoarticulares e dor, pode ser uma escolha interessante, e tem sido considerada um método seguro para a reabilitação de pacientes com IC estável. Contudo, nos pacientes idosos com insuficiência cardíaca biventricular, foi demonstrado que a hidroterapia em água morna pode elevar a pressão ventricular direita, com possíveis consequências na função ventricular direita.[14]

Outra modalidade que tem sido estudada como estratégia na reabilitação domiciliar é o uso da eletroestimulação neuromuscular. Pesquisas sugerem que a estimulação elétrica neuromuscular de membros inferiores (EENM) pode ser uma "ponte" para o exercício convencional ou uma alternativa para pacientes com IC avançada ou não responsivos à reabilitação domiciliar. A EENM, por estimular os músculos esqueléticos, tem demonstrado impacto positivo na capacidade funcional, na massa muscular e na resistência dos músculos periféricos de pacientes com IC. Esta terapia permite a aplicação em ambiente domiciliar, desde que os ajustes possam ser prescritos pelo fisioterapeuta que acompanha o paciente.[15]

TELERREABILITAÇÃO

A telerreabilitação (TR) é uma nova modalidade de prestação de serviços de reabilitação por rede de telecomunicações e tecnologia de informação (TI), para potencialmente minimizar as barreiras da distância, do tempo e também do custo em serviços. Sua finalidade é fornecer acesso equitativo aos serviços de reabilitação e continuidade da reabilitação, podendo ser implementada até mesmo após a fase de exacerbação da doença.

A TR é composta por dispositivos tecnológicos que, interligados pela internet, podem transmitir dados móveis, rompendo as barreiras da distância. Computadores, laptops, tablets, web câmeras, conectadas via internet, transmitem os dados do paciente para hospitais, centros diagnósticos e clínicas e assim aproximam os especialistas em saúde dos pacientes. A proposta da TR tem como papel fundamental a centralização dos serviços em saúde, a infraestrutura física e o acesso a informações (exames, dados do paciente), e permite viabilizar o acesso aos usuários, além de ampliar a segurança do serviço prestado, de modo simultâneo, enquanto o paciente se exercita em casa, sob supervisão, porém à distância. Além disso, a TR permite o controle do estado clínico do paciente durante o exercício, pelo controle dos sintomas (fadiga, dispneia, dor precordial) e dos parâmetros fisiológicos (ECG, FC, PA, controle do peso, SaO_2, terapia medicamentosa). Esses dados são coletados durante a realização da atividade física e podem ser transportados para um centro de monitoramento e armazenados para acesso e análise em tempo real.

Vários estudos têm sido desenvolvidos para avaliar a segurança da reabilitação domiciliar por meio da TR. Piotrovicz et al.[16] avaliaram os ECGs registrados durante a reabilitação domiciliar de 8 semanas em 75 pacientes com insuficiência cardíaca, com média de idade de 56 anos. Os pacientes gravaram os registros de ECG durante o exercício bem como demais registros adicionais quando se sentiram indispostos, usando um sistema Holter de ECG. O estudo demonstrou que foram detectados registros de batimentos precoces e ventriculares, supraventriculares e ventriculares nos pacientes. Dos registros adicionais, 20 ECGs foram registrados quando os pacientes se sentiram indispostos, os quais apresentaram taquicardia ventricular não sustentada, que ocorreu em três pacientes, e episódio de fibrilação atrial paroxística em dois pacientes. Os autores concluíram, que, apesar dos eventos registrados, os pacientes não desenvolveram arritmias adicionais, confirmando a segurança da TR.

A implementação de um programa de TR requer cuidados e recomendações para permitir a segurança e a viabilidade. Educação, monitorização e treinamento do paciente devem fazer parte das etapas pré-implementação, desde a fase hospitalar. Neste período a equipe multiprofissional deve realizar a gestão do cuidado do paciente para as recomendações e para o automonitoramento.[17] Nesse contexto, a TR adicionada a intervenções com realidade virtual (RV) pode ser uma ferramenta promissora, assim como a nova geração de videogames ativos, em que dispositivos por meio de jogos permitem que o participante interaja com uma plataforma virtual, realizando movimentos de exercícios físicos, aumentando o nível de atividade física e a mudança de comportamento para um estilo de vida mais saudável.[18]

No Brasil, infelizmente a TR para pacientes idosos e cardiopatas ainda não é uma realidade, pois há barreiras para o acesso aos serviços de reabilitação no Brasil, que influenciam a inclusão de pacientes em programas formais de reabilitação, como a distância, as restrições de mobilidade, a oferta de profissionais, bem como os custos. Há necessidade, no entanto que esses serviços sejam ofertados em um futuro próximo.

CONSIDERAÇÕES FINAIS

A programação para a alta da reabilitação deve ser planejada e orientada previamente. Vários espaços podem tornar a prática de atividade física prazerosa e ampliar as possibilidades de sociabilização. Contudo, novos estudos são necessários para verificar os benefícios em longo prazo dessas ações, tanto no Brasil quanto no mundo. A TR pode ser uma nova maneira de ampliar o acesso aos serviços em reabilitação no futuro, sobretudo no Brasil.

REFERÊNCIAS BIBLIOGRÁFICAS

1. http://www.redelucymontoro.org.br/site/composicao-da-equipe-dereabilitacao/fisioterapia.html.
2. Louvison MCP, Barros S. Políticas públicas e envelhecimento: a construção de uma política de direitos e os desafios da atenção integral à saúde da pessoa idosa no SUS. BIS, BolInst Saúde 2009;(47):53-5.
3. Brasil. A implantação da Unidade de Saúde da Família. Costa Neto MM da (org.). Ministério da Saúde. Secretaria de Políticas de Saúde. Departamento de Atenção Básica, Brasília, 2000.
4. Oldridge N, Gottlieb M, Guyatt G, Jones N, Streiner D, Feeny D. Predictors of health-related quality of life with cardiac rehabilitation after acute myocardial infarction. J Cardiopulm Rehabil. 1998 March-April;18(2):95-103.
5. Oliveira Filho JA, Salvetti XM. Reabilitação não supervisionada ou semi-supervisionada. Uma alternativa prática. Arquivos Brasileiros de Cardiologia. São Paulo, 2004; 83(5): 368-70.
6. I Consenso Nacional de Reabilitação Cardiovascular (Fase Crônica). Arq. Bras. Cardiol. São Paulo 1997; 69:4.
7. Salvador EP, Reis RS, Florindo AA. Prática do caminhar e sua associação com o ambiente percebido em idosos brasileiros residentes em região de baixo nível socioeconômico. Int J Behav Nutr Phys Act. 2010; 7:67.
8. Florindo AA. Salvador EP, Reis RS, Guimarães VV. Percepção do ambiente e prática de atividade física em adultos residentes em região de baixo nível socioeconômico. Revista de Saúde Pública2011; 45 (2): 302-10.
9. De Moraes WM, Souza PRM, Pinheiro MHNP, Irigoyen MC, Medeiros A, Koike MK. Programa de exercícios físicos baseado em frequência semanal mínima: efeitos na pressão arterial e aptidão física em idosos hipertensos. Rev Bras FisioterSão Carlos 2012;16:2.
10. Herdy AH, López-Jiménez F, Terzic CP, Milani M, Stein R, Carvalho T, et al. Departamento de Ergometria e Reabilitação Cardiovascular da Sociedade Brasileira de Cardiologia. Diretriz Sul-Americana de Prevenção e Reabilitação Cardiovascular. Arq Bras Cardiol. 2014; (Suplemento 1):103;2.
11. Collins KJ, Schrack JA, Van Swearingen JM, Glynn NW, Pospisil MC, Gant VE, Mackey DC. Randomized controlled trial of exercise to improve walking energetics in older adults. Innov Aging. 2018 Sept 8;2(3):igy022. doi: 10.1093/geroni/igy022. eCollection 2018 Sept.
12. Kamo T, Takayama K, Ishii H, Suzuki K, Eguchi K, Nishida Y. Coexisting severe frailty and malnutrition predict mortality among the oldest old in nursing homes: A 1-year prospective study. Arch Gerontol Geriatr. 2017 May-June;70:99-104. doi: 10.1016/j.archger.2017.01.009. Epub 2017 Jan 19.
13. Lans C, Cider Å, Nylander E, Brudin L. Peripheral muscle training with resistance exercise bands in patients with chronic heart failure. Long-term effects on walking distance and quality of life; a pilot study. ESC Heart Fail. 2018 Apr;5(2):241-248. doi: 10.1002/ehf2.12230. Epub 2017 Nov 23.
14. Sveälv BG, Täng MS, Cider A. Is hydrotherapy an appropriate form of exercise for elderly patients with biventricular systolic heart failure? J Geriatr Cardiol. 2012 Dec;9(4):408-10.doi: 10.3724/SP.J.1263.2012.06121.

15. Ploesteanu RL, Nechita AC, Turcu D, Manolescu BN, Stamate SC, Berteanu M. Effects of neuromuscular electrical stimulation in patients with heart failure - review. J Med Life. 2018 Apr-June;11(2):107-118.

16. Piotrowicz E, Jasionowska A, Banaszak-Bednarczyk M, Gwilkowska J, Piotrowicz R. ECG telemonitoring during home-based cardiac rehabilitation in heart failure patients. J Telemed Telecare. 2012 Jun;18(4):193-7. doi: 10.1258/jtt.2012.111005. Epub 2012 May 17.

17. Clark M, Kelly T, Deighan C. A systematic review of the heart manual literature. Eur J Cardiovasc Nurs. 2011 March;10(1):3-13. doi: 10.1016/j.ejcnurse.2010.03.003. Epub 2010 May 6. Review.

18. Ruivo JA. Exergames and cardiac rehabilitation: a review. J Cardiopulm Rehabil Prev. 2014 Jan-Feb;34(1):2-20. doi: 10.1097/HCR.0000000000000037.

DEPARTAMENTO DE ENFERMAGEM

Seção VII

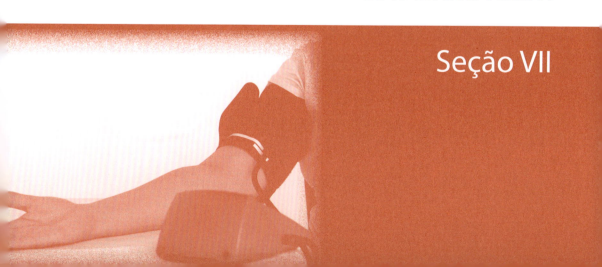

Estratégias para o Controle da Doença Cardiovascular Crônica na Atenção Primária

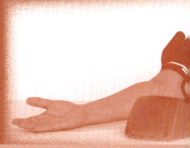

Andressa Teoli Nunciaroni
Mariana Dolce Marques
Maria Keiko Asakura
Rafaela Batista dos Santos Pedrosa

Capítulo 16

INTRODUÇÃO

A Atenção Primária à Saúde (APS) possui caráter coletivo e universal, atinge quase a totalidade da população e reafirma o cuidado longitudinal com definições claras de responsabilidades e o vínculo entre os profissionais que compõem equipes de saúde e usuários.

No que se refere ao acompanhamento de pacientes portadores de DCNT, o número de usuários do sistema de saúde que vem aumentando com a transição demográfica, sobretudo da população idosa. A APS trouxe, a ampliação das maneiras de se produzir o cuidado, com a possibilidade de avanço para além do modelo biomédico de assistência individual, por meio da introdução da clínica interdisciplinar, da prevenção em seus diferentes níveis e da educação em saúde, com abordagens individuais e coletivas.

O enfermeiro ocupa um papel de destaque na APS, tanto pela acessibilidade à população local quanto por seu papel como educador para promoção de hábitos de vida saudáveis visando à prevenção e ao controle das DCNT. No que tange às doenças cardiovasculares, é imprescindível que o enfermeiro que atua na APS possua habilidades e ferramentas que possibilitem a construção do cuidado com autonomia, a compreensão da complexidade do processo saúde e doença, sendo capaz de incorporar os fatores sociais e subjetivos aos cuidados clínicos.

Este capítulo aborda, portanto, estratégias de promoção do autocuidado e autonomia do paciente idoso com doenças cardiovasculares no âmbito da APS, implementadas pela equipe multidisciplinar, com foco no trabalho do enfermeiro.

PROMOÇÃO DO AUTOCUIDADO NO PACIENTE COM DOENÇA CRÔNICA

Está claro que a transição demográfica vem ocorrendo globalmente há anos, com aumento importante da população idosa. No ano de 2017, a população com 60 anos ou mais era de 962 milhões, aumento de cerca de duas vezes em comparação a 1980, que era de 382 milhões.[1] Estudos populacionais preveem que em 2050 a população de maiores que 60 anos irá duplicar, sendo 25% da população maior que 65 anos e aproximadamente 5% maior que 85 anos.[1]

As mudanças que constituem o envelhecimento são complexas. No que se refere às mudanças biológicas, o envelhecimento é associado ao acúmulo de uma variedade de alterações moleculares e celulares que, a longo prazo, poderão acarretar uma perda gradual nas reservas fisiológicas, um declínio geral na capacidade intrínseca do indivíduo, tais como perdas de audição, visão e movimentos, bem como um risco de desenvolvimento de diversas condições crônicas de saúde. Pacientes com doenças crônicas ficam sob supervisão profissional (consultas, exames, orientações) cerca de 10 horas/ano, sendo que a manutenção, a monitorização e o manejo de suas próprias doenças crônicas serão realizados por si mesmos ou por seus familiares por meio de atividades de autocuidado.[2]

Autocuidado pode ser avaliado por diversas perspectivas como a Teoria do Autocuidado de Orem, que define como "a prática de atividades que os indivíduos iniciam e executam por si próprios com vistas à manutenção da vida, saúde e bem-estar",[3] e a adotada neste capítulo e também pela American Heart Association (AHA)[2] chamada *"Middle-range Theory of Self-care of Chronic Illness"*,[4] teoria esta que compreende o autocuidado como um processo de tomada de decisão naturalista em que os pacientes com doenças crônicas utilizam a escolha de comportamentos em contextos do mundo real, sendo suas premissas *a manutenção*, a *monitorização* e o *gerenciamento do autocuidado*[A].[4]

O Ministério da Saúde propõe que, no contexto do Sistema Único de Saúde (SUS) e principalmente na APS, o autocuidado seja implementado em ações individuais (consultas clínicas e visitas domiciliares), em grupos e/ou consultas coletivas, e à distância por meio de telefonemas ou internet, sendo entendido como uma corresponsabilidade entre indivíduo, familiares, profissionais e instituições de saúde.[5]

A promoção do autocuidado na APS é, portanto, centrada na pessoa, por meio de diálogo e construção conjunta de um plano de cuidados, compreendendo, além das diferentes vulnerabilidades, como a doença se apresenta para cada indivíduo em sua integralidade, com atividades e habilidades eleitas a partir de uma prioridade na negociação entre o profissional de saúde e o usuário.[5]

O profissional enfermeiro, em seu papel intrínseco de tomada de decisão, ordenador do cuidado em saúde e educador, apresenta destaque na promoção de comportamentos de autocuidado, reconhecendo possíveis barreiras e/ou limites percebidas pelo profissional, paciente ou familiares e promovendo busca compartilhada para melhores condições de autocuidado.[6]

[A] Baseado na *Middle-range Theory of Self-care of Chronic Illness*[4] entende-se como *manutenção do autocuidado* comportamentos para manter o bem-estar físico e mental, preservando a saúde (ex.: cessação do tabagismo, alimentação saudável e controle do estresse); *monitorização do autocuidado* como a capacidade de observação do próprio corpo, observando e interpretando a presença de sinais e sintomas e elegendo intervenção adequada, fase esta que será realizada no *gerenciamento do autocuidado* com a tomada de decisão e avaliação posterior à ação.

O Ministério da Saúde orienta que as estratégias de autocuidado estejam baseadas em três pilares educativos: o manejo clínico, as mudanças no estilo de vida e os aspectos emocionais/mudanças de visão de futuro do paciente com doenças crônicas.[5] Além disso, os sistemas de saúde precisam ser desenvolvidos para poder garantir acesso ao cuidado integral centrado nas necessidades do idoso a fim de se alcançar a maximização de sua autonomia no cuidado em saúde.[7]

No atendimento individual, o autocuidado acontece por meio da negociação e priorização de habilidades e tarefas, o que contribui para a promoção e a manutenção de suas capacidades. Aspectos como o conhecimento do próprio estado de saúde, comportamentos alimentares, saúde bucal, controle de peso, realização de exercícios físicos, cessação do tabagismo, controle do uso de álcool e adesão medicamentosa devem ser abordados por meio do empoderamento, do estímulo à autonomia e da corresponsabilização do indivíduo.[2]

Os familiares e cuidadores informais, ou seja, a rede de apoio, devem ser amplamente envolvidos na tomada de decisão, pois avaliam a situação de um diferente ponto de vista, ampliando o contexto que cerca esse indivíduo,[5] além de serem uma influência significativa na facilitação de adesão medicamentosa, alimentação e monitoramento da doença.[2]

Faz-se necessário, ainda, conhecer recursos da comunidade que possam apoiar a implementação do plano de cuidado,[5] sejam eles para socialização do indivíduo, apoio psicossocial, uso dos espaços comunitários e outros recursos disponíveis na região em que o indivíduo reside. Considerando a magnitude da comunidade no processo saúde-doença, os Agentes Comunitários de Saúde (ACS) são um elo entre profissionais e a população adscrita no território de abrangência. Reitera-se a importância deste profissional na consolidação da APS, tanto por meio do acompanhamento longitudinal do paciente com DCNT até pela implementação de Práticas Integrativas e Complementares (PICs) de acordo com sua capacitação profissional.[8]

A abordagem do autocuidado em grupos contribui fornecendo estímulo para a mudança de hábitos de vida, a adesão ao tratamento e para promover a integração com a comunidade, visando à autonomia, à tomada de decisões e ao empoderamento do indivíduo em suas necessidades de saúde, sob supervisão e colaboração de profissionais capacitados ao processo educacional coletivo.[5]

O autocuidado como estratégia de controle das doenças cardiovasculares (DCV) e prevenção de agravos nos idosos é de responsabilidade dos serviços, profissionais e instituições de saúde, bem como do usuário, de sua rede de apoio e da comunidade, podendo, por meio de diferentes estratégias, ser implementado na APS pelo profissional enfermeiro e demais membros da equipe de saúde, individualizando o cuidado de acordo com as necessidades de cada paciente, promovendo ações de bem-estar e qualidade de vida, além de diminuir agudizações do quadro crônico.

COMPORTAMENTOS-ALVO PARA A PROMOÇÃO DO AUTOCUIDADO NO CONTROLE DA DOENÇA CARDIOVASCULAR

A mudança de comportamentos como intervenção não medicamentosa no tratamento de pacientes com condições crônicas na APS representa um ponto central no controle das DCV, todavia é um grande desafio na atualidade. Neste capítulo usaremos o termo comportamento para nos referir à ação esperada que o indivíduo realize em seu cotidiano, que, diferentemente do termo hábito, é mais abrangente e inclui um estilo de vida a ser alcançado.

O comportamento humano é visto como uma condição determinante no processo saúde-doença e tem impacto direto sobre uma série de resultados de saúde, tais como morbidade e mortalidade. Embora seja comprovado que a adoção de comportamentos saudáveis reduz as repercussões das DCNT, a literatura é enfática ao apontar que os pacientes com DCNT falham em sua implementação no dia a dia.[9]

No mundo, 40 milhões de pessoas morrem anualmente devido às DCNT, o equivalente a 70% de todas as mortes globais. Destes, 17 milhões morrem antes dos 70 anos de idade e 87% dessas mortes prematuras ocorrem em países de baixa e média renda.[10] As DCV são responsáveis pela maioria das mortes por DCNT (17,7 milhões ao ano), seguidas pelo câncer (8,8 milhões), pelas doenças respiratórias (3,9 milhões) e pelo diabetes (DM) (1,6 milhão).[10]

A adoção de comportamentos como dieta saudável, controle do peso, atividade física regular, cessação do tabagismo e controle do estresse é fundamental para pacientes com DCV.[11] Essas características positivas de estilo de vida trazem benefícios para esse grupo de pacientes, resultando em maior capacidade aeróbica, aumento na qualidade de vida e ampliação da independência na realização de atividades diárias.[11]

Além da importância de se manter uma alimentação saudável e balanceada, com consumo de alimentos integrais e *in natura*, a redução do consumo de sódio é fundamental no controle das DCV.[11] Diretrizes de diferentes países e a Organização Mundial de Saúde recomendam uma ingestão de sal de até 5 g/dia (equivalente a aproximadamente uma colher de chá rasa), enfatizando também a necessidade de redução do consumo de alimentos processados ricos em sódio, visando, com a adoção dessa recomendação, à diminuição dos valores da pressão arterial e do uso de medicamentos anti-hipertensivos.[11]

A recomendação para o controle do peso equivale à manutenção do IMC < 25 kg/m^2 em pessoas de até 65 anos, IMC < 27 kg/m^2 após 65 anos e a circunferência abdominal < 80 cm nas mulheres e < 94 cm nos homens,[12] associada a uma dieta com baixo consumo de alimentos que contêm açúcar refinado e bebidas adoçadas artificialmente, como sucos industrializados e refrigerantes.[11]

Sabe-se que há relação direta entre o tempo sentado ou o tempo assistindo à televisão e a elevação da PA, sendo que a inatividade física é considerada um problema de saúde pública.[12] Recomenda-se a realização de exercícios aeróbicos de moderada intensidade por pelo menos 150 minutos por semana ou 75 minutos semanais de atividade física intensa, distribuídos ao longo dos dias, associados a treinamento muscular resistido duas a três vezes por semana.[11-12] No que se refere ao tabagismo, a recomendação mundial é sua cessação.[12]

Além da adoção de comportamentos em saúde relacionados ao tratamento não medicamentoso, a terapia medicamentosa no controle da DCV merece seu destaque, mas só é efetiva quando o paciente se apresenta aderente a esta etapa de seu tratamento. No contexto das DCV, a adesão medicamentosa é essencial para minimizar a progressão e a agudização da doença. Problemas de adesão aos medicamentos aumentam o risco de mortalidade e o número de hospitalizações subsequentes.[13]

No tratamento de DCNT são utilizadas avaliações de adesão medicamentosa que consideram diferentes aspectos deste comportamento. Uma delas refere-se ao comportamento de ingestão dos medicamentos pelos pacientes no cotidiano conforme estabelecido por seu prescritor. Neste caso, a adesão é avaliada como a porcentagem de comprimidos que o paciente ingere. Por convenção, um ponto de corte de 80% do uso das doses é utilizado para classificar o paciente como aderente ao tratamento medicamentoso.[14]

Diante dessas evidências, diversas intervenções em nível populacional têm sido propostas em diferentes países, visando à redução do risco cardiovascular global, por exemplo a diminuição do sal em redes de *fast food* e alimentos ultraprocessados, a redução de impostos sobre alimentos *in natura*, o aumento dos impostos sobre a venda e a produção do cigarro, a não veiculação de propagandas que incentivem as pessoas a fumar ou a ingerir bebidas alcoólicas, assim como a proibição de fumar em ambientes fechados.

Em nível individual, a adoção dos comportamentos em saúde relacionados à alimentação saudável e ao controle do consumo de sal, à realização de atividade física, à cessação do tabagismo e à adesão medicamentosa é fundamental para o controle das DCV, sendo o âmbito da APS o nível de atenção que possibilita a inclusão de uma grande parcela da população, graças à facilidade de acesso, à proximidade territorial com a residência e ao estabelecimento de vínculo com a equipe de saúde.

Contudo, é reconhecido que há grande dificuldade dos indivíduos em mudar e manter esses comportamentos em sua rotina diária, apontando para a necessidade do desenvolvimento de intervenções que tenham o objetivo de contribuir no cuidado ao paciente idoso e à sua rede de apoio durante esse processo de mudança, garantindo a implementação efetiva dos comportamentos-alvo, resultando em melhor controle da DCV e prevenção secundária de agravos e complicações.

ESTRATÉGIAS DE INTERVENÇÃO PARA MUDANÇAS DE COMPORTAMENTOS

Evidências indicam que as intervenções baseadas em teoria são mais eficazes na produção de resultados benéficos relacionados aos comportamentos em saúde.[15] Para aumentar a eficácia das intervenções é necessário compreender a mudança de comportamento. Neste contexto, a teoria representa uma compreensão aprofundada dos mecanismos de ação (mediadores), moderadores da mudança e dos fatores que podem influenciar o comportamento.[15]

Uma variedade de modelos teóricos foi projetada na tentativa de mapear os mecanismos de ação mediadores da mudança e identificar os determinantes dos comportamentos em saúde. Nesta perspectiva, Armitage e Conner[16] distinguem três tipos de modelos nomeados como cognitivo-sociais, tais como os modelos motivacionais (preditivos), os modelos de efetivação da ação ("*behavioural enaction*") e os modelos de estágios de mudança. Dentre estes modelos teóricos, destacam-se os modelos motivacionais que estão embasados nos fatores da motivação e sustentam as decisões dos indivíduos em executar (ou não) um comportamento em saúde.[16]

Baseada nos modelos motivacionais, a intervenção *Implementation Intention*, ou Ativação da Intenção tem como objetivo tornar consciente ao indivíduo o pareamento ou a relação entre as situações futuras em que o comportamento poderá ser realizado, referindo-se a um processo pós-intencional de autorregulação do comportamento, o que permite transformar uma intenção positiva em ação efetiva.[17]

O formato "*if...then*" da formulação de planos (se X [situação específica] ocorrer, *então* vou realizar Y [comportamento em questão]) é considerado fator-chave no estabelecimento do pareamento entre as situações futuras nas quais o comportamento poderá ser realizado e as respostas de enfrentamento possíveis a situações específicas que possam impedir a sua realização.[17]

Sniehotta et al.[18] propõem um desdobramento da estratégia de Ativação da Intenção em duas etapas: Planejamento de Ação (*Action Planning*) e Planejamento de

Enfrentamento de Obstáculos (*Coping Planning*). O planejamento da ação define os aspectos ambientais e temporais da efetivação da ação, estabelecendo como, quando e onde a ação será realizada, e o planejamento de enfrentamento de obstáculos contextualiza as barreiras entre o indivíduo e o ambiente para a realização do comportamento planejado, de modo que ambos promovem a efetivação do comportamento-alvo de maneira complementar, fornecendo ao sujeito um "guia para a ação", favorecendo a ruptura dos hábitos comumente realizados.

O Planejamento de Ação e o de Enfrentamento de Obstáculos foram aplicados no contexto brasileiro para melhorar a adesão à terapia medicamentosa entre pacientes coronariopatas,[19] para aumentar o nível de atividade física entre pacientes com doença arterial coronária[20] e para a redução do consumo de sal entre hipertensos e pacientes com insuficiência cardíaca.[21-22]

Estudo realizado no contexto brasileiro avaliou o potencial de eficácia, a viabilidade e a aceitabilidade de uma intervenção de enfermagem na Ativação da Intenção para promover o comportamento de adesão aos medicamentos cardioprotetores em pacientes com antecedente de síndrome coronária aguda (SCA), em seguimento na atenção primária à saúde. A intervenção foi delineada de acordo com as abordagens teórica, empírica e experiencial e dividida em duas etapas. A primeira etapa consistiu na abordagem experiencial, que envolveu a participação de pacientes com SCA e enfermeiros da APS com experiência na assistência a esse grupo de pacientes com vistas a identificar a percepção de ambos sobre o modo de aplicação e dose da estratégia. Na segunda etapa da pesquisa, foi realizado um estudo piloto com 45 pacientes com coronariopatia, por meio de três encontros para testar o potencial de eficácia, a viabilidade e a aceitabilidade da intervenção de acordo com o modo de aplicação e dose estabelecidos na abordagem experiencial. O estudo disponibilizou para a comunidade científica uma intervenção com evidências de potencial de eficácia, elevada viabilidade e aceitabilidade que pode contribuir para a tomada de decisão dos profissionais de saúde sobre o cuidado do paciente com doenças crônicas, especificamente no que se refere à adesão medicamentosa.[23]

Recente estudo desenvolvido por Nunciaroni[24] avaliou a viabilidade, a aceitabilidade e o potencial de eficácia da estratégia de Ativação da Intenção quando aplicada por enfermeiros da prática clínica da APS para redução do consumo de sal. A experiência de inserir a intervenção na prática da consulta de enfermagem foi avaliada por 14 enfermeiros, com relatos de que seu uso melhora a qualidade da consulta, é de fácil aplicação e possível de ser inserida na prática clínica. A intervenção foi percebida pelos participantes como eficaz na redução do consumo de sal, permitindo a participação do paciente na tomada de decisão durante o cuidado.

Artigo de revisão reuniu 13 diferentes estudos que utilizaram a estratégia de Ativação da Intenção para a promoção do comportamento de atividade física em diferentes populações, sendo dois estudos realizados em contexto brasileiro.[25] Dentre os estudos incluídos, o período de seguimento dos pacientes variou de 2 a 24 semanas, cinco utilizaram o Planejamento de Ação e o de Enfrentamento de Obstáculos, enquanto os demais utilizaram apenas o Planejamento de Ação. Sete estudos realizaram alguma estratégia de reforço dos planos elaborados, pessoalmente, via telefônica ou via mensagem em celular. No que se refere aos resultados, quatro estudos não observaram diferenças significativas entre os grupos de intervenção e controle, porém um fator em comum foi a ausência do planejamento de enfrentamento de obstáculos. Os demais estudos observaram aumento significativo do nível de atividade física reportado pelos participantes.

Outras estratégias que têm sido amplamente utilizadas na APS no contexto brasileiro são a Intervenção Breve e a Entrevista Motivacional, especialmente no tratamento do alcoolismo, tabagismo e uso problemático de substâncias psicoativas, mas que podem também ser aplicadas para a mudanças de comportamentos relacionados às DCNT.[26-27] A Intervenção Breve baseia-se no modelo de mudança de comportamento descrito por Prochaska, DiClemente e Norcross,[28] composto por quatro estágios: pré-contemplação (fase em que o indivíduo ainda não está realmente pensando em mudar o comportamento); contemplação (o indivíduo apresenta intenção positiva para a mudança); ação (o indivíduo realiza ações para efetivar a mudança, toma decisões que irão implicar transformação do comportamento) e manutenção (o indivíduo mantém o novo comportamento na sua rotina).

A Intervenção Breve é uma intervenção estruturada, focal e objetiva, que visa promover a autonomia do indivíduo e a responsabilização por suas escolhas, e é pautada por seis princípios (FRAMES): F (*Feedback*), devolutiva ou retorno; R (*Responsibility*), responsabilidade e metas; A (*Advice*), aconselhamento; M (*Menu of options*), menu de opções; E (*Empathy*), empatia, e S (*Self-efficacy*), autoeficácia.[28]

A Entrevista Motivacional foi elaborada por Miller e Rollnick[27] e tem como principal objetivo auxiliar o indivíduo a resolver sua ambivalência relacionada ao comportamento em questão. Seus princípios consistem na expressão de empatia, evitando o uso de jargões e julgamentos, o desenvolvimento da discrepância, que mostra o atual comportamento e sua relação com a vida naquele momento e como a vida poderia ser, a lidar com a resistência, já que ela é esperada, mas, a partir dela, oferecer e mostrar ao sujeito uma nova perspectiva do comportamento e estímulo à autoeficácia, utilizando a negociação e o desenvolvimento de confiança para demonstrar ao paciente algo que ele pode e consegue fazer.

Diversas intervenções baseadas em mídias digitais e ferramentas de automonitoramento têm sido propostas para contribuir com a mudança de comportamentos relacionados ao controle das DCV em âmbito mundial, sobretudo nos países desenvolvidos, em especial para a promoção de alimentação saudável e aumento do nível de atividade física, porém essa realidade ainda não está avançada no Brasil, apesar de pesquisas estarem em desenvolvimento.

Na prática clínica em APS no Brasil, tem se desenvolvido o seguimento longitudinal de pacientes crônicos com DCV pelas equipes de saúde da família, com a realização de atendimentos individuais, atividades coletivas (grupos de educação em saúde e de promoção da saúde) e visitas domiciliares, porém ainda com foco informativo e de aconselhamento verbal. Ainda é escasso o embasamento teórico das intervenções implementadas pelos diferentes profissionais, apontando para a necessidade de se aprofundar a discussão do tema nesse nível de atenção, bem como o desenvolvimento, a implementação e a avaliação de intervenções já apontadas como eficazes em literatura.

É, portanto, difícil encontrar uma única estratégia de intervenção eficaz em todos os idosos, condições e contextos. Consequentemente, as intervenções que visam à mudança dos comportamentos em saúde devem ser adaptadas às metas específicas relacionadas com a doença vivenciada pelo paciente, bem como ao contexto socioambiental em que ele está inserido, e precisam considerar a singularidade de cada sujeito, incluindo suas experiências, vivências e aspectos emocionais.[29]

O enfermeiro é o profissional de excelência para o desenvolvimento de intervenções centradas no paciente, uma vez que dispõe do maior tempo de contato direto e agrega no escopo de suas funções ações educativas com vistas à promoção de saúde, colocando o paciente no centro do processo de cuidar e considerando suas preferências, valores e possibilidades.

Este capítulo descreveu a estratégia de Ativação da Intenção, a Intervenção Breve e a Entrevista Motivacional como exemplos de intervenções de baixo custo e que se mostraram eficazes na mudança de comportamentos em diferentes realidades, sendo que todas elas consideram a individualidade do sujeito e suas condições, pois valorizam os determinantes de saúde subjetivos, centrando o cuidado na pessoa. Entretanto, ainda são necessários estudos com maior tempo de seguimento, principalmente na população idosa, para avaliação da manutenção do comportamento e da efetividade das intervenções, ou seja, se podem ser inseridas na prática clínica das equipes de saúde, tornando-se uma recomendação em grande escala.

Além disso, a promoção da mudança de comportamento em idosos com doenças crônicas requer, concomitantemente, uma mudança de comportamento do profissional de saúde, no sentido de implementar as intervenções baseadas em teoria disponíveis de maneira eficaz e limitando o uso de práticas empíricas baseadas no senso comum.

Mudar o comportamento das pessoas não é uma tarefa simples para educadores, pesquisadores, profissionais da saúde e para os responsáveis pela criação e implementação de políticas públicas. O avanço no uso de intervenções baseadas em teoria que tenham baixo custo de implementação e possam ser utilizadas por diferentes profissionais possibilita integrar o atendimento individual e a elaboração do plano de cuidados às práticas coletivas e territoriais de promoção à saúde, priorizando a mudança de comportamento efetiva e duradoura no manejo clínico do idoso, contribuindo tanto para a prevenção primária das doenças crônicas quanto para o controle dos sintomas e complicações, melhorando a qualidade de vida dos indivíduos de modo geral.

REFERÊNCIAS BIBLIOGRÁFICAS

1. Department of Economic and Social Affairs, Population Division (United Nations). World Population Prospects: The 2017 Revision, Key Findings and Advance Tables. Working Paper: 2017.

2. Riegel B, Moser DK, Buck HG, Dickson VV, Dunbar SB, Lee CS, et al. Self-care in cardiovascular disease and stroke. J Am Heart Assoc. 2017; 6(9): 1-27.

3. Orem D. Nursing Concepts of Practice. Mosby Year Book, 1991.

4. Riegel B, Jaarsma T, Stromberg A. A middle-range theory of self-care of chronic illness. ANS Adv Nurs Sci. 2012;35(3):194-204.

5. Ministério da Saúde. Secretaria de Atenção à Saúde. Departamento de Atenção Básica (Brasil). Estratégias para o cuidado da pessoa com doença crônica. Brasília: Ministério da Saúde, 2014. 162 p. (Cadernos de Atenção Básica, n. 35).

6. Wilkinson M, Whitehead L, Crowe M. Nurses perspectives on long-term condition self-management: a qualitative study. J Clin Nurs. 2016;25(1-2):240-6.

7. World Health Organization. World Report on the Ageing and Health. Geneva: World Health Organization; 2015.

8. Lima CA, Santos AMVS, Messias RB, Costa FM, Barbosa DA, Silva CSO, et al. Integrative and complementary practices: use by community health agents in self-care. Rev Bras Enferm [Internet].2018;71(Suppl 6):2683-9.

9. Johnson NB, Hayes LD, Brown K, et al. CDC National Health Report: leading causes of morbidity and mortality and associated behavioral risk and protective factors — United States, 2005-2013. MMWR Suppl. 2014;63:3-27.

10. World Health Organization. World Health Statistics 2017: monitoring health for the SDGs, Sustainable Development Goals. Geneva: World Health Organization, 2017.

11. Khanji MY, Waardhuizen CN, Bicalho VVS, Ferket BS, Hunink MGM, Petersen SE. Lifestyle advice and interventions for cardiovascular risk reduction: A systematic review of guidelines. International Journal of Cardiology.2018;263:142–51.

12. Malachias MVB, Souza WKSB, Plavnik FL, Rodrigues CIS, Brandão AA, Neves MFT, et al. 7ª Diretriz Brasileira de Hipertensão Arterial. Arq Bras Cardiol.2016;107(3Supl.3):1-83.

13. Ho PM, Spertus JA, Masoudi FA, Reid KJ, Peterson ED, Magid DJ, et al. Impact of medication therapy discontinuation on mortality after myocardial infarction. Arch Intern Med. 2006;166(17):1842-7.

14. Fischer MA, Stedman MR, Lii J, Vogeli C, Shrank WH, Brookhart MA, Weissman JS. Primary medication non-adherence: analysis of 195,930 electronic prescriptions. J Gen Intern Med. 2010; 25:284-90.

15. Davis R, Campbell R, Hildon Z, Hobbs L, Michie S. Theories of behaviour and behaviour change across the social and behavioural sciences: a scoping review. Health Psychol Rev. 2015;9(3):323-44.

16. Armitage C, Conner M. Social cognition models and health behaviour: a structured review. Psychol Health.2000;15(2):173-89.

17. Gollwitzer PM. Implementation intentions: strong effects of simple plans. Am Phychol.1999;54(7):493-503.

18. Sniehotta FF, Schwarzer R; Scholz RSU, Schuz B. Action planning and coping planning for long-term lifestyle change: Theory and assessment. Eur J Soc Psychol.2005;35(4):565-76.

19. Lourenço LBA, Rodrigues RCM, Spana TM, Gallani MCBJ, Cornélio ME. Planos de ação e de enfrentamento de obstáculos relacionados ao comportamento de adesão à terapia medicamentosa em coronariopatas. Rev.Latino-Am Enf. 2012;20(5):821-29.

20. Rodrigues RCM, São-João TM, Gallani MCBJ, Cornélio ME, Alexandre NM. The 'Moving Heart Program': an intervention to improve physical activity among patients with coronary heart disease. Rev Latino-Am Enf.2013;21(1):180-9.

21. Agondi RF, Cornélio ME, Rodrigues RCM, Gallani MC. Implementation Intentions on the effect of salt intake among hypertensive women: a pilot study. Nurs Res Pract (Online).2014;2014:1-8.

22. Nunciaroni AT. Uso de estratégias de ativação da intenção para redução do consumo de sódio em pacientes com insuficiência cardíaca - estudo piloto. Campinas (SP). Dissertação [Mestrado em Ciências da Saúde], Universidade Estadual de Campinas, 2013.

23. Pedrosa RBS. Intervenção para promover a adesão medicamentosa em pacientes com doença arterial coronária: um estudo piloto. Campinas (SP). Tese [Doutorado em Ciências da Saúde], Universidade Estadual de Campinas, 2018.

24. Nunciaroni AT. Estratégia de ativação da intenção como intervenção de enfermagem para redução do consumo de sal entre hipertensos na atenção primária à saúde: avaliação da efetividade no contexto real da prática clínica. Campinas (SP). Tese [Doutorado em Ciências da Saúde], Universidade Estadual de Campinas, 2017.

25. Silva MAVD, São-João TM, Brizon VC, Franco DH, Mialhe FL. Impact of implementation intentions on physical activity practice in adults: A systematic review and meta-analysis of randomized clinical trials. PLoS One.2018;13(11):e0206294.

26. Abreu AMM, Jomar RT, Taets GGC, Souza MHN, Fernandes DB. Rastreamento e Intervenção Breve para uso de álcool e outras drogas. Rev Bras Enferm [Internet].2018;71(suppl 5):2389-95.

27. Miller W, Rollnick S. Motivational Interviewing. 2nd Edition. New York and London: Guilford Press, 2002.

28. Prochaska JA, DiClemente CC, Norcross JC. In search of how people change. Applications to addictive behaviour. Am Psych.1992;47:1102-14.

29. Sidani S, Jo Braden C. Design, evaluation, and translation of nursing interventions. Wiley -Blackwell, Library of Congress Cataloging-in-Publication Data, 2011.

Intervenções para a Promoção da Saúde Cardiovascular em Idosos

Luciana Kusumota
Ana Carolina Queiroz Godoy Daniel
Eugenia Velludo Veiga
Vanessa Santos Sallai

INTRODUÇÃO

No contexto do cuidado à saúde, há um movimento global de adequação dos modelos assistenciais diante das demandas e necessidades atuais. O envelhecimento populacional no Brasil, que está acontecendo de maneira rápida desde a metade do século passado, coloca nosso sistema de atenção à saúde vigente em condição de falência. Se de um lado temos um sistema ainda voltado ao atendimento de populações jovens e de quadros agudos visando à cura, por outro temos uma explosão demográfica com crescente número de pessoas idosas com demandas específicas e caracterizadas por condições crônicas de longo prazo para serem atendidas.[1-3]

O Relatório Mundial de Envelhecimento e Saúde (2015) enfatiza medidas a serem trabalhadas mundialmente com foco no envelhecimento saudável, não apenas no âmbito da ausência de doenças nos idosos, pois é amplamente sabido que esta parcela da população, em sua maioria, é acometida por mais de uma doença crônica, mas sim na manutenção da capacidade funcional. Tal relatório menciona que para construir um mundo favorável aos idosos é necessário uma transformação dos sistemas de saúde que substitua os modelos curativos baseados na doença por modelos de atenção integrada e centrada nas necessidades das pessoas idosas.[4] Nesse sentido, um sistema de atenção à saúde com foco na promoção e na prevenção da saúde pode ser utilizado para atender às necessidades dessa população.

MODELO DE CUIDADO INTEGRADO

Modelos de cuidados integrados e resolutivos são essenciais para substituir os fragmentados e mal coordenados modelos vigentes, devendo estar focados no fluxo de ações de educação, promoção da saúde, prevenção de doenças evitáveis, compreensão das comorbidades, postergação de complicações, cuidado precoce e reabilitação de agravos. Para tanto, é necessária a implementação de uma rede articulada, referenciada e com sistema de informação unificado e sincronizado.[2,3]

Os três níveis iniciais do modelo integrado de atenção aos idosos são as instâncias leves, nas quais o cuidado é prestado pelos profissionais de saúde capacitados, utilizando instrumentos epidemiológicos de rastreio e tecnologias de monitoramento de saúde. Outra característica destes três níveis iniciais são os custos menores para a assistência, portanto a meta é manter os idosos nesses níveis leves de atenção, com vistas a manter a melhor capacidade funcional, qualidade de vida e participação social. Os níveis quatro e cinco são consideradas instâncias pesadas, as quais são representadas pelos hospitais e as unidades de longa permanência. São níveis de custos altos, e neles a meta é reabilitar o idoso e voltá-lo aos níveis anteriores de atenção quando possível.[3]

O cuidado integrado ao idoso possibilita ao enfermeiro trabalhar na proposta de reconhecer as necessidades afetadas dessas pessoas, dentre as quais se destacam as alterações cardiovasculares, identificando as manifestações subjetivas e objetivas relacionadas ao funcionamento cardiovascular e suas demandas de cuidados. Neste capítulo, desenvolveremos a abordagem de idosos com necessidades de volume de líquido corporal excessivo, intolerância à atividade e risco de quedas. Entendemos que tais necessidades estão frequentemente afetadas nos idosos com diagnósticos médicos e complicações relacionados às arritmias cardíacas, valvulopatias, hipertensão arterial sistêmica (HAS), doença arterial coronariana (DAC), insuficiência coronariana aguda e crônica, infarto agudo do miocárdio (IAM) e insuficiência cardíaca (IC).[5]

Com o envelhecimento ocorrem alterações na anatomia, na fisiologia e nos padrões de normalidade cardiovascular atribuídos à população mais jovem, mesmo na ausência de doenças, caracterizando o processo de senescência. Também com o envelhecimento ocorre o aumento da incidência de doenças cardiovasculares, o que caracteriza a senilidade. Tais alterações dificultam o estabelecimento de diagnóstico das doenças do coração, interferindo na instalação precoce e correta da abordagem terapêutica.[5] A interação das alterações da senescência e da senilidade aumentam as chances do desenvolvimento de alterações cardiovasculares, das quais a mais comum é a insuficiência cardíaca.[6]

Ao aplicar a proposta da assistência integrada ao idoso com alterações cardiovasculares, podemos transpor o modelo citado[3] para a atuação do enfermeiro junto à equipe de saúde, exemplificando e adequando-a para a atenção a esses idosos.

O nível um é representado pelo acolhimento e pode ser desenvolvido em todas as instâncias de atenção ao idoso com alterações cardiovasculares. Para tanto o enfermeiro pode se utilizar de estratégias diversas de apoio e de enfrentamento das limitações associadas às doenças e às suas complicações.[7]

O nível dois é o núcleo integrado de cuidados baseados no atendimento dos ambulatórios, centros de convivência e centros-dia. Nestes serviços, os idosos com alterações cardiovasculares podem ser rastreados pelo enfermeiro quanto aos riscos e desequilíbrios mínimos, pois são detectados precocemente dada a presença constante nos serviços.

O nível três pode ser exemplificado com os ambulatórios de geriatria, nos quais os idosos com alterações cardiovasculares fazem o acompanhamento periódico pela equipe da Geriatria em parceria com a Cardiologia e outras especialidades. Todo idoso deve ser avaliado multidimensionalmente quanto à manutenção da saúde e rastreado quanto aos danos físicos, psicológicos e sociais aos quais são mais vulneráveis. Outra estratégia a ser utilizada pelos enfermeiros neste nível é o ensino dos idosos e de seus familiares e/ou cuidadores, enfatizando a responsabilização do (auto)cuidado, na qual os profissionais devem instruir e motivar para a continuidade do cuidado à saúde no domicílio.[8]

O nível quatro constitui a atenção de curta duração em domicílio, serviços de emergência, hospitais, hospitais-dia e cuidados paliativos. Os idosos com alterações cardiovasculares instáveis nos níveis de um a três, ou em situação agudizada por diversos motivos, devem ser encaminhados para serviços de maior complexidade para o atendimento. Tais serviços contam com equipes multiprofissionais capacitadas e altas tecnologias diagnósticas e terapêuticas para o atendimento de quadros complexos e graves, tais como o atendimento do idoso com IAM, IC descompensada, angina e HAS de difícil controle. Apesar de os idosos permanecerem em atendimento nestes serviços por algum tempo, tão logo apresentem condições favoráveis devem ser referenciados para os níveis anteriores do modelo assistencial integrado.

O nível cinco inclui os cuidados de longa duração nas unidades de reabilitação, residências assistidas e Instituições de Longa Permanência para Idosos (ILPI). Aqueles idosos com alterações cardiovasculares mais avançadas e de difícil controle podem necessitar de atenção integral e constante. Neste nível, o enfermeiro e a equipe de saúde devem almejar a reabilitação possível, incluindo a recuperação e manutenção da capacidade funcional, da autonomia e dos melhores níveis de qualidade de vida.[4]

A utilização de um sistema único e integrado de documentação individual deve favorecer a assistência nos diversos níveis (Figura 17.1). Quanto mais o enfermeiro e a equipe profissional conhecerem os seus pacientes maiores serão as chances de obtenção de bons resultados com a assistência à saúde dos idosos.[2,3]

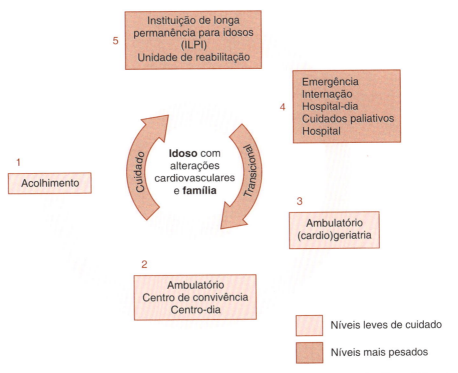

Figura 17.1. Modelo de cuidado integrado aplicado ao paciente com doença cardiovascular. Fonte: Elaborada pelas autoras e adaptada de Veras e Oliveira (2018).[3]

CUIDADOS E INTERVENÇÕES

As necessidades de volume de líquido corporal excessivo, intolerância à atividade e risco de quedas em idosos com alterações cardiovasculares são mais frequentes nos estados de descompensação clínica e fisiopatológica, sobretudo em diagnósticos que afetam ou têm sua origem no sistema cardiovascular. Já os cuidados da enfermagem gerontológica e geriátrica, em parceria com a enfermagem em cardiologia, envolvem o atendimento das necessidades reais afetadas ou de risco, bem como a ajuda para o idoso e/ou a família lidarem com as alterações do envelhecimento associadas às manifestações das doenças cardiovasculares.[7,8] Com o envelhecimento populacional e o crescimento numérico de idosos com alterações cardiovasculares, o enfermeiro e demais profissionais da área da saúde deparam-se com o desafio de utilizar modelos assistenciais e tecnologias de cuidado modernas e adequadas para o cuidado destes idosos. Dessa maneira, apresentamos neste capítulo um guia de cuidados baseado nas taxonomias de diagnósticos, de resultados e de intervenções de enfermagem, o qual pode orientar a atuação da equipe no atendimento de pacientes com as necessidades supracitadas, nos níveis de um a cinco do modelo integrado.

O volume de líquidos excessivo está associado à entrada excessiva e/ou a retenção ou acúmulo de líquidos no corpo.[9] Das alterações cardiovasculares no idoso, a IC favorece o volume de líquidos excessivo, que pode acarretar em edema pulmonar e periférico. Os principais sintomas causados pelo acúmulo de líquido intersticial são dispneia durante o esforço, ortopneia e dispneia paroxística noturna. Além destes, são manifestações frequentes na IC: fadiga, cansaço, baixa tolerância aos esforços, alteração na pressão arterial, edema corporal, oligúria, ganho de peso em curto período e presença de alterações nos exames laboratoriais (hemograma, eletrólitos, função renal).[6,9]

O plano de cuidados para atendimento de idosos com volume de líquidos excessivo relacionado às alterações cardiovasculares deve almejar o estabelecimento do equilíbrio eletrolítico e/ou de líquidos, bem como controlar a progressão e as complicações das alterações cardiovasculares.[10] As intervenções aplicáveis para atender as necessidades afetadas devem ser individualizadas e baseadas nas manifestações dos idosos.[7,8,11] O Quadro 17.1 apresenta atividades a serem desenvolvidas para o controle da hipervolemia.

Paralelamente às alterações cardiovasculares, comumente desencadeia-se a intolerância à atividade nos idosos. É uma condição em que a energia fisiológica ou psicológica é insuficiente para suportar ou completar as atividades necessárias ou desejadas para a vida diária.[9] O fator causal mais importante na determinação desta condição é o desequilíbrio entre a oferta e a demanda de oxigênio, relacionado às manifestações das doenças cardiovasculares, tais como IC, HAS e DAC. Entre outros fatores ou causas contribuintes para a intolerância à atividade estão repouso no leito, desequilíbrio eletrolítico, dor, débito cardíaco diminuído, fadiga, efeitos de medicamentos e medo de causar danos a si mesmo.[6,11] Os sinais e sintomas mais comuns são: desconforto e/ou dispneia ao esforço, fadiga, fraqueza generalizada, alterações no eletrocardiograma e resposta anormal da frequência cardíaca e/ou da pressão arterial à atividade.[9]

O plano de cuidados para atender a intolerância à atividade relacionada às alterações cardiovasculares pode se basear na conservação da energia e no controle dos efeitos deletérios da fadiga para traçar os resultados a serem alcançados.[10]

Com relação às intervenções para a intolerância à atividade desses idosos, podemos trabalhar com atividades relacionadas ao controle de energia, ou seja, regulação

Quadro 17.1. Intervenção de enfermagem para controle do volume de líquidos excessivo em idosos com alterações cardiovasculares

Controle da Hipervolemia

- Pesar diariamente em jejum, no mesmo horário;
- Registrar e comunicar mudanças de peso abruptas;
- Monitorar o estado hemodinâmico (frequência cardíaca, pressão arterial, pressão venosa central, débito cardíaco);
- Monitorar o padrão respiratório (dispneia, ansiedade, ortopneia, tosse, expectoração espumosa, padrão respiratório anormal);
- Monitorar possíveis ruídos adventícios respiratórios;
- Monitorar possíveis ruídos cardíacos;
- Monitorar distensão de veias jugulares;
- Monitorar edema periférico e cianose;
- Monitorar evidências laboratoriais alteradas (sódio, potássio, ureia, creatinina, hemoglobina, hematócrito, albumina, nitrogênio ureico);
- Monitorar a ingestão e eliminação de líquidos;
- Administrar medicações prescritas para diminuir pré-carga e orientar idosos e/ou familiares;
- Restringir ingestão de líquidos conforme balanço hídrico e determinado pela equipe;
- Promover a diálise quando apropriado;
- Elevar a cabeceira da cama para melhorar a ventilação conforme apropriado;
- Administrar oxigênio conforme prescrição médica;
- Reposicionar frequentemente o idoso dependente com edema conforme apropriado;
- Avaliar a função cognitiva e o nível de consciência;
- Avaliar inquietude e irritabilidade associadas à hipóxia;
- Avaliar a pele do idoso acamado;
- Orientar o idoso e os familiares quanto ao registro de ingestão e eliminação de líquidos;
- Orientar o idoso e os familiares quanto às intervenções planejadas para tratar a hipervolemia;
- Restringir a ingestão diária de sódio para 2 a 5 gramas, conforme determinado pela equipe profissional;
- Promover imagem corporal positiva e autoestima se as preocupações forem expressas como resultado da retenção de líquidos;
- Orientar o idoso e os familiares para identificar e informar piora das manifestações: edema, perda de apetite, ganho de peso, falta de ar etc.

Fonte: Elaborado pelas autoras e adaptado de Bulechek et al. (2016).[7]

do gasto de energia para o tratamento ou prevenção da fadiga e otimização de funções, bem como com cuidados cardíacos de reabilitação, promovendo o nível máximo de atividade funcional para um paciente que passou por episódio de prejuízos na função cardíaca em consequência de desequilíbrio entre a oferta e a demanda de oxigênio ao miocárdio.[7] Tais intervenções e algumas atividades condizentes com o cuidado do idoso com alterações cardiovasculares se encontram no Quadro 17.2.

Um evento de extrema relevância a ser evitado nos idosos com alterações cardiovasculares é a queda, considerada uma síndrome geriátrica. O risco de quedas é a suscetibilidade aumentada a quedas que pode causar dano físico e comprometer a saúde.[9] A própria idade e as alterações relacionadas à senescência colocam o idoso em condição de maior vulnerabilidade às quedas,[12] e entre outras condições associadas ao risco para o evento em idosos com alterações cardiovasculares estão a doença vascular, a hipotensão ortostática e as restrições na mobilidade física.[9]

A dor, a fadiga, o repouso no leito, o edema, os medicamentos anti-hipertensivos e vasodilatadores e a circulação insatisfatória são fatores contribuintes para prejuízos na mobilidade física dos idosos com alterações cardiovasculares e que, por conseguinte, aumentam o risco de quedas dessa população.[11]

Quadro 17.2. Intervenções de enfermagem para controle de intolerância à atividade em idosos com alterações cardiovasculares

Controle de Energia

- Avaliar a condição fisiológica do idoso quanto às deficiências que resultam em fadiga no contexto da idade;
- Encorajar a verbalização dos sentimentos sobre as limitações;
- Usar instrumentos validados para mensurar a fadiga, a capacidade funcional e a qualidade de vida do idoso;
- Minimizar a manifestação das alterações cardiovasculares prioritariamente, conforme apropriado;
- Selecionar intervenções para redução da fadiga, usando combinações farmacológicas e não farmacológicas conforme apropriado;
- Monitorar a ingestão alimentar para assegurar o consumo adequado de recursos energéticos;
- Fracionar a oferta de alimentos e estimular a ingestão para os idosos com inapetência;
- Monitorar o idoso quanto à evidência de excesso de fadiga emocional e física;
- Monitorar a resposta cardiorrespiratória à atividade (taquicardia, arritmia, dispneia, diaforese, palidez, taquipneia etc.);
- Encorajar exercícios aeróbicos conforme avaliado pela equipe profissional e tolerado pelo idoso;
- Monitorar e registrar o padrão do sono;
- Auxiliar o idoso a compreender o princípio de conservação de energia (necessidade de restrição de atividade ou de repouso);
- Ensinar técnicas de organização de atividades e de controle de tempo para evitar a fadiga;
- Auxiliar o idoso a atribuir prioridade às atividades para acomodar os níveis de energia;
- Auxiliar a estabelecer objetivos de atividades realistas;
- Auxiliar o idoso a identificar atividades preferidas;
- Encorajar o idoso a escolher atividades que gradualmente aumentem a resistência, quando apropriado;
- Auxiliar o idoso a identificar tarefas que outras pessoas possam realizar em casa para prevenir/aliviar a fadiga;
- Encorajar a família a estar alerta e presente no monitoramento do autocuidado do idoso;
- Auxiliar o idoso a limitar o sono diurno, propondo atividades que desestimulem a sonolência, conforme apropriado;
- Limitar os estímulos ambientais para evitar a hiperestimulação;
- Promover repouso na cama/limitação de atividade, considerando o intervalo de descanso escolhido pelo idoso;
- Encorajar a alternância de períodos de repouso e de atividade condizentes com as reservas de energia;
- Evitar atividades físicas que competem por suprimento de oxigênio, como atividade física após uma refeição;
- Usar exercícios ativos e passivos, de amplitude de movimentos, para aliviar a tensão muscular;
- Promover atividades calmas para proporcionar distração e relaxamento, por exemplo, leitura, meditação, música etc.;
- Encorajar um cochilo à tarde, quando apropriado;
- Planejar atividades terapêuticas para períodos em que o idoso tenha maior energia;
- Auxiliar o idoso a sentar-se na beira da cama e balançar as pernas, caso não possa andar ou ser transferido para a cadeira;
- Auxiliar o idoso a realizar as atividades básicas e instrumentais da vida diária (comer, caminhar, vestir-se, pentear-se), conforme apropriado;
- Monitorar a administração das medicações prescritas e os efeitos das mesmas;
- Auxiliar o idoso e os familiares a realizar o automonitoramento, registrando a ingestão de calorias e de gasto de energia, conforme apropriado;
- Orientar o idoso e os familiares quanto ao reconhecimento de sinais e sintomas da fadiga que requerem a redução de atividades;
- Orientar quanto ao estresse e a intervenções para reduzir a fadiga;
- Orientar a necessidade de o idoso notificar o profissional da saúde quanto à persistência dos sinais e sintomas da fadiga;
- Orientar o idoso e os familiares para não praticar a automedicação;

Continua

Continuação

Cuidados Cardíacos: Reabilitação
• Monitorar a tolerância do idoso à atividade;
• Manter cronograma de deambulação conforme tolerado;
• Incentivar expectativas realistas para o idoso e a família;
• Orientar quanto à modificação dos fatores de risco cardíacos (abandono do tabagismo e do alcoolismo, adoção de dieta saudável e realização de exercícios físicos regularmente), conforme apropriado;
• Orientar o idoso e os familiares quanto ao autocuidado em caso de dor torácica e solicitação de ajuda, conforme apropriado;
• Orientar quanto aos serviços de emergência disponíveis e acesso, se apropriado;
• Orientar quanto às limitações em levantar/empurrar objetos pesados, se apropriado;
• Orientar quanto aos cuidados de acompanhamento nos serviços de saúde;
• Coordenar encaminhamentos de idosos para avaliação e acompanhamento com equipe multidisciplinar (nutricionista, enfermeiro, médico, assistente social, psicólogo, fisioterapeuta, terapêuta ocupacional etc.);
• Aplicar instrumento validado de ansiedade e sintomas depressivos e fazer encaminhamento, quando apropriado;
• Monitorar estado mental que possa indicar hipóxia cerebral (inquietação, confusão, nível de consciência diminuído e agitação).

Fonte: Elaborado pelas autoras e adaptado de Bulechek et al. (2016).[7]

Diante da presença desse risco, é necessário almejar a busca de resultados preventivos quanto ao estado circulatório, nível de fadiga e mobilidade, associados às alterações cardiovasculares e aos efeitos dos medicamentos em uso, tais como os hipotensores e vasodilatadores.[10]

As intervenções a serem implementadas estão demonstradas no Quadro 17.3 e são relacionadas à prevenção contra quedas e a precauções contra ferimentos devido a quedas e problemas circulatórios decorrentes de insuficiência arterial.[7]

A utilização de escalas específicas pode predizer e classificar o paciente quanto ao risco de quedas, de modo que tais resultados auxiliam/norteiam a implementação de ações para prevenção de quedas, promovendo maior segurança aos idosos na assistência à saúde.[13]

Quadro 17.3. Intervenções de enfermagem para risco de quedas em idosos com alterações cardiovasculares

Prevenção de Quedas
• Identificar déficits cognitivos ou físicos do idoso que podem aumentar o potencial de quedas em um ambiente específico;
• Identificar os comportamentos e fatores que afetam o risco de quedas;
• Rever o histórico de quedas com o idoso e sua família;
• Monitorar o passo, o equilíbrio e o nível de fadiga ao caminhar;
• Pedir para o idoso que atente à percepção de equilíbrio, conforme indicado;
• Compartilhar com o idoso as observações sobre o passo e o movimento;
• Sugerir e treinar mudanças no passo quando apropriado;
• Auxiliar o idoso instável durante o caminhar;
• Fornecer, ensinar a usar e incentivar o uso de dispositivos de auxílio (bengala, andador) para a caminhada estável;
• Travar as rodas da cadeira de rodas, da cama ou da maca durante a transferência do idoso;
• Colocar os acessórios facilmente ao alcance do idoso;
• Orientar o idoso a pedir auxílio quando necessário;
• Ensinar o idoso a como cair para minimizar os ferimentos (fazer da queda uma continuação do movimento do momento, tentando proteger a cabeça. É importante evitar ir contra o movimento, pois isso pode afetar as articulações);
• Avaliar e monitorar a habilidade de se transferir da cama para a cadeira e vice-versa;

Continua

Continuação

Prevenção de Quedas
• Usar as técnicas apropriadas para a transferência do idoso;
• Fornecer cadeiras e assento sanitário com alturas apropriadas para facilitar a transferência;
• Usar grades laterais para impedir a queda da cama, conforme necessário;
• Fornecer ao idoso dependente um meio de chamar ajuda quando os cuidadores não estão presentes (campainha);
• Responder aos chamados imediatamente;
• Auxiliar com a higiene;
• Marcar a entrada das portas e as bordas dos degraus, conforme necessário;
• Providenciar corrimãos e barras de apoio visíveis;
• Avaliar os riscos do ambiente e fazer adaptações conforme apropriado (por exemplo, retirar os tapetes e móveis do caminho, promover iluminação do ambiente etc.);
• Educar o idoso e os familiares sobre os fatores de risco que contribuem para as quedas e como podem diminuir estes riscos;
• Orientar um programa de exercícios físicos de rotina, por exemplo, a caminhada conforme tolerado;
• Colaborar com outros membros da equipe de saúde para minimizar os efeitos colaterais dos medicamentos que contribuem para a queda (hipotensão ortostática, passo desequilibrado);
• Avaliar o uso de polifarmácia e monitorar os efeitos de interações medicamentosas, tais como vertigem, lipotimia, sonolência, hipotensão postural etc.;
• Aplicar instrumentos validados de avaliação para o risco de quedas, tais como Morse Fall Scale,[14] Johns Hopkins Fall Risk Assessment Tool,[15] Fall Risk Score;[16]
• Na presença dos riscos avaliados com as escalas, elaborar plano de cuidados preventivos conforme apropriado.
Cuidados Circulatórios: Insuficiência Arterial
• Realizar avaliação abrangente da circulação periférica (pulsos, edema, enchimento capilar, cor e temperatura);
• Inspecionar a pele quanto ao aparecimento de úlceras arteriais ou ruptura dos tecidos;
• Avaliar a sensibilidade tátil das extremidades;
• Realizar mudança de decúbito a cada 2 horas para os idosos acamados e dependentes;
• Orientar o idoso e os familiares sobre os fatores que interferem na circulação (tabagismo, etilismo, roupas restritivas, calçados inadequados);
• Orientar o idoso e os familiares sobre os cuidados adequados com os pés;
• Monitorar o estado hídrico, incluindo ingestão e eliminação.

Fonte: Elaborado pelas autoras e adaptado de Bulechek et al. (2016).[7]

CONSIDERAÇÕES FINAIS

As intervenções de enfermagem para a promoção da saúde cardiovascular em idosos com volume de líquidos excessivo, com intolerância à atividade e/ou com risco de quedas têm maior potencial de sucesso quando realizadas no modelo integrado de atenção à saúde do idoso. Tais intervenções podem ser implementadas em todos os níveis de cuidado ao idoso e se enquadram no fluxo de ações educativas, promoção da saúde, prevenção e postergação específicas de complicações e agravos, assistência precoce e reabilitação. Quando integrado, o modelo de cuidado possibilita ao enfermeiro trabalhar na promoção da saúde cardiovascular dos idosos, para manter o melhor estado de bem-estar e da capacidade funcional, assim como dar suporte aos familiares para a continuidade do cuidado desse idoso.

REFERÊNCIAS BIBLIOGRÁFICAS

1. Veras RP, Caldas CP, Cordeiro HA, Motta LB, Lima KC. Desenvolvimento de uma linha de cuidados para o idoso: hierarquização da atenção baseada na capacidade funcional. RevBras GeriatrGerontol. 2013; 16(2):385-92.

2. Veras RP. Linha de cuidado para o idoso: detalhando o modelo. Rev Bras Geriatr Gerontol. 2016; 19(6):887-905.

3. Veras RP, Oliveira MR. Envelhecer no Brasil: a construção de um modelo de cuidado. Cien Saúde Colet. 2018; 23(6):1929-36.

4. Organização Mundial da Saúde. Relatório Mundial sobre Envelhecimento e Saúde. Suíça (Genebra): OMS, 2015.

5. Gravina CF, Rosa RF, Franken RA, Freitas EV, Liberman A, Wenger N, et al. Sociedade Brasileira de Cardiologia. II Diretrizes Brasileiras em Cardiogeriatria. Arq Bras Cardiol. 2010; 95(3 supl.2): 1-112.

6. Freitas EV, Batlouni M, Rich M. Insuficiência cardíaca. In: Gravina CF, Rosa RF, Franken RA, Freitas EV, Liberman A, Wenger N, et al. Sociedade Brasileira de Cardiologia. II Diretrizes Brasileiras em Cardiogeriatria. Arq Bras Cardiol. 2010; 95(3 supl.2): 25-39.

7. Bulechek GM, Butcher HK, Dochterman JM, Wagner CM. NIC - Classificação das Intervenções de Enfermagem. 6ª edição. Rio de Janeiro: Elsevier, 2016.

8. Ralph SS, Taylor CM. Manual de diagnósticos de enfermagem. 7ª edição. Rio de Janeiro: Guanabara Koogan, 2009.

9. Herdman TH, Kamitsuru S. Diagnósticos de enfermagem da NANDA-I: definições e classificação: 2018/2020. 11ª edição. Porto Alegre: Artmed, 2018.

10. Moorhead M, Johnson M, MaasML, Swanson E. NOC - Classificação dos Resultados de Enfermagem. 5ª edição. Rio de Janeiro: Elsevier, 2015.

11. Eliopoulos C. Enfermagem gerontológica. 7ª edição. Porto Alegre: Artmed, 2010.

12. Rodrigues RAP, Gimenes FRE, Fhon JRS, Kusumota L, Silva LM, Oliveira MP. Assistência de enfermagem gerontológica na segurança do idoso: enfoque na queda. In: Alvarez AM, Caldas CP, Gonçalves LHT. 1ª edição. Porto Alegre: Artmed, 2018. p. 55-87.

13. Sarges NA, Santos MIPO, Chaves EC. Evaluation of the safety of hospitalized older adults as for the risk of falls. Rev Bras Enferm. 2017; 70(4):860-7.

14. Urbanetto JS, Creutzberg M, Franz F, Ojeda BS, Gustavo AS, Bittencourt HR, et al. Morse Fall Scale: translation and transcultural adaptation for the Portuguese language. Rev Esc Enferm USP. 2013; 47(3): 569-75.

15. Martinez MC, Iwamoto VE, Latorre MRDO, Noronha AM, Oliveira APS, Cardoso CEA, et al. Transcultural adaptation of the Johns Hopkins Fall Risk Assessment Tool. Rev Latino-Am Enfermagem. 2016;24:e2783.

16. Schiaveto FV. Avaliação do risco de quedas em idosos na comunidade [Dissertação]. Ribeirão Preto (SP): Escola de Enfermagem de Ribeirão Preto da Universidade de São Paulo, 2008.

DEPARTAMENTO DE ODONTOLOGIA

Seção VIII

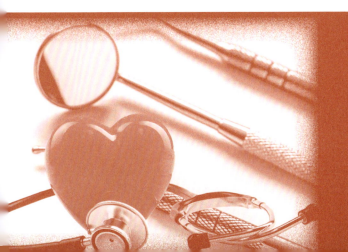

Cuidados da Saúde Bucal na Prevenção Cardiovascular e Doenças Cronicodegenerativas

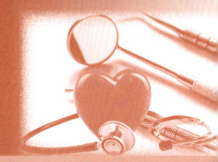

Fábio Luiz Coracin
Levy Anderson Cesar Alves
Lilia Timerman
Walmyr Ribeiro de Mello

Capítulo 18

INTRODUÇÃO

Conceitos epidemiológicos e demográficos

Um dos indicadores mais usados para avaliar a melhoria da saúde de uma população é o envelhecimento, que é inerente à transição demográfica. A redução da taxa de natalidade e o aumento progressivo da expectativa de vida refletem diretamente na composição das faixas etárias da população, reduzindo o número de pessoas nas faixas etárias mais jovens e ampliando o segmento de faixas etárias mais avançadas. As taxas de natalidade e de mortalidade da população mundial reduziram-se significativamente, entre 1950-1955 e 2005-2010, de 37,0 para 20,0 nascimentos por 1.000 pessoas; enquanto a mortalidade mudou de 19,1 mortes por 1.000 pessoas para 8,1 durante o mesmo período.[1] Essa transformação é conhecida como transição demográfica e provocou um aumento progressivo do tamanho da população mundial, assim como seu envelhecimento. A migração também pode afetar o envelhecimento de maneiras diferentes, por exemplo, a emigração maciça devido a circunstâncias como conseguir um emprego melhor, melhorar a qualidade de vida ou outras motivações podem reduzir o número de jovens, o que pode aumentar a população envelhecida.[2]

No Brasil, as mudanças demográficas, socioeconômicas e epidemiológicas proporcionaram uma transição nos padrões nutricionais, com a diminuição progressiva da desnutrição e o aumento da obesidade, tornando-se um novo problema de saúde pública. As transições demográfica e epidemiológica têm refletido num significativo aumento na prevalência de doenças crônicas não transmissíveis (DCNT). Dentre essas, destacam-se a hipertensão arterial sistêmica (HAS) e o *diabetes mellitus* (DM). Ambas atingem cerca de 1,5 bilhão de pessoas no mundo[2,3] e 50 milhões no Brasil. Há evidências na literatura da relação bidirecional entre HAS e DM com a saúde bucal. Bons exemplos de manifestações orais seriam a ocorrência de perdas de inserção periodontal mais severas, hipossalivação, alterações na microbiota, dificuldades cicatriciais, abscessos, hiperplasias, pólipos, queilose e fissuras associados a fisiopatologia das doenças ou a seu tratamento medicamentoso. Entretanto, aspectos clínicos abordados isoladamente evidenciam o caráter dicotômico (baseado na presença-ausência de doenças), biomédico e unidirecional (focado no profissional) das investigações. Desse modo, indicadores subjetivos, baseados na autopercepção e relacionados a fatores sociais, demográficos, econômicos, psicológicos e comportamentais, mostram-se oportunos e esclarecedores, sobretudo se informam como condições específicas afetam o bem-estar e a vida diária das pessoas. Assim, a qualidade de vida tem sido frequentemente associada a Condições Clínicas de Saúde Bucal (CCSB). Não obstante, a própria Organização Mundial de Saúde (OMS) tem reconhecido a importância da pauta ao propor como meta global a redução do impacto das doenças bucais e craniofaciais na saúde e no desenvolvimento psicossocial entre as populações. Para a instituição, qualidade de vida é uma percepção do indivíduo sobre sua posição na vida sob a égide do contexto cultural, do sistema de valores em que está inserido e em relação a seus objetivos, expectativas, padrões e preocupações.[3]

Os parâmetros epidemiológicos da saúde bucal do idoso no Brasil possuem características severas e graves, consequência da desconsideração social desse grupo e das dificuldades financeiras em que se encontram. No levantamento realizado pela Pesquisa Nacional de Saúde Bucal (PNSB) em 2010, destacaram-se a alta prevalência de necessidade de tratamento odontológico em idosos (46,6%) e do uso de prótese total (63,1%) e uma prevalência considerável (10,8%) em relação à dor de dente.[4]

Estudos epidemiológicos mostraram que infecções orais, especificamente a periodontite, levam a riscos independentemente das condições sistêmicas, como osteoporose, *diabetes mellitus*, infecções pulmonares e doenças cardiovasculares. As infecções periodontais têm capacidade de alterações cardiovasculares por meio da liberação de mediadores inflamatórios e provocando diferentes reações relacionadas com o hospedeiro, como hipersensibilidade ao monócito e respostas autoimunes diferentes, conforme demonstrado por pesquisa que identificou que quase uma em cada quatro pessoas tem história de doença periodontal com maiores níveis de marcador inflamatório presentes nesses processos inflamados, propiciando a ruptura da placa nas artérias/valvas cardíacas. A presença da microbiota bucal é a base para o real critério de que as bactérias orais contribuem para o surgimento das doenças sistêmicas, por exemplo, doenças cardiovasculares (DCV).[5]

DOENÇAS SISTÊMICAS

Endocardite infecciosa

A endocardite infecciosa é uma doença antiga, porém apresenta-se com nova característica, pois nas fases pré-antibiótico e no início do uso de antibióticos era comum em indivíduos jovens com doença reumática ou doença cardíaca congênita. Porém, com o desenvolvimento dos antibióticos e os avanços na Medicina, a incidência da doença reumática se reduziu e houve uma mudança nos fatores de risco para a endocardite infecciosa, nas características epidemiológicas e demográficas dos pacientes e na microbiologia da doença. Incluíram-se neste novo cenário as terapias de substituição das valvas cardíacas, a presença de cateter venoso para hemodiálise, imunossupressão e o uso de drogas injetáveis e, epidemiologicamente, os indivíduos mais velhos e frágeis, com comorbidades. A microbiologia tem mostrado que os estafilococos superaram os estreptococos como a etiopatogenia mais frequente.

De acordo com a Associação Americana de Cardiologia existe forte correlação entre a higiene oral e a incidência de bacteremia a partir dos microrganismos identificados na endocardite infecciosa. Evidências sugerem que higiene oral deficiente e doença periodontal estão associadas a endocardite infecciosa adquirida na comunidade, a despeito dos procedimentos realizados nos consultórios odontológicos. Algumas recomendações para abordagem odontológica aos pacientes incluem:

1. Avaliar rigorosamente os pacientes internados;
2. O tempo ideal para atenção odontológica é logo após o diagnóstico da doença cardíaca e com tempo suficiente para que todos os procedimentos odontológicos invasivos possam ser realizados com a antibioticoterapia intravenosa; e
3. Eliminar a inflamação periodontal e as possíveis bolsas periodontais, bem como as cáries, que acabarão por resultar em infecção pulpar.

Todas essas abordagens visam reduzir a incidência e a intensidade da bacteremia diante de qualquer manipulação dos tecidos gengivais, incluindo eventos diários normais, como escovar os dentes e mastigar os alimentos. As diretrizes da AHA de 2007 reduziram bastante o número de pessoas recomendadas para receber profilaxia antibiótica e redefiniram os procedimentos odontológicos considerados para colocar essas pessoas em risco.[6]

De acordo com a Associação Americana de Cardiologia, a prescrição de profilaxia com antibiótico deverá ser feita nos pacientes:

- Que apresentarem válvula cardíaca protética;
- Que apresentarem algum material utilizado para reparo de válvula cardíaca;
- Que tiverem histórico de endocardite infecciosa prévia;
- Que apresentarem alguma doença cardíaca congênita (doença cardíaca cianótica não reparada, incluindo derivações paliativas e condutas, cardiopatia congênita totalmente reparada com material protético durante os primeiros seis meses após o procedimento, doença cardíaca congênita reparada, mas com defeitos residuais no local ou adjacentes ao local, e receptores de transplante cardíaco que desenvolvem doença valvar).[7]

A profilaxia antibiótica deverá ser feita com amoxicilina, administrando 2 gramas por via oral entre 30-60 minutos antes do procedimento. Para os indivíduos alérgicos à penicilina, a primeira opção de substituição inclui clindamicina 600 mg por via oral 30-60 minutos antes do procedimento.[8]

Insuficiência cardíaca

A insuficiência cardíaca é definida como a incapacidade do coração em suprir a perfusão aos tecidos periféricos com a quantidade necessária de sangue e oxigênio.

Os cuidados odontológicos em pacientes com insuficiência cardíaca devem ser seguidos pensando no padrão de tratamento que está sendo abordado pelo médico que acompanha o paciente. Com relação ao tratamento odontológico, uma preocupação primordial é a possibilidade de que um paciente com insuficiência cardíaca crônica compensada possa se descompensar durante o tratamento odontológico, levando a uma emergência médica, por exemplo, um paciente com insuficiência cardíaca crônica compensada que estimulou um episódio agudo durante o atendimento odontológico como consequência de não tomar seus medicamentos antes da consulta odontológica. Isto reforça que, antes de iniciar a terapia, os cirurgiões-dentistas devem verificar em cada visita se os pacientes fizeram uso de todos os medicamentos necessários.

Os pacientes com insuficiência cardíaca Classes I e II de Nova York geralmente podem ter atendimento odontológico de rotina após estabelecer adequadamente as condições cardíacas. Já naqueles pacientes que estão em um estágio mais avançado da doença cardíaca devem ser feitas algumas considerações de manejo, que incluem posicionar a cadeira odontológica mais reta, perto da posição vertical, devido ao possível envolvimento pulmonar, evitar movimentos rápidos de uma postura em decúbito para uma posição ereta, realizando esta mudança de posição de maneira lenta e gradual, com o objetivo de evitar alterações ortostáticas. Uma conduta importante é manter as consultas curtas e livres de estresse, realizando o procedimento odontológico em estágios para garantir que o tratamento ou o estresse não sobrecarreguem o paciente. Aqueles pacientes com insuficiência cardíaca Classe III e que estejam em estágio avançado deverão ser tratados em uma unidade de cuidados especiais, como um hospital, e por cirurgiões-dentistas com treinamento especial. Os pacientes com insuficiência cardíaca não tratada ou sem controle adequado não são candidatos a tratamento odontológico eletivo, mantendo apenas os cuidados de urgência e emergência e após terem sido exaustivamente discutidas com a equipe a necessidade e a oportunidade do procedimento.[9]

Hipertensão arterial sistêmica

Cerca de 32,6% dos adultos e mais de 60% dos idosos sofrem de pressão alta no Brasil, o que contribui direta ou indiretamente para 50% das mortes por doenças cardiovasculares. Em países de baixa e média renda, onde o tratamento e o controle são menores do que nos países desenvolvidos, estima-se que a prevalência de doenças relacionadas à hipertensão arterial esteja em torno de 80%, e o impacto reflete em altos custos para o Sistema Único de Saúde (SUS).[10]

Com relação ao tratamento odontológico, é importante compreender os riscos e as complicações potenciais que podem ocorrer enquanto esses indivíduos estiverem recebendo tratamento no ambiente da prática odontológica. As complicações orais associadas ao uso de medicamentos anti-hipertensivos podem variar de boca seca, alterações no paladar, aumento gengival e reações liquenoides. O cirurgião-dentista deve realizar um exame clínico completo considerando a pressão basal do paciente, se aumento agudo da pressão arterial, presença de déficits neurológicos associados a acidente vascular encefálico isquêmico ou hemorrágico, náuseas e vômitos associados à encefalopatia hipertensiva, se há dor torácica associada a isquemia miocárdica ou dissecção aórtica. Na Odontologia, os procedimentos clínicos nestes pacientes devem ser cuidadosamente avaliados com o objetivo de minimizar o estresse associado à realização de procedimentos odontológicos. Além de diminuir a ansiedade, o controle da dor é fundamental para minimizar os episódios transitórios que podem desencadear desfechos cardiovasculares negativos, principalmente em tais pacientes, e as técnicas para controle da dor incluem drogas como anestésicos locais, sedativos e analgésicos. Agentes anestésicos clínicos são combinados com vasoconstritores para aumentar a duração do efeito anestésico, reduzir a toxicidade sistêmica e reduzir o sangramento, favorecendo o processo de hemostasia local.[11]

Alguns autores sugerem que a quantidade de epinefrina associada aos anestésicos locais pode influenciar a hemodinâmica em um paciente, considerando que as concentrações de 1:80.000 afetaram significativamente as pressões sistólica e diastólica, além de influenciar a frequência cardíaca. Concentrações de 1:100.000 podem elevar a pressão sistólica e a frequência cardíaca, enquanto a concentração de 1:200.000

limita-se à exacerbação da frequência cardíaca, porém significativamente menor do que com as concentrações anteriores. Sua recomendação foi considerar concentrações de 1:200.000 para anestesia local antes da extração dentária para evitar alterações hemodinâmicas.[12]

Pacientes em terapia anticoagulante devem ser manuseados delicadamente, o que pode envolver o uso de medidas hemostáticas locais para controlar o sangramento. Estas incluem técnica cirúrgica com menor trauma possível, fechamento adequado da ferida, aplicação de pressão e agentes hemostáticos tópicos, podendo ser usado o ácido tranexâmico na forma de enxaguatório ou em uma gaze. Em pacientes que recebem terapia anticoagulante de longa duração e que são anticoagulados de modo estável, recomenda-se verificá-lo 72 horas antes da cirurgia, permitindo tempo suficiente para a modificação da dose, se necessário, para garantir um valor seguro no dia da cirurgia odontológica (incluindo raspagem subgengival).

Valvopatias e miocardiopatias

Um diagnóstico específico de uma arritmia durante uma consulta odontológica exige um monitoramento contínuo do ECG e um bom conhecimento da interpretação das anormalidades observadas. O risco de arritmias também é aumentado em pacientes com cardiomiopatias, insuficiência cardíaca e problemas valvares. Tais pacientes devem ser cuidadosamente avaliados pelo seu médico e medicação adequada e outras medidas devem ser implementadas antes de procedimentos odontológicos extensos. Se um paciente com doença cardíaca conhecida desenvolver arritmia durante o tratamento, este deve ser descontinuado, o oxigênio suplementar deve ser considerado e o estado do paciente deve ser monitorado de perto. Se o paciente se recuperar rapidamente, a continuação do tratamento pode ser considerada se o paciente desejar. Mesmo uma breve perda de consciência, no entanto, pode indicar arritmia cardíaca significativa, e o paciente deve ser encaminhado para avaliação médica. Se um paciente com doença cardíaca entrar em colapso na cadeira, deve-se suspeitar de parada cardíaca e serviços médicos de emergência devem ser ativados imediatamente, as manobras de reanimação cardiopulmonar devem ser iniciadas sem demora e o chamado ao serviço médico de urgência deve ser rápido. Esses pacientes são aconselhados a tomar seus medicamentos regularmente. O uso de oxigênio suplementar através de uma cânula nasal ajudará a suprir as necessidades extras de oxigênio do músculo cardíaco. Interações medicamentosas com potenciais reações adversas precisam ser levadas em consideração após o tratamento (por exemplo, interação dos anti-inflamatórios não esteroidais, penicilina, tetraciclina, metronidazol e anticoagulantes), pois o antibiótico profilático pode precisar ser considerado para profilaxia. Dentro de seis meses, se for necessário qualquer tratamento invasivo urgente, como exodontias, com seis meses de infarto, o tratamento deve ser realizado em um ambiente hospitalar onde existirem instalações apropriadas, caso haja outro episódio de infarto do miocárdio. Após seis meses, os pacientes com infarto do miocárdio geralmente podem ser tratados com técnicas semelhantes às do paciente com angina estável.[13]

Diabetes mellitus

O *diabetes mellitus* é definido como uma síndrome crônica causada pela alteração da secreção de insulina (diabetes tipo 1) ou pela resistência dos tecidos à insulina (diabetes tipo 2), tendo como consequências o aumento da concentração da glicose no sangue e a alteração no metabolismo dos lipídios. Essa desordem sistêmica compromete a função leucocitária, debilitando o processo inflamatório e, portanto, comprometendo a cicatrização, a formação e a remodelação ósseas.[14]

Os exames laboratoriais utilizados para o diagnóstico de diabetes são: glicemia em jejum, teste oral de tolerância à glicose (TOTG) e hemoglobina glicada. Já os exames para o controle da diabetes são: glicemia em jejum, hemoglobina glicada, glicosúria (mais utilizado como controle na criança), glicemia pós-prandial e frutosamina.[15]

Com relação aos procedimentos odontológicos em pacientes diabéticos, recomenda-se: conhecer o controle glicêmico dos últimos três meses por meio do valor da hemoglobina glicada, conhecer a história da ocorrência de crises de hipoglicemia, realizar consultas curtas, de preferência no período da manhã (quando os níveis de cortisol estão mais elevados), para reduzir o estresse, e evitar a prescrição de medicações anti-inflamatórias não esteroidais.[14]

No caso de pacientes com difícil controle do diabetes, há a necessidade de maior atenção com as lesões bucais. Vale ressaltar que crises de hipoglicemia e hiperglicemia podem ocorrer e deverão ser tratadas de acordo com as suas respectivas diretrizes.[14]

Nos pacientes diabéticos em geral, o controle da doença periodontal (DP) é fundamental, haja vista que a falta de controle da DP afeta o controle glicêmico.[15]

Depressão

O termo depressão é utilizado com frequência para se referir a qualquer um dos vários transtornos depressivos. Os atuais critérios utilizados para o diagnóstico e a classificação dos estados depressivos se encontram no Manual Diagnóstico e Estatístico dos Transtornos Mentais, em sua quinta edição.[16]

Em episódios depressivos profundos, um significativo comprometimento da saúde bucal pode ocorrer, já que a higiene bucal estará deteriorada. Pode haver diminuição do fluxo salivar e os pacientes manifestarem a sensação de boca seca (xerostomia), principalmente em função das medicações em uso. Além disso, um aumento na prevalência de lesões de cárie e de doença periodontal nesses pacientes é frequente. Outras alterações também comuns a pacientes com esse diagnóstico são a queixa de glossodinia e diversas síndromes de dor facial.[17]

Vale ressaltar que não existe contraindicação do tratamento odontológico para pacientes com esse quadro médico. No entanto, recomenda-se que tratamentos odontológicos mais invasivos, nos quadros agudos dos transtornos depressivos, sejam realizados apenas após o paciente tiver respondido ao tratamento médico clínico.[17]

Hipotireoidismo

O hipotireoidismo (HP) é uma das disfunções endócrinas mais comuns e está associado à redução patológica dos níveis séricos dos hormônios tireoidianos, tiroxina (T4) e tri-iodotironina (T3), pela glândula tireoide. Pode ser classificado em primário ou secundário. No HP primário, a glândula tireoide apresenta características relativamente normais; enquanto no HP secundário a hipófise não produz a quantidade adequada de hormônio tireoestimulante (TSH), o qual é necessário para a correta liberação do hormônio da tireoide. As principais características do HP incluem sinais e sintomas, como letargia, pele seca, edema da face e das extremidades, constipação, fraqueza e fadiga.[18]

Várias são as alterações presentes na cavidade bucal de pacientes com HP, entre elas alterações na formação de dentina, hipoplasia do esmalte, mordida aberta, retardo na erupção dentária e no desenvolvimento radicular, taurodontia, hipoplasia condilar, atresia maxilar ou mandibular, hipodesenvolvimento da mandíbula e prognatismo maxilar. Diastemas, aumento da suscetibilidade à cárie, doença periodontal e gengivite, hipossalivação, disgeusia (ausência da sensação gustativa), macroglossia, além do atraso na cicatrização de feridas, também podem ser observados nos pacientes. O acúmulo de glicosaminoglicanas favorece o aparecimento de lábios grossos.[18]

As alterações em cavidade bucal podem estar associadas a diversas patologias de natureza sistêmica, seja devido a desordens imunológicas, metabólicas ou hormonais. A dificuldade de cicatrização e o agravamento do quadro de DP têm sido associados a desordens sistêmicas, como *diabetes mellitus*, no entanto ainda não está bem estabelecida a influência dos hormônios tireoidianos nos tecidos bucais, havendo apenas abordagens isoladas sobre esse assunto.[18]

Parkinson

A doença de Parkinson (DPA) é de caráter neurodegenerativo e se desenvolve de maneira lenta e progressiva. Isso ocorre em função da degeneração progressiva dos neurônios dopaminérgicos da substância negra e das vias nigroestriatais do cérebro. O comprometimento da movimentação do paciente ocorre principalmente em função da diminuição da dopamina.[19]

O tremor apresentado pelo paciente pode afetar boca, cabeça e língua, o que certamente faz com que o tratamento odontológico fique mais difícil. Pacientes com DPA apresentam disfagias, portanto, cuidado com aspiração do conteúdo bucal é fundamental. As drogas em uso por esses pacientes podem levar a uma diminuição do fluxo salivar, ocasionando xerostomia. A aplicação tópica de flúor é sempre recomendada para diminuir as chances do desenvolvimento de lesões de cárie em superfície radicular. Como a higiene bucal fica prejudicada, é importante que sejam sugeridas algumas medidas alternativas para sua execução, como uso de escova elétrica e bochecho com clorexidina 0,12%.[19]

Alzheimer

As demências estão entre os assuntos mais discutidos e desafiadores na saúde pública. É representada por uma série de doenças progressivas que afetam a memória, o pensamento, o comportamento e a capacidade de realizar atividades cotidianas, ocasionando assim maior dependência e incapacidade em idosos. A doença de Alzheimer (DA) é o tipo de demência mais comum, e é responsável por aproximadamente 50 a 75% das demências em vários países. Os principais sintomas são perda de memória, dificuldades de comunicação, dificuldades em realizar tarefas domésticas diárias, alterações de personalidade e de humor.[20]

Geralmente os cuidados especiais relacionados ao tratamento odontológico estão associados às condições sistêmicas que surgem durante a evolução da DA e aos fármacos em uso por esses pacientes, pois podem apresentar interações farmacológicas importantes, principalmente com anestésicos locais.[20]

A orientação de higiene bucal é fundamental, e se possível o uso da escova elétrica deve ser recomendado, pois o procedimento se torna mais ágil. Remoção de focos infecciosos, restaurações funcionais, tratamento periodontal e reabilitação protética são procedimentos de rotina nesses indivíduos.[20]

SAÚDE BUCAL DO IDOSO NO SISTEMA ÚNICO DE SAÚDE

O direito à saúde ao idoso é garantido pelo Estatuto do Idoso, que estabelece em seu Capítulo IV, Artigo 15: "É assegurada a atenção integral à saúde do idoso, por intermédio do Sistema Único de Saúde – SUS, garantindo-lhe o acesso universal e igualitário, em conjunto articulado e contínuo das ações e serviços, para a prevenção, promoção, proteção e recuperação da saúde, incluindo a atenção especial às doenças que afetam preferencialmente os idosos".[21]

Os princípios da atenção à saúde da pessoa idosa não diferem daqueles estabelecidos pelo Sistema Único de Saúde (SUS), quais sejam, a integralidade, a universalidade e a equidade da atenção. No âmbito da saúde da pessoa idosa, a universalidade se traduz na oferta de ações que contemplem as especificidades dessa faixa etária.[22]

A Política Nacional de Saúde Bucal – Programa Brasil Sorridente (Figura 18.1) aponta, nos seus princípios norteadores, a ampliação e a qualificação da assistência. Isso significa organizar o processo de trabalho, de modo a garantir procedimentos mais complexos e conclusivos para resolver a necessidade que motivou a procura da assistência, evitando o agravamento do quadro e futuras perdas dentárias e outras sequelas. A equipe deve estar capacitada a oferecer, de maneira conjunta, ações de promoção, proteção, prevenção, tratamento, cura e reabilitação, tanto no nível individual quanto no coletivo.[23]

Para estratégia da Saúde da Família é necessária a existência de equipe multiprofissional (equipe de Saúde da Família), composta por, no mínimo, médico generalista

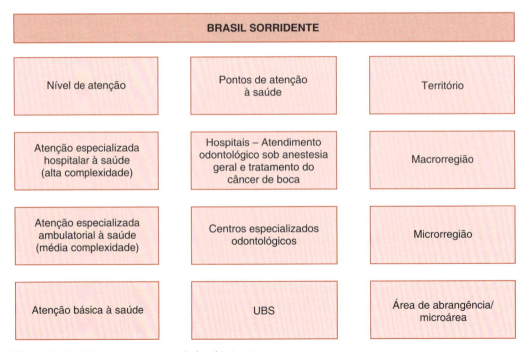

Figura 18.1. Matriz de pontos de atenção à saúde bucal.

ou especialista em Saúde da Família ou médico de Família e Comunidade, enfermeiro generalista ou especialista em Saúde da Família, auxiliar ou técnico de enfermagem e agentes comunitários de saúde, podendo-se acrescentar a esta composição, como parte da equipe multiprofissional, os profissionais de saúde bucal: cirurgião-dentista generalista ou especialista em Saúde da Família, auxiliar e/ ou técnico em saúde bucal.[24]

Os cuidados domiciliares em saúde bucal compõem um conjunto de ações de educação em saúde, orientações sobre os autocuidados, prevenção e assistência odontológica realizados no domicílio, além de estabelecer uma rede de comunicação participativa com a família. Em decorrência das dificuldades apontadas, o consultório odontológico dos serviços de saúde é o espaço privilegiado para o desenvolvimento das atividades clínicas.[25]

As atividades de assistência odontológica oferecidas no domicílio devem ficar restritas aos casos em que a equipe que acompanha o paciente julgar necessárias, sempre considerando, acima de tudo, a necessidade apresentada por ele. Os mais variados critérios são utilizados pelos serviços de saúde para a definição de prioridades para o atendimento ou a internação domiciliar, bem como para as ações, pois envolvem capacitação da equipe de Saúde Bucal e dos familiares/cuidadores, assim como a integração com a equipe multiprofissional.

O edentulismo não deve ser aceito como um fenômeno normal e natural que acompanha o envelhecimento. Políticas preventivas de saúde devem ser criadas e destinadas à população adulta para a manutenção dos dentes até idades avançadas.

REFERÊNCIAS BIBLIOGRÁFICAS

1. United Nations, Department of Economic and Social Affairs. Worlds Population Prospects: The 2012 Revision; Excel tables - Fertility Data "Crude Birth Rate". Disponível em: http://esa.un.org/wpp/Excel-Data/fertility.htm.

2. Hernández JF, García SS, Díaz FCA, Ponce EH, Vilchisv MCV. Does the demographic transition impact health? The oral epidemiological profile of the elder population. emerging trends in oral health. Sciences and Dentistry. 2015; 227-40.

3. Oliveira EJP, Rocha VFB, Nogueira DA, Pereira AA. Quality of life and oral health among hypertensive and diabetic people in a Brazilian Southeastern city. Cien Saude Colet. 2018 Mar;23(3):763-772.

4. Brasil. Ministério da Saúde. Secretaria de Atenção à Saúde. Secretaria de Vigilância em Saúde. SB Brasil 2010: Pesquisa Nacional de Saúde Bucal: resultados principais. Brasília: Ministério da Saúde; 2012. 116p.

5. Shetty D, Dua M, Kumar K, Dhanapal R, Astekar M, Shetty DC. Oral hygiene status of individuals with cardiovascular diseases and associated risk factors. Clinics and Practice 2012; 2:e86.

6. Lockhart PB, Hanson NB, Ristic H, Menezes AR and Baddour L. Acceptance among and impact on dental practitioners and patients of American Heart Association recommendations for antibiotic prophylaxis. JADA 2013;144(9):1030-35.

7. Wilson W, Taubert KA, Gewitz M, American Heart Association Rheumatic Fever, Endocarditis, and Kawasaki Disease Committee; American Heart Association Council on Cardiovascular Disease in the Young; American Heart Association Council on Clinical Cardiology, et al. Prevention of infective endocarditis: guidelines from the American Heart Association: a guideline from the American Heart Association Rheumatic Fever, Endocarditis, and Kawasaki Disease Committee, Council on Cardiovascular Disease in the Young, and the Council on Clinical Cardiology, Council on Cardiovascular Surgery and Anesthesia, and the Quality of Care and Outcomes Research Interdisciplinary Working Group. Circulation 2007;116:1736–54.

8. Thornhill1 MH, Dayer M, Lockhart PB, Prendergast B. Antibiotic prophylaxis of infective endocarditis. Curr Infect Dis Rep. 2017 Feb;19(2):9.

9. Little JW, Falace DA, Miller CS, Rhodus NL. Dental Management of the Medically Compromised Patient. 7th ed. St. Louis: Mosby Elsevier; 2008. p. 81-89.

10. Chor D, Pinho Ribeiro AL, Sá Carvalho M, Duncan BB, Andrade Lotufo P, Araújo Nobre A, et al. Prevalence, awareness, treatment and influence of socioeconomic variables on control of high blood pressure: results of the ELSA Brasil Study. PLoS One. 2015;10(6):e0127382.

11. Guimaraes CC, Lopes Motta RH, Bergamaschi CDC, et al. Local anaesthetics combined with vasoconstrictors in patients with cardiovascular disease undergoing dental procedures: systematic review and meta-analysis protocol. BMJ Open 2017;7:e014611.

12. Abu-Mostafa N, Aldawssary A, Assari A, Alnujaidy S, Almutlaq A. A prospective randomized clinical trial compared the effect of various types of local anesthetics cartridges on hypertensive patients during dental extraction. J Clin Exp Dent. 2015;7(1):e84-e88.

13. Hogan J, Radhakrishnan J. The assessment and importance of hypertension in the dental setting. Dent Clin North Am. 2012;56:731-45.

14. Mohamed K, Yates J, Roberts A. Diabetes mellitus: considerations for the dental practitioner. Dent Update. 2014 Mar;41(2):144-6, 149-50, 153-4.

15. Kudiyirickal MG, Pappachan JM. Diabetes mellitus and oral health. Endocrine. 2015 May;49(1):27-34.

16. American Psychiatric Association. Manual de Diagnóstico e Estatística de Distúrbios Mentais DSM-V. São Paulo: Manole, 2013.

17. Kisely S, Sawyer E, Siskind D, Lalloo R. The oral health of people with anxiety and depressive disorders - a systematic review and meta-analysis. J Affect Disord. 2016 Aug;200:119-32.

18. Gupta R, Goel K, Solanki J, Gupta S. Oral manifestations of hypothyroidism: a case report. J Clin Diagn Res. 2014 May;8(5):ZD20-2.

19. Rozas NS, Sadowsky JM, Jones DJ, Jeter CB. Incorporating oral health into interprofessional care teams for patients with Parkinson's disease. Parkinsonism Relat Disord. 2017 Oct;43:9-14.

20. D'Alessandro G, Costi T, Alkhamis N, Bagattoni S, Sadotti A, Piana G. Oral health status in Alzheimer's disease patients: a descriptive study in an Italian population. J Contemp Dent Pract. 2018 May 1;19(5):483-89.

21. Brasil. Emenda constitucional n. 41, de 19 de Dezembro de 2003. Brasília: Diário Oficial da União, 2003.

22. Secretaria Municipal da Saúde, Unidade de Referência à Saúde do Idoso do Município de São Paulo. São Paulo; 2016.

23. Brasil. Ministério da Saúde. Secretaria de Atenção à Saúde. Departamento de Atenção Básica. A saúde bucal no Sistema Único de Saúde. Brasília.342 p.; 2018.

24. Brasil. Ministério da Saúde. Secretaria de Atenção à Saúde. Departamento de Atenção Básica. Política Nacional de Atenção Básica. Brasilia; 2012.

25. Rocha DA, Miranda AF. Rev. Bras. Geriatr. Gerontol., Rio de Janeiro, 2013; 16(1):181-89.

Condições e Doenças Bucais no Idoso: Riscos Cardiovasculares

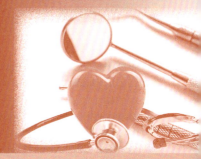

Frederico Buhatem Medeiros
Gabriela Moura Chicrala
Paulo Sérgio da Silva Santos
Raquel D'Aquino Garcia Caminha

INTRODUÇÃO

Quando a Odontologia avalia as condições e doenças bucais no idoso, buscando a associação entre as doenças bucais e os riscos cardiovasculares, existe a atenção especial para algumas condições e doenças que serão descritas a seguir quanto ao seu diagnóstico, risco cardiovascular e as condutas odontológicas adequadas para os indivíduos idosos com cardiopatias. São elas: xerostomia e hipossalivação, higiene oral e de próteses dentárias, doença periodontal, câncer bucal, cárie dentária e lesões de tecido mole da boca.

DOENÇA PERIODONTAL

A doença periodontal pode ser definida como uma alteração patológica de caráter inflamatório dos tecidos gengivais, que pode ou não progredir para o periodonto de sustentação, resultando em perda de inserção dentária, provocada pela relação entre o acúmulo local de biofilme dental e a resposta imune do organismo.[1]

Muitas infecções ocorrem em idosos (75 anos ou mais) através da variedade de possíveis mecanismos de ação, os quais têm sido ligados à patogênese de doenças cardiovasculares e à mortalidade. Uma destas infecções é a doença periodontal e a pobre saúde oral.[2] A principal relação da doença periodontal e as doenças cardiovasculares está baseada na inflamação pela marcação da proteína C reativa (PCR), e os estudos têm mostrado que PCR entre 3 e 10 mg/dL está relacionada à formação de placas de ateroma, consequentemente aterosclerose e coronariopatias, condição que é associada à mortalidade em indivíduos idosos.[2]

São fatores de confusão e discussão quanto às causas independentes de mortalidade por doenças cardiovasculares em idosos quando levados em consideração a doença periodontal, o tabagismo, o gênero, hiperlipidemia, hipertensão e diabetes. Mas, quando se relacionam condições clínicas da doença periodontal, como o sangramento gengival e a PCR, e a profundidade de bolsa periodontal por perda óssea em torno do dente por infecção e o perfil sério de molécula de adesão intercelular-1, os estudos mostram que são fortes preditivos de doenças cardiovasculares isquêmicas, e consequente mortalidade.[3]

Os patógenos periodontais e os mecanismos pró-aterogênicos têm sido estudados e mostram a doença periodontal como fator independente de causa de doenças coronárias, principalmente em indivíduos idosos. Os principais mecanismos envolvidos são: disfunção endotelial, remodelação vascular, formação de células espumosas, estresse oxidativo, ruptura de placa e aterotrombose.[3] Apesar das evidências da relação entre periodontite e doença cardiovascular, não se tem evidência de que o tratamento odontológico da doença periodontal reduza o fator de risco da doença cardiovascular, e também não há evidência do efeito da bacteremia e da endotoxemia provocado pelo tratamento periodontal sobre a doença cardiovascular.[3]

Quando avaliadas a mulher idosa e a associação com doença periodontal e doença cardiovascular, os achados são diferentes. A doença periodontal somente não é um risco, mas o edentulismo decorrente de doença periodontal tem relação com risco cardiovascular e com mortalidade por doença cardiovascular. E, nos casos de mulheres idosas com edentulismo é observado que elas têm maior frequência de procura por profissional da Odontologia para tratamento, mas a procura geralmente está associada a doença periodontal e perda dos dentes. Não se encontra também evidência de que o tratamento periodontal para mulheres reduza os riscos cardiovasculares.[4]

Diante das evidências científicas, a prevenção da doença periodontal é aparentemente mais importante do que o tratamento da doença periodontal no idoso com risco de doença cardiovascular. E com certeza este cuidado preventivo não deve se iniciar quando o indivíduo ultrapassa os 60 a 65 anos, mas sim quando na meia-idade, pois a periodontite crônica e o edentulismo decorrente de doença periodontal, por serem processos crônicos, têm início bem antes da chegada à fase idosa. Apesar da necessidade de estudos para se compreender cada vez mais a relação entre a doença periodontal e o risco cardiovascular, o idoso tem o agravante de ter maior incidência de doença periodontal e, portanto, maior risco cardiovascular.

XEROSTOMIA E CUIDADOS NA HIGIENE BUCAL DO IDOSO

De acordo com o IBGE, a expectativa de vida no Brasil segue aumentando a cada ano, refletindo a melhoria das condições de vida, dos cuidados com a saúde e do maior acesso à saúde pública. Entretanto, o maior número de idosos representa um aumento de indivíduos com condições incapacitantes e com doenças crônicas associadas ao envelhecimento. Essa faixa etária representa uma população com maior risco de complicações orais devido à diminuição dos cuidados de higiene oral, à hipossalivação decorrente do uso de medicamentos, à alteração da capacidade funcional e cognitiva, entre outros. Uma adequada saúde oral torna-se imprescindível, visto que possui relação direta com a saúde sistêmica e a qualidade de vida desses pacientes.[5]

Xerostomia

A saliva apresenta importantes funções, como a manutenção e a integridade da estrutura dental e da mucosa oral, além de auxiliar na mastigação, na deglutição e na fonação. Em indivíduos saudáveis, para que ocorra a manutenção da homeostase oral, é necessária a produção de aproximadamente 1.000 a 1.500 mL de saliva diariamente, sendo que o fluxo salivar poderá sofrer alterações em situações como estresse crônico, doenças sistêmicas como diabetes e síndrome de Sjögren, indivíduos submetidos a radioterapia em cabeça e pescoço e alteração fisiológicas das glândulas salivares. Alguns medicamentos frequentemente utilizados pela população idosa com alterações cardiovasculares representam um dos principais fatores diretamente relacionados com a diminuição do fluxo salivar, por exemplo, anti-hipertensivos (captopril, atenolol, enalapril, propranolol, lisinopril, metoprolol, metildopa, guanfacina, clonidina), diuréticos (furosemida, clorotiazida, hidroclorotiazida), antiarrítmicos (diopiramida), anticolinérgicos (atropina, oxibutinina, escopolamina, beladona, triexifenidil), além de antidepressivos (amitriptilina, fluoxetina, sertralina, citalopram, aloperidol, paroxetina, venlafaxina, desipramina, imipramina), entre outros.[6]

A sensação subjetiva de boca seca, denominada xerostomia, é um processo fisiológico que afeta cerca de 30% dos idosos e possui como principais sintomas: sensação de sede, ressecamento bucal, dor e dificuldade na retenção de próteses dentárias. A hipossalivação está diretamente relacionada com a diminuição do fluxo salivar e tem como etiologias desnutrição, alterações hormonais, doenças autoimunes e incidência de radiação ionizante nas glândulas salivares durante a radioterapia na região de cabeça e pescoço.[6] Complicações como xerostomia, disfonia, disgeusia, disfagia, aderência de alimentos em superfície dentária e mucosas, lesões orais traumáticas, faringite, laringite, desnutrição, halitose, perda de peso e aumento da suscetibilidade a infecções oportunistas estão relacionadas ao quadro de hipossalivação, o que irá interferir na qualidade de vida desses indivíduos.[6,7] Torna-se imprescindível o correto diagnóstico entre xerostomia e hipossalivação para a definição do tratamento a ser empregado. O diagnóstico de hipossalivação poderá ser realizado através da associação entre os achados clínicos e o teste de sialometria, em que se realiza a medição do fluxo salivar produzido durante cinco minutos. Após este tempo divide-se o volume total de saliva obtido por 5, que resultará no volume de saliva em milímetro por minuto (mL/min). Este teste pode ser realizado para avaliar o fluxo salivar estimulado e não estimulado em aferições distintas.[6]

A escolha do tratamento para xerostomia e hipossalivação dependerá essencialmente do fator etiológico e da severidade de cada caso. Nos pacientes cardiopatas que apresentarem hipossalivação de etiologia medicamentosa deve-se considerar a possibilidade de substituição do medicamento por outro que não ocasione este efeito colateral, e nos casos em que não houver esta possibilidade devemos optar pelo tratamento com estimulantes salivares ou substitutos salivares, que proporcionarão maior conforto durante a mastigação, a deglutição e a fonação desses indivíduos.[6,7]

Higiene bucal dos idosos

Diante do crescente aumento da população idosa no Brasil, torna-se fundamental o conhecimento do perfil de saúde do idoso e suas necessidades visando a implementação de ações eficientes voltadas para a saúde bucal desta população, favorecendo o seu bem-estar. O acesso a uma odontologia essencialmente curativa resultou em alto número de idosos edêntulos totais, entretanto nos dias atuais os idosos chegam ao consultório dentário com dentes naturais preservados e não aceitam perdê-los. A redução do estado cognitivo, da acuidade visual e da coordenação motora é o principal fator que interfere na adequada higiene oral e na manutenção da saúde bucal dos idosos; e resultará em maior risco de infecções oportunistas, lesões em mucosa oral e alterações funcionais do sistema estomatognático, piorando a qualidade de vida desses indivíduos.[8] Em seu estudo, Liljestrand et al.[9] relatam que quanto maior o número de dentes perdidos por periodontite, maior é o risco para o desenvolvimento de doenças cardiovasculares. Desta maneira, tornam-se fundamentais a motivação e a conscientização sobre os principais cuidados a serem realizados para higiene bucal, levando em consideração as limitações inerentes a essa população.[10] Os indivíduos reabilitados com próteses removíveis apresentam alteração do biofilme oral, o que os predispõe a maior chance de patologias como cárie, periodontopatias e inflamações da mucosa oral, e portanto torna-se indispensável a conscientização sobre a importância da escovação diária das próteses com água e sabão neutro ou dentifrício (3x/dia) e a necessidade de remoção das próteses para dormir e de mantê-las imersas em soluções efetivas para remoção de depósitos orgânicos e que apresentem ações fungicida e bactericida, além de serem atóxicas. Os indivíduos dentados devem estar atentos ao controle rigoroso de placa dentária para evitar o desenvolvimento das periodontopatias; e todos os idosos deverão ser orientados sobre a necessidade e a importância de consultas periódicas ao cirurgião-dentista para avaliação da condição oral e de suas próteses. Os cuidados realizados com as próteses removíveis garantirão uma vida útil maior e resultarão em adequada saúde oral, favorecendo uma melhor qualidade de vida aos idosos.

Estar com a saúde oral satisfatória e com próteses confortáveis, com funções adequadas, acarreta bem-estar e uma condição digna ao indivíduo, evitando momentos de estresse e ansiedade, que poderão agravar o quadro de hipertensão e desencadear situações de risco para o idoso cardiopata.

CÂNCER

A Oncologia e a Cardiologia são especialidades médicas que evoluíram substancialmente, a ponto que contribuir para o aumento da expectativa de vida e da qualidade de vida. Assim, houve um crescimento de chances de um indivíduo desenvolver doenças como o câncer ao longo dos anos.

As últimas décadas resultaram em progressos nos tratamentos oncológicos, com avanços cirúrgicos, na radioterapia e na quimioterapia. No entanto, os efeitos colaterais da terapia antitumoral ainda são frequentes e, muitas vezes, limitantes. Dessa maneira, as doenças cardiovasculares nos pacientes com câncer são eventos cada vez mais frequentes pela maior exposição dos pacientes a fatores de risco cardiovasculares e à quimioterapia com potencial de cardiotoxicidade. Apesar do benefício inquestionável deste tipo de terapia, deve-se sempre considerar o perfil de segurança no seu uso.[11,12]

A incidência de novos casos de câncer é superior em indivíduos com mais de 65 anos, que estão entre as maiores vítimas fatais da doença, representando cerca de 70% dos casos de mortes por neoplasias malignas. Assim, o cirurgião-dentista deve sempre estar atento a esses aspectos em seus pacientes idosos na prática do dia a dia.[13]

CÂNCER DE CABEÇA E PESCOÇO

Muitas vezes, os fatores de risco para o desenvolvimento de doenças cardíacas são os mesmos para o desenvolvimento de câncer em região de cabeça e pescoço, como tabagismo, etilismo e alimentação. Comumente na prática clínica, podemos observar pacientes diagnosticados com câncer em região de cabeça e pescoço que já são hipertensos, diabéticos com baixa autoestima, com outras comorbidades e com autocuidado deficiente.[14]

CÂNCER E EVENTOS TROMBOEMBÓLICOS

Estima-se que eventos tromboembólicos ocorrem em cerca de 15% dos pacientes oncológicos, em algum momento da história da doença. Os eventos mais comuns são a trombose venosa profunda e o acidente vascular cerebral, sendo causas frequentes de morbimortalidade.[15,16]

Alterações nos parâmetros de hemostasia ocorrem frequentemente em pacientes oncológicos, incluindo o aumento do fator VIIa, do complexo trombina-antitrombina e de estimuladores dos fatores tissulares da coagulação sanguínea. A invasão de células neoplásicas na parede vascular, o sítio primário do tumor, a presença de comorbidades, as intercorrências cirúrgicas e os tipos de tratamento aumentam a possibilidade de eventos tromboembólicos em pacientes oncológicos. Pode-se considerar que pelo menos um dos três componentes da tríade de Virchow está afetado nesses pacientes: fluxo sanguíneo, constituintes celulares e parede dos vasos.[16,17]

Pacientes oncológicos que sofreram eventos tromboembólicos geralmente fazem uso de medicações anticoagulantes e antiplaquetárias que devem ser levadas em consideração pelo cirurgião-dentista para melhor planejamento do tratamento odontológico.

QUIMIOTERAPIA

O Instituto Nacional de Saúde (NIH) define cardiotoxicidade segundo a fração de ejeção do ventrículo esquerdo (FEVE) em Grau I (redução assintomática da FEVE entre 10% e 20%), Grau II (redução da FEVE abaixo de 20% ou abaixo do normal) ou Grau III (insuficiência cardíaca sintomática), podendo ser aguda, subaguda ou crônica, dependendo do tempo decorrido da quimioterapia.[12]

As manifestações clínicas de cardiotoxicidade podem se apresentar na forma de insuficiência cardíaca, arritmias ventriculares e supraventriculares, isquemia miocárdica aguda, disfunção ventricular, hipertensão arterial sistêmica (HAS), doença pericárdica e eventos tromboembólicos. O aparecimento dessas complicações pode determinar interrupção do tratamento quimioterápico e até comprometer a cura ou o adequado controle do câncer.[12,19]

A gravidade da cardiotoxicidade varia de acordo com a dose do quimioterápico administrada em cada sessão, a dose acumulada, a frequência e a via de administração, o uso concomitante de outras drogas, a exposição à radioterapia, além de fatores relacionados ao paciente, como idade superior a 70 anos.[19] Seguem as principais características dos grupos de quimioterápicos quanto à cardiotoxicidade:

- Antraciclinas (doxorrubicina, daunorrubicina, epirrubicina e idarrubicina): alto potencial de dano cardíaco – insuficiência cardíaca.[11,12]
- Terapias Anti-Her (trastuzumabe, lapatinibe, pertuzumabe, ado-trastuzumabe entansina, neratinibe e afatinibe): dano funcional, sem lesão estrutural miocitária associada. Trastuzumabe: 2,1%-26% de cardiotoxicidade.[11,12]
- Fluoropirimidinas (5-fluorouracil e capecitabina): 1,2% até 18% de cardiotoxicidade. As principais manifestações encontradas são angina, síndromes coronarianas agudas, arritmias e insuficiência cardíaca. Síndrome coronária aguda associada ao 5-fluorouracil.[11,12]
- Taxanos (paclitaxel e docetaxel): manifestação principalmente como arritmias.[11,12]

- **Inibidores de Tirosina Cinase:** lapatinibe (prolongamento QT – frequente); vandetanibe (prolongamento QT, HAS – frequentes); sunitinibe (disfunção VE, HAS – moderada), sorafenibe (disfunção VE – raro, HAS – frequente), pazopanive (disfunção VE – Raro, HAS – Frequente), Erlotinibe (Tromboembolismo venoso – moderada); imatinibe (disfunção VE – raro); dasatinibe (derrame pleural – frequente); nilotinibe (toxicidade vascular – frequente) e ponatinibe (toxicidade vascular, HAS – frequente).[11,12]
- **Terapia Antiandrogênica:** pode acelerar a aterosclerose sistêmica e predispor a doença arterial coronária. Tem sido associada a aumento de eventos trombóticos arteriais e venosos, incluindo trombose venosa profunda, tromboembolismo pulmonar e acidente vascular cerebral.[11,12]

CÁRIE DENTÁRIA E LESÕES DE TECIDOS MOLES

Um novo perfil demográfico brasileiro vem surgindo: com a população numa faixa etária maior que 60 anos de idade em ascendência, a expectativa de vida aumenta no Brasil, em virtude das evoluções médicas preventivas, diagnósticas e terapêuticas. Por outro lado, estas pessoas apresentam cada vez mais doenças crônicas comuns associadas, como as patologias cardiovasculares.

A cavidade bucal reflete muitas vezes essas alterações, e a manutenção da saúde é o primeiro passo para uma adaptação mais tranquila à terceira idade.

Assim, o tratamento odontológico torna-se mais usual nessa faixa da população, seja para simples remoção de cárie até reabilitações bucais e lesões de tecidos moles.

A perda de dentes relaciona-se a precariedade da saúde bucal, doenças bucais, como a cárie e a doença periodontal, ou ainda às incapacidades cognitivas e /ou físicas que dificultam ou impedem os cuidados bucais, mas não diretamente ao fator idade.

Nesse contexto, em que a saúde bucal é parte integrante e inseparável da saúde geral para esta população idosa, este capitulo tem por objetivo discutir as principais doenças e condições bucais, com enfoque na cárie dentária e em lesões de tecidos moles.

Cárie dentária

A cárie dentária consiste na desintegração patológica do esmalte e/ou da dentina de modo paulatino e progressivo, com fortuito envolvimento da polpa dentária.[19]

As causas da cárie nos idosos são análogas às de pessoas jovens. Entretanto, pelo fato de os dentes dos idosos terem sido expostos aos efeitos do ambiente por um maior período de tempo, associado a controle mecânico deficiente e dieta cariogênica, a consequência é um maior risco na formação e progressão da cárie. Por outro lado, isso é controverso com relação aos índices de cárie na população idosa, principalmente as cáries radiculares. Há necessidade de maiores levantamentos epidemiológicos.[19,20]

Em contrapartida, a erosão por abrasão ou atrição é geralmente mais prevalente no idoso, assim como a retração da polpa dentária, resultante de formação de dentina secundária ou de calcificação pulpar.[20]

Dos problemas bucais existentes no paciente idoso, a perda de dentes é um dos mais frequentes. As doenças bucais, cárie e doença periodontal, têm sido cada vez mais consideradas como fatores de risco para o desenvolvimento das patologias cardiovasculares, em especial a aterosclerose. Trabalhos científicos relatam que a mortalidade por doença cardiovascular é significativamente maior entre os pacientes dentados com condições bucais precárias, em especial idosos, homens e acima dos 65 anos de idade.[21-24]

Moreira et al. (2005) demonstraram que as condições de saúde bucal da população brasileira, correspondente ao índice de dentes cariados, perdidos ou obturados na faixa etária maiores de 65 anos de idade, são de aproximadamente 30%. [25]

Quando o paciente faz o acompanhamento odontológico adequado, o diagnóstico e tratamento destas condições bucais tornam-se possíveis e, consequentemente, há redução e prevenção de eventos cardiovasculares preexistentes, bem como do surgimento de novas doenças bucais.

Lesões de tecidos moles

A hiperplasia fibrosa inflamatória (HFI) é reação hiperplásica do tecido conjuntivo fibroso e desenvolve-se em decorrência da irritação crônica causada por bordas de próteses mal adaptadas e traumatismos locais. O tamanho das lesões pode variar desde hiperplasias localizadas com menos de 1 centímetro, que podem regredir espontaneamente, quando removido o fator causal, a diâmetro de lesões de grandes extensões. Apresenta consistência firme, base séssil, mesma coloração da mucosa normal, geralmente assintomática. Esses fatores podem variar, dependendo da intensidade da irritação ou do tempo de evolução da lesão. Lesões maiores necessitam de tratamento cirúrgico odontológico com ressecção cirúrgica e exame histopatológico. [19,23,25]O idoso cardiopata é um paciente que requer atendimento diferenciado, pois frequentemente faz uso de uma grande variedade de fármacos e todos com uma especificidade individual. Podemos citar os anticoagulantes e/ou antiplaquetários, que deverão merecer uma atenção especial em seu planejamento cirúrgico para as cirurgias pré-protéticas, como as HFI. Deve-se ainda ressaltar a necessidade, em ocasiões singulares, da profilaxia antibiótica para prevenção de endocardite infecciosa (EI).

Outros medicamentos podem ainda apresentar efeitos colaterais como: estomatites, ulcerações e aftas, e que se manifestam principalmente devido a baixa resistência e/ou proliferação bacteriana. Portanto, é essencial o conhecimento do sistema estomatognático pelo cirurgião-dentista para o diagnóstico e tratamento destas lesões [19,23,25,26].

A úlcera traumática é uma das lesões mais frequentes da mucosa bucal, de fácil identificação pelo histórico de evolução da própria lesão e anamnese minuciosa. De etiologia heterogênea, é a causa mais comum em pacientes idosos usuários de próteses total e parciais. Geralmente está associada a fatores locais irritantes. A língua, a mucosa jugal e o lábio inferior são áreas de maiores acometimentos. Caracteriza-se por uma área central de ulceração, bem delimitada, sintomática, recoberta por membrana fibrinopurulenta circundada por halo eritematoso. O tratamento está baseado na remoção da causa e em medidas paliativas para alívio da sintomatologia dolorosa. Ressalta-se que a úlcera deverá cicatrizar em duas semanas, e caso isso não aconteça deverá ser realizada uma biópsia incisional para melhor elucidação diagnóstica.[27]

Em pacientes idosos, a probabilidade de formação de lesões na cavidade bucal é maior, em decorrência da diminuição do fluxo salivar, que pode ocasionalmente, em usuários de prótese, provocar dor, aderência da língua na base da prótese e falta de retenção.[27,28]

A candidíase bucal é uma infecção fúngica que apresenta várias formas clínicas. O agente etiológico é a *Candida albicans,* residente da microflora bucal normal. A evidência clínica ou não de infecção depende de fatores predisponentes locais e sistêmicos: higiene oral precária, próteses mal adaptadas, hipossalivação, alterações cardiovasculares, diabetes, gravidez, neoplasias, corticoterapia, quimioterapia e imunossupressão.[29,30]

Clinicamente, apresenta-se na forma clássica e pseudomembranosa, eritematosa, atrófica e hiperplásica. Podem ser observadas lesões bucais esbranquiçadas, destacáveis à raspagem, de superfície irregular e brilhante, às vezes sangrante. Outras vezes, podem se apresentar como úlceras rasas, extensas e avermelhadas, em áreas de região central de língua ou nas comissuras labiais.[29,30]

Em pacientes idosos com alterações cardiovasculares, encontrada-se comumente a infecção por *Candida albicans*, caracterizada por queilite angular, que geralmente está relacionada simultaneamente com fatores locais mecânicos e sistêmicos, perda de dimensão vertical, deficiência nutricional, hipossalivação, agentes infecciosos, e imunodeficiência. Observa-se discreto edema, eritema, descamação, erosão, fissuras, com quadros de dor, ardor e sangramentos em comissuras labiais bilaterais.[29,30]

O diagnóstico é clinico, podendo ser confirmado pela realização de culturas e por esfregaços. O tratamento consiste na aplicação de agentes antifúngicos tópicos e/ou sistêmicos, respectivamente, associados à correção dos fatores desencadeantes.[29,30]

REFERÊNCIAS BIBLIOGRÁFICAS

1. Lindhe, J. Tratado de Periodontia Clínica e Implantologia Oral. Rio de Janeiro: Guanabara Koogan, 2005.
2. Ajwani S, Mattila KJ, Tilvis RS, Ainamo A. Periodontal disease and mortality in an aged population. Spec Care Dentist 2003;23(4):125-30.
3. Chistiakov DO, Orekhov NA, Bobryshev YV. Links between atherosclerotic and periodontal disease. Experimental and Molecular Pathology 2016;100:220-35.
4. LaMonte MJ, Genco RJ, Hovey KM, Wallace RB, Freudenheim JL, Michaud DS, et al. History of Periodontitis Diagnosis and edentulism as predictors of cardiovascular disease, stroke, and mortality in postmenopausal women. J Am Heart Assoc 2017;6:e004518.
5. Van der Putten GJ, De Visschere L, Van der Maarel-Wierink C, Vanobbergen J, Schols J. The importance of oral health in (frail) elderly people – a review. European Geriatric Medicine 2013;4(5:339–344.doi:10.1016/j.eurger.2013.07.007.
6. Giafferis RB, Soares Junior LA, Santos PS, Chicrala GM. Estratégias terapêuticas disponíveis para xerostomia e hipossalivação em pacientes irradiados de cabeça e pescoço: manual para profissionais da saúde. Revista Uningá 2017; 54:45-58.
7. Silva IJ, Almeida AR, Falcão N, Freitas-Junior AC, Bento P, Queiroz JR. Hipossalivação: etiologia, diagnóstico e tratamento. Revista Bahiana de Odontologia 2016;2:129-137. doi: 10.17267/2238-2720.
8. Weening-Verbree, L., Huisman-de Waal, G., van Dusseldorp, L., van Achterberg, T., & Schoonhoven, L. Oral health care in older people in long term care facilities: A systematic review of implementation strategies. International Journal of Nursing Studies 2013;50(4):569–82..doi:10.1016/j.ijnurstu.2012.12.004 n.
9. Liljestrand JM, Havulinna AS, Paju S, Männistö S, Salomaa V, Pussinen PJ. Missing teeth predict incident cardiovascular events, diabetes, and death. Journal of Dental Research 2015;94(8):1055–62. doi:10.1177/0022034515586352.
10. Ástvaldsdóttir Á, Boström A-M, Davidson T, Gabre P, Gahnberg L, Sandborgh Englund G, et at. Oral health and dental care of older persons - A systematic map of systematic reviews. Gerodontology 2018; 35(4):290-304. doi:10.1111/ger.12368.
11. Silva CMPDC, Pinto GH, Santos MHH. Quimioterapia e cardiotoxicidade. Rev Soc Cardiol Estado de São Paulo. 2017;27(4):266-73.
12. Kalil Filho R, et al. I Diretriz Brasileira de Cardio-Oncologia da Sociedade Brasileira de Cardiologia. Arq Bras Cardiol. 2011; 96(2 Suppl 1):01-52.
13. Antunes YPPV, Bugano DDG, Giglio A, Kaliks RA, Karnakis T, Pontes LB. Características clínicas e de sobrevida global em pacientes oncológicos idosos num centro oncológico terciário. Einstein 2015;13(4):487-91.
14. Rettig EM, D'Souza G. Epidemiology of head and neck cancer. Surg Oncol Clin. 2015;24(3):379-96.

15. Bang ou, et al. Ischemic stroke and cancer: stroke severely impacts cancer patients, while cancer increases the number of strokes. J Clin Neurol. 2011;7(2):53-9.

16. Joyce DE. The contribution of prothrombotic states to cancer related strokes. Seminars in Cerebrovascular Diseases and Stroke. 2002;2(2):151-8.

17. Khorana AA. Cancer and thrombosis: implications of published guidelines for clinical practice. Ann Oncol. 2009;20(10):1619-30.

18. Taccone FS, Jeangette SM, Blecic SA. First-ever stroke as initial presentation of systemic cancer. J Stroke Cerebrovasc Dis. 2008; 17(4):169-74.

19. Rosa LB, Zuccolotto MCC, Bataglion C, Coronatto EAS. Geriatric dentistry – oral health in the third age. RFOmaio/agosto 2008; 13(2):82-6.

20. Rihs LB; Sousa MLR; Wada RS. Dental root surface caries prevalence among adults and senior citizens in southeast São Paulo State, Brazil Cad. Saúde Pública, Rio de Janeiro, jan-fev, 2005;.21(1):311-316.

21. Stein JM, Kuch B, Conrads G, Fickl S, Chrobot J, Schulz S, Ocklenburg C, Smeets R. Clinical periodontal and microbiologic parameters in patients with acute myocardial infarction. J Periodontol 2009;80:1581-9.

22. Kaneko M, Yoshihara A, Miyazaki H. Relationship between root caries and cardiac dysrhythmia. Gerodontology 2011;28:289-95.

23. Soto-Barreras U, Olvera-Rubio JO, Loyola-Rodriguez JP, Reyes-Macias JF, Mar- tinez-Martinez RE, Patiñ~o-Marin N, Martinez-Castañón GA, Aradillas-Garcia C, Little JW. Peripheral arterial disease associated with caries and periodontal disease. J Periodontol 2013;84:486-94.

24. Suematsu Y, et al. Association between dental caries and out-of-hospital cardiac arrests of cardiac origin in Japan. Journal of Cardiology 67 (2016) 384-91.

25. Moreira RS, Nico LS, Tomita NE, Ruiz T. A saúde bucal do idoso brasileiro: revisão sistemática sobre o quadro epidemiológico e acessoo aos serviços de saúde bucal. Cad. Saúde Pública, Rio de Janeiro. 2005nov-dez; 21(6).

26. Pereira CMMS, Montenegro FLB. Análise das substâncias básicas nos guias farmacológicos. In: Brunetti RF, Montenegro FLB. Odontogeriatria: noções de interesse clínico. Porto Alegre:.Artes Médicas,2002. p. 443-64.

27. Peixoto APT, Peixoto GP, Alessandrettic R. Relação entre o uso de prótese removível e úlcera traumática - revisão de literatura. J Oral Invest, 2015; 4(1): 26-32.

28. Teles JACF. Lesões na cavidade oral associadas ao uso de prótese parcial removível. http://hdl.handle.net/10284/1662. Ed S.N Portugal, 2010.

29. O'Mullane DM, Baez RJ, Jones S, Lennon MA, Petersen PE, Rugg-Gunn AJ, et al. Fluoride and oral heatlh. Community Denty Health. 2016;33 (2):69-99.

30. Morgan JE, Hassan H, Cockle JV, Lethaby C, James B, Philips RS. Critical review of current clinical practice guidelines for antifungal therapy in paediatric haematology and oncology. Support Care Center. 2017;25(1):221-8.

GRUPO DE ESTUDOS DE CUIDADOS PALIATIVOS EM CARDIOLOGIA

Seção IX

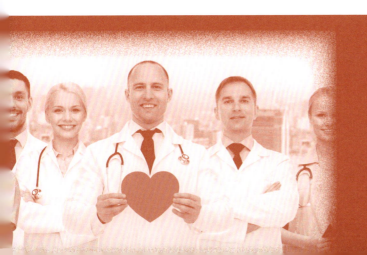

Cuidados Paliativos em Cardiologia

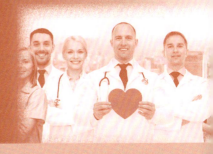

Rosalina Aparecida Partezani Rodrigues
Fernanda Laporti Seredynskyj
Jack Roberto Silva Fhon

Este capítulo tem como foco a pessoa que possui problemas cardíacos, refletindo sobre como é viver com esta condição, sobretudo quando há necessidade de cuidados paliativos. Nesses casos, torna-se imprescindível a atuação engajada de uma equipe interdisciplinar, no sentido de proporcionar melhora do cuidado para uma morte digna, com alívio dos sintomas, respeito diante de suas necessidades, com suas crenças, direitos e escolhas feitas ao longo da vida e, ainda, nesse momento do processo de doença terminal. Além disso, o suporte bio-psico-social-espiritual e as estratégias de enfrentamento auxiliam o paciente a lidar com a sua doença, independentemente do seu tempo de vida e de seu prognóstico.[1]

Cuidados paliativos não devem estar restritos a momentos pontuais, preestabelecidos em um sistema burocrático no serviço de saúde, mas devem ser oferecidos em diversas situações, ao lidarmos, por exemplo, com a presença de dispneia em um paciente com problemas cardíacos, depressivo, ansioso, que apresente fadiga ou outros sintomas, sendo que o foco é o cuidado à pessoa nesse processo de dor, angústia e tristeza. Trata-se de uma filosofia de cuidado integral para o atendimento das necessidades do paciente,[2] que inclui tratar e ajudar o paciente a minimizar seus sintomas físicos e aspectos psicológicos, bem como apoiá-lo na sua capacidade funcional, proporcionando-lhe cuidado humanizado, inclusive à sua família.

O conceito de cuidado paliativo surgiu na década de 1970, em referência ao cuidado de pessoas em estágio avançado de câncer. No entanto, com a transição demográfica no mundo e no Brasil, ficou evidente que a maior demanda por atendimento nos serviços de saúde decorre do aumento das doenças crônicas, as quais têm se destacado nos adultos mais velhos e nos idosos, das quais ressaltam-se as doenças do aparelho circulatório.

O termo paliativo tem origem na palavra latina *pallium*, que significa manto, proteção e cuidado, cuja denominação remete às vestimentas utilizadas pelo papa, em uma forte relação entre o sagrado e a espiritualidade.[3] A finalidade do cuidado paliativo é oferecer cuidado humanizado às pessoas que estão no processo de terminalidade ou que apresentam doenças sem perspectiva de cura e que são ameaçadoras da vida. De acordo com a Organização Mundial de Saúde, a oferta de cuidados paliativos insere-se em uma abordagem que visa melhorar a qualidade de vida dos pacientes (adultos e crianças) e famílias que enfrentam problemas associados a doenças potencialmente fatais.[4]

A World Health Organization (2015)[5] afirma que ocorrem no mundo mais de 36 milhões de mortes por ano pelas doenças crônicas não transmissíveis (DCNTs), sendo as mais prevalentes as cardiovasculares (17,5 milhões), o câncer (8,2 milhões), as doenças respiratórias (4 milhões) e o *diabetes mellitus* (1,5 milhão), respondendo por cerca de 82% das mortes por doenças não transmissíveis. No Brasil, a situação é semelhante.[6] Tais condições levam as pessoas a diversas perdas e incapacitações para o desenvolvimento do cotidiano. Considerando que as DCNTs são mais prevalentes em idosos, muitas vezes com comorbidades, o tema dos Cuidados Paliativos acaba sendo uma prerrogativa do atendimento dessa faixa etária.

Dentre as DCNTs, a hipertensão arterial é a doença cardíaca que apresenta prevalência mundial próxima de 31,1%. É considerada o maior fator de risco para as doenças cardiovasculares e avança silenciosamente, demandando controle e cuidado.[7]

Por delimitar o início de um problema cardíaco, a implementação de estratégias para prevenção da hipertensão arterial é essencial e cabe também ao sistema de saúde estratégias de prevenção. Entretanto, estudos mostram que a falta de adesão ao tratamento e a resistência das pessoas em adotar um estilo de vida saudável, entre outros fatores, contribuem para cronificação da doença e fazem com que ela alcance patamares de problemas mais complexos.

Atualmente, no conjunto das doenças crônicas, as cardíacas são predominantes, com destaque para a insuficiência cardíaca (IC), cuja prevalência, embora se diferencie entre países, tem se destacado mundialmente. Trata-se de uma síndrome complexa, "com alteração da função cardíaca, o que resulta em sintomas e sinais de baixo débito cardíaco e/ou congestão pulmonar ou sistêmica, em repouso ou aos esforços".[8]

Nos Estados Unidos, cerca de 5,7 milhões de americanos foram recentemente diagnosticados com insuficiência cardíaca. Sintomas como dispneia, ansiedade, depressão, dor e fadiga são os mais prevalentes.[9] Na França, a prevalência de IC foi estimada em 2,3%, porém, com o aumento da idade, pode chegar a 15%.[10] No Brasil, a insuficiência cardíaca e a respiratória são responsáveis pela maior demanda por hospitalização e re-hospitalização, além de ocasionarem maior necessidade de cuidado domiciliar. Em geral, o cuidado e o tratamento da pessoa com o diagnóstico de insuficiência cardíaca ocorrem sempre em um processo de transição: de casa para o hospital e vice-versa, uma vez que um cuidado especial, se faz necessário diante da constante variação do quadro clínico e dos sintomas apresentados pelos pacientes.

A evolução da doença no paciente cardíaco não é semelhante, por exemplo, ao observado em doenças neoplásicas, que geralmente apresentam rápida evolução, necessitando de um cuidado mais especializado. Todavia, a inclusão desse paciente no sistema de cuidados paliativos contribui para uma melhor qualidade de vida, melhora dos sintomas físicos e dos aspectos mentais e possibilita que ele vivencie uma morte mais digna.[11] Essa abordagem é recomendada, porém demanda a atuação de uma equipe interdisciplinar, uma vez que o processo de viver, adoecer e morrer requer da pessoa e do seu entorno (família) um cuidado especializado para que todos se comuniquem com eficiência e tomem as melhores decisões em cada etapa. Estudo japonês[1] evidenciou que a gestão interdisciplinar nos casos de insuficiência cardíaca terminal é benéfica aos pacientes.

No que se refere aos cuidados paliativos, a literatura destaca o cuidado aos pacientes oncológicos, porém outras áreas de atenção têm despertado para um debate e conscientização a respeito desse processo de cuidar de pacientes com problemas cardíacos, tendo em vista a maior expectativa de vida associada a doenças crônicas, como as cardíacas, o que tem suscitado mudanças nos serviços de saúde e inquietado pesquisadores. Sob tal premissa, segundo as Diretrizes da Insuficiência Cardíaca, os prognósticos muitas vezes falham na predição do risco de morte.[12] A indicação para incluir o paciente cardíaco na atenção de cuidados paliativos deve se fundamentar na avaliação global do paciente pela equipe interdisciplinar, que analisa sinais e sintomas da própria doença cardíaca, múltiplas comorbidades, exames laboratoriais e a capacidade funcional da pessoa (atividades da vida diária e atividades instrumentais da vida diária), considerando o autocuidado e a necessidade de suporte da equipe e da família para melhora da qualidade de vida.

Para o estabelecimento de um modelo de cuidado ao paciente cardíaco em cuidados paliativos, é essencial que a equipe atue de maneira coordenada e sincronizada e que atenda às necessidades relatadas do paciente sem comprometimento cognitivo. As decisões devem ser compartilhadas entre a equipe de saúde, o paciente e a família, estabelecendo-se as prioridades. O relato do paciente deve ser ouvido pela equipe e registrado em prontuário, abordando suas diretivas antecipadas de vontade a respeito das condutas em saúde e de seu testamento vital. A equipe de saúde deve respeitar a dignidade humana do paciente e a autonomia no momento de suas escolhas. Nessa direção, o atendimento das necessidades de cuidados paliativos ao paciente cardíaco deve ser revisado ao longo do processo de doença e não limitado à fase da morte e avaliar se os objetivos traçados foram implementados.[1] O cuidado paliativo precoce é uma prática que deve ser antecipada e não apenas quando não há mais nada a ser feito ao paciente.[13] O cuidado deve estar centrado no paciente com suas necessidades.

Cabe à equipe o debate da operacionalização de um modelo de cuidado, uma vez que cuidados paliativos e cardiologia são baseados em paradigmas de cuidado diferentes, se não contraditórios.[1] O debate sobre a necessidade de incluir os cuidados paliativos nos pacientes com insuficiência cardíaca avançada é premente, porém ainda carece de pesquisas que mostrem modelos de impacto para essa população. Alguns modelos mostram inovações clínicas em que os principais domínios de cuidados paliativos incluem: a comunicação, metas para o cuidado, tomada de decisão compartilhada, cuidados antecipados, planejamento, gerenciamento de sintomas e coordenação de cuidados complexos. Vale destacar, ainda, que os cuidados são implementados em diferentes espaços, tais como: hospitais, ambulatórios e domicílio, por uma equipe interdisciplinar,[9] além dos modelos de acompanhamento por meio de visita domiciliar e telefone. O médico, enfermeiro, psicólogo, assistente social, nutricionista, fisioterapeuta, terapeuta ocupacional e capelão são alguns dos profissionais que, em conjunto, avaliam o paciente e atuam para o seu cuidado integral e contam também com o médico paliativista.

O estabelecimento de um modelo de cuidado é uma das estratégias mais eficazes no cuidado paliativo. Os cursos universitários da área da saúde no país ainda são incipientes no ensino do tema de cuidados paliativos, porém os estudantes precisam aprimorar o debate, com questões consideradas polêmicas na prática dos serviços de saúde. Urge a necessidade de introduzirem nos currículos da área da saúde o tema dos cuidados paliativos.

O objetivo da medicina é o de salvar vidas, assim o conceito de cuidados paliativos em cardiologia necessita de debate para que se proponha um modelo de cuidado diferenciado do paciente oncológico. Observa-se, no cotidiano, que o uso dos recursos laboratoriais, tecnológicos e de outros instrumentos de prolongamento da vida o cardiologista, muitas vezes, ainda não considera o paciente cardíaco como paliativo, uma vez que este muitas vezes não apresenta comprometimento cognitivo e dor. Assim, as possibilidades associadas ao avanço científico acaba minimizando a possibilidade do paciente cardíaco estar em um processo de cuidados paliativos. Esse, talvez, fosse um momento de oferecer a ele e à família suporte psicológico.

O papel dos cuidados paliativos inclui a avaliação do paciente e da família, para que o cuidado se alinhe às necessidades do paciente e se a tomada de decisão foi efetiva nesse processo. Apesar das diversas diretrizes do cuidado paliativo em cardiologia, ainda não há um consenso sobre a operacionalização de um modelo efetivo, considerando que o cuidado paliativo em cardiologia é recente no cenário da medicina. A avaliação do paciente cardíaco, para se inserir no programa de cuidados paliativos, deve ser uma das prioridades da equipe para o manejo desse paciente, no atendimento de suas necessidades.

Para a avaliação dos sintomas e da capacidade para o autocuidado ou o cuidado de terceiros, destacam-se a avaliação geriátrica global, o suporte psicológico do paciente e família, a identificação das reais necessidades relatadas pelo paciente, além das avaliações específicas em cuidados paliativos, dentre as quais se destacam:

1. *Edmonton Symptom Assessment Scale* (ESAS), cujo objetivo é avaliar e monitorar a intensidade de nove sintomas físicos e psicológicos comuns a pacientes em cuidados paliativos oncológicos (fadiga, dor, náusea, dispneia, distúrbios do sono, ansiedade, depressão, distúrbios alimentares e constipação). A escala varia de 0 a 10; quanto mais próximo de 10, maiores são os sintomas;[14]

2. *Palliative Performance Scale* (PPS), que avalia cinco dimensões funcionais (deambulação, atividade e evidência de doença, autocuidado, ingestão e nível consciente), em 11 níveis de desempenho/performance, com valores de 0 a 100%, em que 0% indica morte e PPS de 100%, paciente saudável.[15] A finalidade do uso dessa escala é identificar pessoas com alto grau de dependência para as atividades da vida diária e traçar planos de cuidados interdisciplinares.

Os principais elementos da intervenção do cuidado paliativo em pacientes cardíacos incluem o desenvolvimento de um modelo que envolve o processo de comunicação eficaz entre equipe, paciente e família, desde o início permeando ao longo do processo da doença. As intervenções devem envolver equipe interdisciplinar, em que esse cuidado seja articulado. O mesmo direcionamento deve ser compartilhado com o paciente e a família nos diversos espaços do cuidado, para atender às necessidades individuais do paciente. É essencial que o primeiro contato com o paciente estabeleça uma relação de vínculos de confiança, que serão essenciais para o plano de cuidados a ser estabelecido. Assim, as intervenções também devem envolver todos os profissionais da equipe interdisciplinar, de modo que as decisões sejam tomadas e o cuidado esteja articulado, mesmo que em diferentes espaços do cuidado, visando atender as necessidades de cada paciente e família. Cabe também aos cursos universitários da área da saúde propor o estabelecimento de estratégias educativas para programas voltados ao tema dos Cuidados Paliativos, de modo a atender às especificidades de cada paciente e ser aplicáveis em todos os cuidados dos serviços de saúde. O cuidado à pessoa no processo de morrer, que é a partida, deve seguir na mesma direção do processo de chegada, que é o nascimento!

REFERÊNCIAS BIBLIOGRÁFICAS

1. Sobanski P, Krajnik M, Beattie JM. Integrating the complementary skills of palliative care and cardiology to develop care models supporting the needs of those with advanced heart failure. Current Opinion in Supportive and Palliative Care 2016; 10(1), 8-10. Disponível em: https://ovidsp.tx.ovid.com.

2. World Health Organization. 2017. WHO palliative care [Internet]. Disponível em: http://www.who.int/cancer/palliative/definition/en/.

3. Andrade CGD, Costa SFGD, Lopes MEL. Cuidados paliativos: a comunicação como estratégia de cuidado para o paciente em fase terminal. Ciência & Saúde Coletiva 2013; 18: 2523-30. Disponível em: http://www.scielo.br/pdf/csc/v18n9/v18n9a06.pdf.

4. World Health Organization. 2016. Planning and implementing palliative care services: a guide for programme managers. Disponível em: https://apps.who.int/iris/bitstream/handle/10665/250584/9789241565417-eng.pdf.

5. World Health Organization. 2013. Global action plan for the prevention and control of non communicable diseases 2013-2020. Disponível em: https://www.who.int/nmh/events/ncd_action_plan/en/.

6. Brasil. Instituto Brasileiro de Geografia e Estatística – IBGE. Pesquisa Nacional de Saúde 2013: percepção do estado de saúde, estilos de vida e doenças crônicas: Brasil, grandes regiões e unidades da Federação. 180p. Rio de Janeiro, 2014.

7. Mills KT, Bundy J D, Kelly TN, et al. Global disparities of hypertension prevalence and control: a systematic analysis of population-based studies from 90 countries. Circulation 2016;, 134(6): 441-50. Disponível em: https://www.ahajournals.org/doi/full/10.1161/CIRCULATIONAHA.115.018912.

8. Rohde LEP, Montera MW, Bocchi EA, et al. Diretriz brasileira de insuficiência cardíaca crônica e aguda. Arquivos Brasileiros de Cardiologia 2018; 111(3):442. Disponível em: http://www.scielo.br/pdf/abc/v111n3/0066-782X-abc-111-03-0436.pdf.

9. Comitê Coordenador da Diretriz de Insuficiência Cardíaca. Diretriz Brasileira de Insuficiência Cardíaca Crônica e Aguda. Arq Bras Cardiol. 2018; 111(3): 442.

10. Lewin WH, Schaefe KG. Integrating palliative care into routine care of patients with heart failure: models for clinical collaboration. Heart Fail Rev 2017; 22:517–24. Disponível em https://link.springer.com/content/pdf/10.1007%2Fs10741-017-9599-2.pdf.

11. Tuppin P, Cuerq A, de Peretti C, et al. Two-year outcome of patients after a first hospitalization for heart failure: A national observational study. Archives of Cardiovascular Diseases 2014; 107(3): 158-68. Disponível em: https://www.sciencedirect.com/science/article/pii/S1875213614000424.

12. Kurozumi Y, Oishi S, Sugano Y, et al. Possible associations between palliative care conferences and positive outcomes when performing palliative care for patients with end-stage heart failure: a nationwide cross-sectional questionnaire survey. Heart and Vessels 2019; 34(3):452-61. Disponível em: https://link.springer.com/article/10.1007/s00380-018-1261-y.

13. Rohde LEP, Montera MW, Bocchi EA, et al. Diretriz brasileira de insuficiência cardíaca crônica e aguda. Arquivos Brasileiros de Cardiologia 2018; 111(3): 436-539. Disponível em: http://www.scielo.br/pdf/abc/v111n3/0066-782X-abc-111-03-0436.pdf.

14. Kavalieratos D, Mitchell EM, Carey TS, et al. Not the 'grim reaper service': an assessment of provider knowledge, attitudes, and perceptions regarding palliative care referral barriers in heart failure. J Am Heart Assoc 2014;3:e000544.

15. Monteiro DR. Tradução e adaptação transcultural do instrumento Edmonton Symptom Assessment System para uso em cuidados paliativos. Dissertação de mestrado. Porto Alegre: Universidade Federal do Rio Grande do Sul, 2012. Disponível em: https://www.lume.ufrgs.br/handle/10183/49686.

16. Maciel MGS, Carvalho RT. Palliative performance scale PPS: versão 2. Tradução brasileira para a língua portuguesa [Internet]. São Paulo, 2009. Disponível em: http://www.victoriahospice.org/sites/default/files/pps_portugese_0.pdf.

Manejo Clínico do Idoso Cardiopata em Cuidados Paliativos

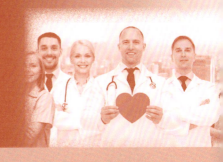

Daniel Battacini Dei Santi
Helen Duarte Lamberti

MANEJO DE SINTOMAS NO IDOSO COM CARDIOPATIA

Introdução

Pacientes com doença cardíaca avançada são muito sintomáticos, se comparando a pacientes com doenças oncológicas,[1] causando impacto importante na qualidade de vida.[2] O paciente idoso não foge à regra, sendo um desafio ainda maior nos casos em que há barreiras de avaliação e comunicação, como em doenças neurodegenerativas. O manejo dos sintomas se torna mais complexo no paciente idoso também devido às comorbidades e ao avançar de doenças em paralelo à cardiopatia, prevalentes nessa população.

Questões como efeitos colaterais, interações medicamentosas, vias de administração de medicações, restrições terapêuticas (por exemplo, devido a insuficiência renal), demais aspectos próprios da fragilidade e outros riscos comuns na população mais idosa muitas vezes limitam o arsenal terapêutico para controle de sintomas, tanto farmacológico quanto não farmacológico.

Outro aspecto relevante em pacientes com doenças crônicas de longa data é a perda de sensibilidade a sintomas, com déficit na autocrítica quanto à intensidade dos mesmos ou relevância de seu impacto no cotidiano. Pacientes que convivem diariamente com sintomas durante muitos anos podem se acostumar com a presença deles, já os considerando algo natural inerente à doença e não algo que possa ser tratado.

A investigação deve ser objetiva e direcionada, com foco em possíveis sintomas e queixas, preferencialmente utilizando-se escalas apropriadas para diagnóstico e mensuração dos mesmos.[3]

Uma das escalas mais utilizadas é a ESAS[3,4] (*Edmonton Symptom Assessment Scale*), na qual o paciente é questionado a respeito de dez sintomas comuns (dor, cansaço, dispneia, sonolência, náuseas, apetite, tristeza, ansiedade, bem-estar e um último de menção livre), classificando sua intensidade de 0 (nenhum sintoma) a 10 (pior sintoma possível). Tal escala deve ser aplicada rotineiramente, com reavaliação periódica quanto aos resultados obtidos com as intervenções. Deve-se tentar compreender as correlações existentes entre os sintomas e buscar efeitos de causalidade para melhor planejamento e eficácia das intervenções.

Uma das principais maneiras de proporcionar um bom controle sintomático consiste no tratamento adequado da doença de base. Contudo, conforme o final da vida se aproxima, progressivamente há menos disponibilidades de terapias modificadoras de doenças.[3] Também são mais frequentes as descompensações, ocasionando exacerbação dos sintomas, o que interfere diretamente na funcionalidade e na qualidade de vida, sendo um dos focos de intervenção e necessidade dos cuidados paliativos (CP).

Um dos sintomas que mais aflige o paciente com cardiopatia é a dispneia. O idoso às vezes encontra-se acamado cronicamente ou com restrição de movimentação, sendo difícil quantificar a intensidade desse sintoma com escalas como a da NYHA. Por vezes a dispneia pode ser confundida com fadiga, que no idoso é muito prevalente e multifatorial e deve ser distinguida da dispneia por se caracterizar como um estado de cansaço, perda de energia, letargia.

O bom controle da dispneia inicia-se com um adequado controle da doença de base, o que inclui manejo volêmico com uso de diuréticos, evitando-se a sobrecarga hídrica.[5] No idoso, este é um desafio peculiar pelo risco frequente de afetar a função renal e causar distúrbios eletrolíticos.

A diálise é um método eficaz de remoção de líquidos do organismo que pode contribuir com o conforto respiratório, sendo uma estratégia a ser cogitada, porém envolve riscos (por exemplo, instabilidade hemodinâmica, arritmias) e obrigações (necessidade de cateteres, coletas frequentes de exames, paciente mantido em regime de internação hospitalar prolongado, possivelmente até em UTI, rotina de diálises). Especialmente na fase terminal de doença, deve ser deliberado quanto à proporcionalidade de instituição ou manutenção do programa de substituição renal, pois este pode trazer desconfortos e não se adequar aos conceitos de qualidade de vida e valores do paciente e familiares. Assim, deve ser planejado e discutido desde o primeiro momento e estar de acordo com as metas e o plano de cuidados estabelecido, sendo revisto periodicamente de modo multidisciplinar, envolvendo os interessados no caso.

Medidas não farmacológicas como ambientes arejados, uso de ventiladores, decúbito elevado, fisioterapia e ventilação não invasiva (VNI) podem trazer alívio adicional à dispneia.[3] A VNI é uma importante ferramenta em quadros de congestão pulmonar, mas cabe ressaltar a necessidade de se adequar o momento de vida e a aceitação do paciente a tal terapêutica.

Pacientes com doença neurodegenerativa avançada ou em estado confusional que não cooperam com a VNI ou que apresentam respiração oral predominante podem ficar desconfortáveis com o dispositivo, apresentar agitação com necessidade de contenção (mecânica e/ou física) e risco de aerofagia, com distensão abdominal e vômitos. Logo, para utilização de VNI deve-se realizar discussão multidisciplinar periódica, com pacientes e família e estar em conformidade com as metas terapêuticas estabelecidas, com ciência de todos quanto às condições e propósitos para a sua indicação ou suspensão. No final de vida, a VNI em geral não é utilizada, salvo situações em que o paciente expresse objetivamente benefício sintomático com o seu uso.

Do ponto de vista farmacológico, os opioides são o padrão-ouro para controle da dispneia.[3,6] No Brasil, a morfina é o fármaco com melhores resultados, tendo o fentanil como opção nos casos de insuficiência renal. As doses diárias estudadas de morfina necessárias para controle da dispneia são mais baixas do que as utilizadas para controle analgésico e possuem dose-teto.

Como em qualquer paciente, em especial no idoso, deve-se iniciar com doses baixas de opioide, utilizar resgates e aumentar progressivamente a dose ao longo dos dias. A morfina oral pode ser iniciada com 15 a 30 mg por dia, divididos em intervalos de 4h. Para uso parenteral (dose diária de 5 a 10 mg), pode-se utilizar morfina por via subcutânea em intervalos de 4h ou por via endovenosa em infusão contínua. A dose-teto diária (em que aumentos não trazem benefícios e elevam os riscos de efeitos colaterais) é de 60 mg (oral), equivalente a 20 mg por via endovenosa.

Pacientes cardiopatas têm risco aumentado de constipação, secundário ao estado de anasarca, à restrição hídrica oral e limitações alimentares, agravada pela dificuldade de deambulação ou restrição ao leito imposta pela doença ou condição de internação. Os opioides podem prejudicá-la, mas a constipação não deve limitar a sua indicação.[3] O uso regular de laxativos, por exemplo o uso da combinação de emoliente com irritativo (p. ex.: lactulona + bisacodil), pode ajudar a prevenir a constipação, trazendo impacto positivo em outros aspectos como humor, apetite, náusea e vômitos, interferindo diretamente na qualidade de vida.

A fadiga é um sintoma mais difícil de ser abordado, principalmente por ser de origem multifatorial. Correção de distúrbios eletrolíticos, anemia, hipóxia, deficiências hormonais (p. ex.: hormônios tireoidianos) ou deficiências vitamínicas podem melhorar a fadiga.[2,3,7] Pacientes em fase mais precoce de doença se beneficiam de programas de exercício e reabilitação. Já em estágios mais avançados, medidas para poupar energia são mais adequadas, sendo fundamental a participação e a orientação da equipe multidisciplinar, com integração de familiares e cuidadores.

Em pacientes com disfunção ventricular e sintomas de baixo débito cardíaco o uso de inotrópicos positivos, como a dobutamina,[8] pode propiciar alívio dos sintomas. Os inotrópicos são ferramentas úteis mesmo em contexto de terminalidade, com o intuito de melhorar a qualidade de vida. Os digitais, apesar de não serem muito utilizados na prática, pelos riscos e estreita janela terapêutica, podem ser uma estratégia, haja visto os conhecidos efeitos na melhora de sintomas e na redução de internação. Principalmente em pacientes frágeis e com disfunção renal as doses devem ser reduzidas e os efeitos colaterais monitorados.

Os corticosteroides, como a dexametasona, podem auxiliar na melhora da fadiga e até do apetite, mas, devido aos seus efeitos colaterais com uso crônico, acabam sendo restritos a situações em que a sobrevida estimada é de poucas semanas.[3] Uma opção aos corticosteroides é a utilização de psicoestimulantes como o metilfenidato ou o modafenil, mas que carecem de estudos de eficácia e segurança na população cardiopata, principalmente idosa.

A dor é um sintoma cardinal e responsável por piora da qualidade de vida e de outros sintomas.[1,9] O estudo PAIN-HF[9] avaliou este sintoma em pacientes com insuficiência cardíaca e concluiu que as dores de origem osteomuscular são as mais prevalentes e que pacientes com dor têm maiores taxas de dispneia e depressão, sendo os opioides seguros e eficazes para seu tratamento.

Sintomas psicológicos são frequentes e merecem atenção e ações integradas das equipes médica e multidisciplinar.[1,3,10] Pacientes que sofrem as complicações do envelhecimento e da doença apresentam sintomas como depressão ou ansiedade, que não são de diagnóstico simples e podem ser negligenciados na prática clínica ou confundidos (por exemplo, com demência) caso não investigados ativamente.

Ocasiões como internações prolongadas podem levar a perda importante de funcionalidade e de qualidade de vida e são momentos-chave para seu reconhecimento e planejamento de intervenções. Tratamentos não farmacológicos e uso de medicamentos são validos para abordagem de sintomas psicológicos e devem ser individualizados e avaliados de modo integral e multidisciplinar. Considerar sempre questões sociais e espirituais envolvidas e utilizar estratégias como o uso de psicoterapia, musicoterapia, atividades lúdicas e valorização de *hobbies*, sempre que possível com envolvimento familiar no cuidado.

Os sintomas orais são comuns nessa população, como xerostomia, e implicam em pior qualidade de vida dos pacientes, principalmente por causarem sensação de sede.[3] Pacientes com más condições de higiene oral, usuários de tubos para alimentação e naqueles com restrição hídrica e uso de diuréticos os cuidados com a boca são primordiais, com necessidade da intervenção da odontologia e enfermagem no cuidado, e serão mais bem descritos no próximo capítulo.

POLIFARMÁCIA NO IDOSO CARDIOPATA E CUIDADOS PALIATIVOS

O envelhecimento populacional é uma realidade em todo o mundo. No Brasil, segundo a projeção de população divulgada em julho de 2018 pelo Instituto Brasileiro de Geografia e Estatística (IBGE), estima-se que um quarto da população brasileira terá mais de 65 anos em 2060 (58,2 milhões de idosos); já no ano de 2018 esse percentual foi de 9,2% (19,2 milhões).[11]

A transição demográfica acarretou na modificação do perfil epidemiológico da população, implicando mudanças nos padrões de morbidade e taxa de mortalidade, havendo uma relação fundamental entre elas. O perfil de mortalidade era definido por doenças infecciosas, e com o crescimento da proporção de pessoas de idade avançada o perfil das doenças passou a ser de cronicodegenerativas.[12]

O acompanhamento da saúde da pessoa idosa pode acontecer por diferentes especialidades, e como consequência são dadas diferentes prescrições, resultando no uso de diversos medicamentos. A Organização Mundial de Saúde (OMS) dá a esse fenômeno o nome de polifarmácia, definida como o uso simultâneo e de maneira crônica de quatro ou mais medicamentos, o que propicia um risco aumentado de problemas relacionados aos medicamentos, como interações medicamentosas e reações adversas.[13]

Segundo estudo realizado, pacientes que fazem uso de dois medicamentos apresentam risco de 13%, de reação adversa por interação medicamentosa; com o uso de cinco medicamentos esse risco é de 38%; e com o uso de sete ou mais medicamentos o risco chega a 82%.[14] Ressalta-se a importância da abordagem da polifarmácia em CP, levando em consideração a necessidade do paciente ou a futilidade desse ato.

O CP tem como objetivo permitir ao paciente o conforto e a qualidade de vida. Quando se pensa em cuidado ao idoso, lembra-se imediatamente da grande quantidade de medicamentos que esse perfil de paciente utiliza ao longo do dia. O farmacêutico tem papel importante junto à equipe que acompanha esses pacientes, pois tratando-se de medicamento quem melhor do que o farmacêutico para, junto à equipe, avaliar as prescrições desse grupo.

Hussainy, em 2001, afirmou que a inclusão do farmacêutico em uma equipe multidisciplinar de CP aumenta o entendimento do grupo em relação aos medicamentos usados nesse cuidado; leva a um melhor conhecimento de possíveis problemas com medicamentos e como gerenciá-los; permite que a educação em serviço seja fornecida, como e quando necessário; auxilia na comunicação entre equipe, paciente e cuidador a entender melhor o motivo de cada medicamento prescrito.[15]

O farmacêutico deve pensar em pontos importantes em relação à polifarmácia para pacientes em CP, tais como: necessidade real dos medicamentos (tratamento inevitável ou fútil), vias de administração dos medicamentos, interação dos medicamentos (reação adversa ao medicamento- RAM), e principalmente o conhecimento do paciente sobre sua situação (autonomia do paciente em aceitar ou não o tratamento).

A racionalização do uso de medicamentos é definida pela Organização Mundial de Saúde como: pacientes recebem medicamentos apropriados para suas condições clínicas, em doses adequadas às suas necessidades individuais, por um período adequado e ao menor custo para si e para a comunidade.[16]

Em CP essa definição não pode ser desconsiderada, devendo ser sempre reforçada junto à equipe a importância do uso racional do medicamento. No caso de pacientes em CP a prioridade de tratamento é o controle da sintomatologia, portanto o foco do cuidado não está mais em curar uma determinada comorbidade.

O farmacêutico que atua em CP deve ter como objetivo a redução da prescrição medicamentosa para o mínimo necessário, desenvolvendo junto à equipe médica ou multiprofissional uma receita mais sucinta/ limpa, que atenda às necessidades do paciente. Em alguns casos é inevitável o uso de diferentes medicamentos simultâneos (polifarmácia), porém em outros casos o número de medicamentos pode ser reduzido ao mínimo de três.

O olhar criterioso do farmacêutico em ambos os casos irá auxiliar na avaliação quanto às condutas fúteis ou inevitáveis, ressaltando a importância da participação do farmacêutico junto à equipe de CP.

Em associação à terapia medicamentosa, é importante pensar nas vias de administração utilizadas. A via de administração deve ser aquela que mantém o paciente confortável, pensando na individualidade de cada caso. Portanto, a comunicação entre a equipe e o paciente é fundamental, devendo, nas situações cabíveis, o doente ser ouvido quanto à via de administração em que ele prefere receber determinado medicamento.

Assim, vê-se que o farmacêutico, além de cuidar da quantidade de medicamentos de uma prescrição, tem ainda o importante papel de estudar melhores alternativas para o paciente, pensando em diferentes apresentações farmacêuticas e compatibilidade às vias de administração para que o paciente tenha maior conforto, por exemplo, a troca da apresentação farmacêutica de comprimidos para solução oral.[17]

Todo esse estudo minucioso que o farmacêutico tem em avaliar uma prescrição de pacientes em CP é importante para evitar as interações medicamentosas que podem levar a reação adversa ao medicamento, podendo ou não trazer uma piora do estado clínico do paciente, deixando os princípios do CP de lado.

No caso dos pacientes que necessitam de prescrições polimedicamentosas, devem ser traçadas as interações medicamentosas que podem ocorrer e verificado qual malefício trarão para o paciente. Além disso, nesses casos o acompanhamento farmacêutico deve acontecer ainda mais de perto, para que a qualquer sinal de prejuízo ao controle da sintomatologia o medicamento seja suspenso ou substituído por outro, podendo ser utilizadas alternativas farmacológicas ou não farmacológicas.

Em alguns casos, o controle da sintomatologia é o que o paciente busca do profissional de saúde, e o farmacêutico pode fazer essa interação da equipe prescritora com o paciente, deixando claro qual a medida de conforto que o paciente deseja ter.

Por exemplo, quando se pensa em um paciente com insuficiência cardíaca crônica descompensada sem critério para transplante, é importante verificar junto a ele se sua vontade é ficar hospitalizado ou controlar seus sintomas para que retorne à sua casa, pois no caso de um paciente que prefere permanecer em casa qualquer tratamento intra-hospitalar que não seja de melhora da sintomatologia será classificado como uma medida fútil.

Entende-se como medida ou tratamento fútil toda intervenção ou conduta que não atenda ou que seja incoerente com os objetivos propostos no tratamento de um determinado doente. Logo, para pacientes em CP qualquer conduta que não siga o princípio do conforto e qualidade de vida e/ou deixe de atender a vontade do paciente é entendida como fútil.[18]

Existem meios de se garantir a vontade do paciente nesse momento da vida, como as Diretivas Antecipadas de Vontade (DAV), que constituem um gênero de manifestação de vontade para tratamento médico, do qual são espécies o testamento vital e o mandato duradouro.[19]

O acompanhamento farmacêutico desses pacientes é importante, pois em alguns casos o seguimento pode acontecer em diferentes fases de cuidado e conforme a evolução da doença e o quadro clínico do paciente a conduta terapêutica irá se adequar à fase do CP. Assim, o farmacêutico tem a função de, junto com o paciente e a equipe de cuidado, verificar quais medicamentos para ele são naquele momento dispensáveis, ou seja, não estão tendo efeito sobre a sintomatologia ou poderiam causar uma piora ou reação adversa.

O risco para pacientes que não têm o seguimento farmacêutico durante o CP é de não atingirem o máximo conforto e deixarem de ter suas vontades atendidas no que se refere à farmacoterapia durante essa fase do cuidado, daí a importância do profissional farmacêutico. Portanto, é possível dizer que o farmacêutico pode atuar ainda como barreira para medidas fúteis em alguns tratamentos, seja alterando junto à equipe os medicamentos prescritos, seja conversando com o paciente e verificando qual a necessidade dele naquele momento.

O farmacêutico pode acompanhar os pacientes em CP em nível tanto ambulatorial quanto hospitalar, tendo a responsabilidade por todos os medicamentos que esses pacientes utilizam. Assim, qualquer medicamento prescrito para esse grupo de pacientes deve passar pela avaliação farmacêutica, e, juntamente com a equipe de CP, o farmacêutico deve verificar a necessidade de manutenção ou suspensão de determinado tratamento farmacológico.

DISPOSITIVOS NO CARDIOPATA IDOSO

Os dispositivos implantáveis cardíacos têm o objetivo de auxiliar no manejo da doença de base e na compensação clínica, trazendo ganhos como aumento da sobrevida e/ou qualidade de vida. Eles podem ser classificados como mecânicos[20] (auxílio na hemodinâmica cardiovascular) ou elétricos[21] (correção de distúrbios do ritmo), com previsão de uso de curta, média ou longa permanência.

Suas indicações específicas e benefícios já estão amplamente discutidos na literatura médica atual e não serão foco deste capítulo. Os dispositivos mecânicos são geralmente utilizados como "ponte" no contexto de transplante cardíaco,[20] sendo raramente indicados na população geriátrica.

Em pacientes idosos, especialmente os com síndrome de fragilidade ou portadores de doenças graves ou multimorbidades e que possuem diagnóstico de terminalidade, a consideração do implante de qualquer dispositivo deve ultrapassar a barreira da simples indicação técnica da diretriz. Uma discussão quanto aos objetivos terapêuticos, riscos e proporcionalidade deve antever o implante de dispositivos e estar de acordo com os valores e as expectativas dos pacientes e familiares.[19,22]

A comunicação clara e ampla é condição obrigatória no processo de tomada de decisão, englobando equipe (médica e multiprofissional), paciente e demais pessoas envolvidas no cuidado. As evoluções possíveis e previsíveis dentro de um quadro clínico conhecido devem ser antecipadas e alertadas ao paciente e familiares, e os cuidados precisam ser planejados.[22,23]

Se faz necessário não apenas o conhecimento técnico da doença e da condição clínica, mas também aspectos biográficos, valores e aspectos bioéticos e normativos relevantes.[19,22-24] A avaliação da funcionalidade é sempre necessária, e as perspectivas futuras com o implante dos dispositivos precisam estar claras. Considerando-se as metas terapêuticas, que já devem ser de conhecimento geral, o processo de tomada de decisão através da deliberação moral é o mais adequado, respeitando-se as condições individuais do paciente.

Como exemplo, podemos citar a indicação do implante de um marca-passo definitivo diante do diagnóstico de um bloqueio atrioventricular total intermitente em dois pacientes idosos diferentes. Num primeiro, com doença neurodegenerativa avançada, acamado, com mínimo contato com o mundo exterior, dependente total para cuidados diários, o implante do dispositivo corrigirá a arritmia, mas não trará ganhos em seu cotidiano. Num outro caso, mesmo com idade avançada, o paciente ainda com relativa independência e capacidade de locomoção, para o qual se não for implantado um marca-passo o paciente fica exposto a risco de sintomas de baixo débito e síncopes, com riscos adicionais de eventos adversos (p. ex.: quedas, traumas e fratura), que podem influenciar negativamente a qualidade de vida e a sobrevida.

É possível e desejável a construção de um planejamento avançado de cuidados, sobre o qual todos os envolvidos no processo de cuidado (paciente, familiares e equipe) possam se assegurar.[22] Com isso, esse planejamento permite adequar a decisão sobre o implante de dispositivos, com preparação e estratégias de manejos diante de complicações ou evoluções negativas previsíveis, o que inclui a eventual retirada dos mesmos, mantendo-se a ótica da proporcionalidade e da prudência.

Quanto mais avançada a doença, em sua fase terminal, maiores são as necessidades de CP, e inversamente proporcionais são as disponibilidades terapêuticas com capacidade de modificar a evolução da doença, seja em tentar a sua reversão ou apenas sua estabilização.[3] Igualmente, maiores são os riscos de efeitos colaterais ou eventos adversos.

Por mais simples que possam ser, o implante de dispositivos gera riscos que não podem ser ignorados e devem ser expostos ao paciente e responsáveis desde os primórdios da discussão. Um marca-passo, por exemplo, envolve riscos como infecção de dispositivo, endocardite, perfuração miocárdica, tamponamento e pneumotórax.[21]

Todo paciente deve conviver e saber lidar com um dispositivo em seu corpo. Como qualquer aparelho eletrônico, exige cuidados, como uso de medicações específicas, o que leva à atenção os efeitos colaterais e interações medicamentosas, não raros em polifarmácias do idoso, como já tratado neste capítulo. Tais dispositivos também precisam ser revistos periodicamente por especialistas, com eventual necessidade de exames, o que gera necessidade de deslocamentos, infortúnios para idosos e cuidadores, principalmente para aqueles com limitação de locomoção.

A presença de um dispositivo pode gerar sintomas que devem ser foco de atenção da equipe. Podem causar dores (p. ex.: choque do cardioversor desfibrilador implantável – CDI) ou limitações físicas.[25,26] Pacientes e familiares podem apresentar sintomas psicológicos, como depressão, ansiedade e estresse, vinculados à preocupação de portar um dispositivo e ao medo de como lidar com ele ou encarar seu mau funcionamento.[27]

Considerando especificamente o CDI, muitos pacientes sofrem os efeitos psicológicos por serem portadores de um dispositivo que pode lhes dar choques cardíacos a qualquer momento do dia ou da noite.[27] Tal aspecto, assim como o medo da morte súbita, pode levar a sintomas, como insônia, depressão e ansiedade. Secundariamente, se não abordados adequadamente, podem levar a isolamento social, privações, queda da funcionalidade e da qualidade de vida.

Um aspecto importante do planejamento de cuidados na terminalidade e na tomada de decisões envolve a limitação do suporte terapêutico, muitas vezes porém, negligenciado ou postergado para os últimos momentos de vida.[22-26] Este deve seguir os mesmos princípios da deliberação moral que permeiam o processo decisório do implante de dispositivos e a instituição de terapêuticas.

Caso haja evidência do não benefício ou malefício de algum recurso terapêutico ou intervenção e se chegue à conclusão de que a limitação ou suspensão do mesmo é a conduta mais adequada visando o melhor cuidado ao paciente, tal conduta deve ser tomada, motivada por questões técnicas/clínicas ou demais argumentos identificados no processo de deliberação.[18]

Conforme já discutido mais especificamente no capítulo anterior, para tal tomada de decisão há respaldo normativo no art. 1º da Resolução 1805/2006 do CFM: *"É permitido ao médico limitar ou suspender procedimentos e tratamentos que prolonguem a vida do doente em fase terminal de enfermidade grave e incurável, respeitada a vontade do paciente ou de seu representante legal."*

Assim, caso se julgue que a manutenção do dispositivo traz desfechos negativos ao paciente, não sendo mais proporcional ao seu momento de vida, deve-se proceder a discussão quanto à modificação do seu funcionamento ou sua retirada.[25] É necessário que haja informação clara ao paciente e aos responsáveis sobre os desfechos esperados e a garantia de que os sintomas e complicações futuras que possam advir serão adequadamente abordados.

Nesse contexto, de pacientes que estejam no seu final de vida e sejam portadores de CDI, é adequado o desligamento da função "choque" do mesmo , podendo-se manter apenas a função de marca-passo.[25] Não é necessário a retirada (explante) do dispositivo, apenas a sua reprogramação eletrônica é suficiente. É necessário julgar se uma arritmia eventualmente fatal no contexto de cardiopatia terminal é algo que mereça intervenções potencialmente dolorosas ou se é um evento final de vida possível dentro de um curso de doença conhecido e esperado, que deva ser apenas acompanhado e cuidado.

CONCLUSÃO

Pacientes idosos com cardiopatia são geralmente complexos e frequentemente apresentam vários sintomas ao longo do seu adoecimento, em especial na fase final de vida. Maiores são as complicações e limitações impostas pela idade, fragilidade ou doença, assim como cresce a necessidade de planejamento e de tomada de decisões.

A inserção de habilidades de CP nesse processo é fundamental para uma melhor assistência e qualidade de vida, e tão melhores serão os benefícios quanto mais precoces forem instituídos, principalmente se for envolvida uma equipe multidisciplinar especializada em CP.

REFERÊNCIAS BIBLIOGRÁFICAS

1. Bekelman DB, Rumsfeld JS, Havranek EP, et al. Symptom burden, depression, and spiritual well-being: a comparison of heart failure and advanced cancer patients. J Gen Intern Med 2009; 24:592.

2. Heo S, Doering LV, Widener J, Moser DK. Predictors and effect of physical symptom status on health-related quality of life in patients with heart failure. Am J Crit Care 2008; 17:124.

3. Carvalho RT, et al, Manual da Residência de Cuidados Paliativos: Abordagem Multidisciplinar. 1ª edição. Barueri:Manole, 2017.

4. Bruera E, Kuehn N, Miller MJ, Selmser P, Macmillan K. The Edmonton Symptom Assessment System (ESAS): a simple method of the assessment of palliative care patients. Journal of Palliative Care 1991; 7:6-9.

5. Parshall MB, Schwartzstein RM, Adams L, et al. An official American Thoracic Society statement: update on the mechanisms, assessment, and management of dyspnea. Am J Respir Crit Care Med 2012; 185:435.

6. Černíček V.-Gřiva M. Hegmonová E. Coufal Z Opioids for the treatment of dyspnoea in patients with chronic heart failure, Cor et Vasa 60; (2018)e89-e93.

7. Williams BA, The clinical epidemiology of fatigue in newly diagnosed heart failure. BMC Cardiovasc Disord. 2017 May 11;17(1):122.

8. Tacon CL, McCaffrey J, Delaney A. Dobutamine for patients with severe heart failure: a systematic review and meta-analysis of randomised controlled trials. Intensive Care Med. 2012 Mar;38(3):359-67.

9. Goodlin SJ, Wingate S, Albert NM, et al. Investigating pain in heart failure patients: the pain assessment, incidence, and nature in heart failure (PAIN-HF) study. J Card Fail 2012; 18:776.

10. Sullivan M, Levy WC, Russo JE, Spertus JA. Depression and health status in patients with advanced heart failure: a prospective study in tertiary care. J Card Fail 2004; 10:390.

11. https://agenciadenoticias.ibge.gov.br/agencia-sala-de-imprensa/2013-agencia-de-noticias/releases/21837-projecao-da-populacao-2018-numero-de-habitantes-do-pais-deve-parar-de-crescer-em-2047 Acesso em 06/03/2018.

12. Lebrão ML. O envelhecimento no Brasil: aspectos da transição demográfica e epidemiológica. Saúde Coletiva2007; 4(17, bimestral): 135-40.

13. Organização Mundial de Saúde. Medication Without Harm - Global Patient Safety Challenge on Medication Safety. Geneva: World Health Organization, 2017.

14. Goldberg RM, Mabee J, Chan L, Wong S. Drug-drug and drug-disease interactions in the ED: analysis of a high-risk population. Am J Emerg Med. 1996;14(5):447-50.

15. Hussainy SY, Box M, Scholes S. Piloting the role of a pharmacist in a community palliative care multidisciplinary team: an Australian experience. BMC Palliat Care. 2011;10(1):16. http://dx.doi. org/10.1186/1472-684X-10-16. PMid:22035160.

16. Organização Mundial de Saúde. Conferência Mundial sobre Uso Racional de Medicamentos. Nairóbi, 1985.

17. Bricola S. Papel do farmacêutico clínico na equipe de cuidados paliativos. Manual de cuidados paliativos / Academia Nacional de Cuidados Paliativos. p. 224 a p. 225. Rio de Janeiro: Diagraphic, 2009.

18. Moritz RD. Terminalidade e cuidados paliativos na unidade de terapia intensiva. Rev Bras Ter Intensiva. 2008; 20(4): 422-28.

19. Dadalto L, Tupinambás U, Greco DB. Diretivas antecipadas de vontade: um modelo brasileiro, Rev. Bioét. (Impr.). 2013; 21 (3): 463-76.

20. Ayub-Ferreira SM, Souza Neto JD, Almeida DR, et al. Diretriz de Assistência Circulatória Mecânica da Sociedade Brasileira de Cardiologia. Arq Bras Cardiol 2016; 107(2Supl.2):1-33.

21. Martinelli Filho M, Zimerman LI, Lorga AM, et al Guidelines for Implantable Electronic Cardiac Devices of the Brazilian Society of Cardiology. Arq Bras Cardiol 2007; 89 (6): e210-e238.

22. Allen LA, Stevenson LW, Grady KL, et al. Decision making in advanced heart failure: a scientific statement from the American Heart Association. Circulation. 2012;125:1928-1952.

23. Jaarsma T, et al. Palliative care in heart failure: a position statement from the palliative care workshop of the Heart Failure Association of the European Society of Cardiology. European Journal of Heart Failure (2009); 11: 433–43.

24. Kini V, Kirkpatrick JN. Ethical challenges in advanced heart failure. Curr Opin Support Palliat Care. 2013 Mar;7(1):21-8.

25. Padeletti L, et al. EHRA Expert Consensus Statement on the management of cardiovascular implantable electronic devices in patients nearing end of life or requesting withdrawal of therapy. Europace.2010 Oct;12(10):1480-9.

26. Goldstein NE, et al. Management of implantable cardioverter defibrillators in end-of-life care. Ann Intern Med. 2004 Dec 7;141(11):835-8.

27. Magyar-Russell G, et al. The prevalence of anxiety and depression in adults with implantable cardioverter defibrillators: a systematic review. J Psychosom Res. 2011 Oct;71(4):223-31.

Aspectos Nutricionais, Odontológicos e Fisioterapêuticos no Fim da Vida

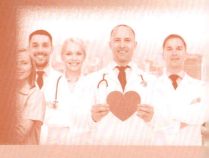

Daniel Antunes Alveno
Ana Carolina de Andrade Buhatem Medeiros
Regina Helena Marques Pereira

NUTRIÇÃO NO FIM DA VIDA

Introdução

O processo de se alimentar envolve não somente um, mais vários aspectos ou dimensões da vida que, em certo momento, parece não fazer mais sentido, sendo então motivo de negação voluntária ou involuntária por parte do paciente. O entendimento de que a sensação de finitude pode levar à inapetência com redução drástica na ingestão alimentar, iniciando por falta de interesse pela comida e mastigação lenta, chegando até mesmo à recusa total, entre outras reações, é fundamental para nortear o papel do nutricionista na equipe de cuidados paliativos.

Pacientes terminais cursam com dificuldades gravíssimas de ingestão alimentar, podendo levar até mesmo o paciente à morte por aspiração de alimentos e consequente pneumonia. A falta de apetite, muitas vezes interpretada como a falta de vontade de viver, é um dos desfechos mais indesejáveis, uma vez que o estado nutricional debilitado está totalmente correlacionado com a capacidade de metabolismo de drogas, manutenção do sistema imune e síntese proteica.[1] Esse estado de inapetência ou incompetência alimentar gera muita tensão na equipe interdisciplinar e na família. O sentimento de preservação da vida pode levar a decisões de utilizar métodos invasivos para garantir a nutrição, porém esses métodos não excluem aumento de risco de infecções, vazamento de alimento no sistema respiratório, além de reduzir gravemente a conexão do doente com seus entes queridos através da interação gerada pela alimentação oral, em companhia de familiares.

O nutricionista tem o papel de identificar as necessidades nutricionais e de hidratação, mas também de garantir a autonomia do paciente a partir de uma intervenção precoce com caráter preventivo sempre que possível, possibilitando meios e vias de alimentação na tentativa de reduzir efeitos adversos provocados pelos mais diversos tratamentos, evitando que culminem com a anorexia e/ou caquexia. Há uma necessidade de ressignificar o alimento para o paciente terminal, e esse papel não cabe somente ao nutricionista como a toda a equipe de cuidados paliativos.

FAIXA ETÁRIA E TOMADA DE DECISÃO

Doenças terminais acometem crianças, jovens, adultos e idosos sem nenhum critério discriminatório, justificando a utilização de instrumentos específicos de avaliação nutricional e cálculos de ingestão de nutrientes, porém as decisões relacionadas às vias de alimentação seguem a mesma ética que privilegia o bem-estar e a autonomia do paciente. As alterações metabólicas e imunológicas não diferem no organismo infantil, sendo, muitas vezes, mais prejudiciais devido à vulnerabilidade da criança.[2]

MÉTODOS DE AVALIAÇÃO NUTRICIONAL

A avaliação antropométrica tradicional, como determinação de Índice de Massa Corporal (IMC), percentual de gordura corporal, massa muscular e edema, não é recomendada em pacientes terminais, uma vez que qualquer desconforto físico ou emocional deve ser evitado.[3] Portanto são utilizadas escalas de avaliação como a Avaliação Subjetiva Global (ASG) e a Avaliação Subjetiva Global Produzida pelo Paciente (ASG-PPP).

A ASG é utilizada para identificar a desnutrição antes do aparecimento das alterações na composição corporal associadas à carência de nutrientes, assim como a ASG-PPP. Porém esta última conta com a participação do paciente e permite identificar aqueles em risco nutricional utilizando escore numérico. Esse instrumento apresenta sensibilidade de 98% e especificidade de 82%. Foi traduzida e validada no Brasil em 2010 e permite categorizar o estado nutricional e rastrear o grau de necessidade de intervenção profissional.

A ASG-PPP é dividida em duas partes, sendo a primeira respondida pelo próprio paciente. Investiga alteração de peso, sintomas gastrointestinais e mudanças na ingestão alimentar. A ASG-PPP tem sido usada como método de escolha para analisar a presença de desnutrição entre pacientes oncológicos.[4] O resultado fornece dois tipos de classificação: uma do estado nutricional e a outra em escores que identificam quatro níveis de risco nutricional, permitindo assim diferentes intervenções para cada um deles. Esta ferramenta já foi positivamente correlacionada a percentual de gordura e de massa muscular, apesar de apresentar fraca correlação com IMC.[1]

Como complemento podemos utilizar questionários de consumo alimentar, como o do Ministério da Saúde, que faz parte da versão de 2014 do guia alimentar da população brasileira. É um questionário de rápida aplicação e considera o imediato período após a ingestão, porém necessita de memória para identificação e quantificação do tamanho das porções, determinantes críticos da qualidade da informação. De acordo com a capacidade cognitiva do paciente, ele pode ser aplicado aos familiares e/ou acompanhantes.[4]

NECESSIDADES NUTRICIONAIS

De um modo geral consideram-se as necessidades calóricas como de 25 kcal/kg a 35 kcal/kg ao dia, e 1,0 g proteína/kg a 1,5 g proteína/kg ao dia. Porém estes valores não se aplicam na fase final da vida, considerado o prazo de menos que 90 dias de expectativa de vida. Nesta fase as calorias e proteínas serão ofertadas de acordo com a aceitação e a tolerância do paciente, com foco prioritário na promoção de conforto. A maior parte dos pacientes em cuidados ao fim da vida requer quantidades mínimas de água e alimento para saciar a fome e a sede, sendo a indicação hídrica preconizada de 500 mL ao dia a 1.000 mL, sempre adaptada à aceitação e à sintomatologia.[3]

TERAPIA NUTRICIONAL (TN)

A alimentação oral deve ser privilegiada e pode ser acompanhada de ingestão de suplementos para complementar as necessidades nutricionais. Porém a decisão de adotar técnicas de nutrição artificial como nutrição enteral ou parenteral deve ser tomada em conjunto com toda a equipe interdisciplinar e de modo a preservar o conforto, a dignidade e atender às expectativas pessoais do paciente. Apesar da ênfase no uso da via enteral sempre que possível, surgem novas evidências na literatura no sentido de que benefícios mais consistentes podem ser alcançados, especialmente no suporte nutricional de longo prazo, quando uma nutrição oral insuficiente é associada à nutrição parenteral.[5] Os objetivos da TN, além da diminuição do desconforto, são de melhorar a qualidade de vida e o bem-estar geral de saúde, incluindo a prevenção de desnutrição; redução de possível risco de infecção e promoção simultânea da cicatrização de feridas e reparação de tecidos. Entretanto, em alguns casos, a pedido do paciente competente, poderá ocorrer a cessação voluntária de alimentação.

Com relação à hidratação, considerando a inviabilidade da ingestão oral, poderá ser administrada por via entérica, intravenosa, subcutânea (hipodermóclise) ou protóclise. A hipodermóclise é a via mais adequada, e tem se revelado a que mais conforto e qualidade de vida proporciona. É menos invasiva, de fácil manipulação, e reduz o risco de trombose ou hemorragia. Mas em fase de agonia pode ser viável apenas a umidificação dos lábios com cubos de gelo ou saliva artificial.[6,7]

BIOÉTICA E NUTRIÇÃO EM CUIDADOS PALIATIVOS

O princípio da Bioética que diz respeito à autonomia inclui o direito do paciente de questionar seu tratamento e assegurar que o plano de cuidado esteja em conformidade com seu desejo. Porém, nem sempre ela está em condições plenas de tomada de decisões. Cabe ao nutricionista da equipe registrar em prontuário os detalhes de sua conduta, com a responsabilidade de identificar as necessidades de hidratação e nutricionais de cada paciente, evitando documentação incompleta e inconsistente.[8] Os princípios da autonomia apoiam os direitos do paciente em negar ou até mesmo questionar a retirada de algum tipo de terapia. Mas a questão é ainda controversa, e a atuação do nutricionista deve ser tão técnica quanto humana, beneficiando o paciente acima de tudo.

CUIDADO PALIATIVO E ODONTOLOGIA

O cuidado paliativo em odontologia pode ser definido como o manejo de sinais de sintomas bucais de pacientes com doença progressiva e avançada devido ao envolvimento da cavidade oral direta ou indiretamente pela doença ou seu tratamento.[9]

Durante a avaliação odontológica, muitas vezes o paciente em cuidado paliativo não se queixa espontaneamente de seus problemas e desconfortos com a boca por acreditar serem próprios da doença, do tratamento ou dos medicamentos em uso ou por apresentarem outras queixas mais significativas no restante do corpo. Por isso, devem ser feitas reavaliações frequentes, para a detecção precoce da dor e de outros sintomas que tendem a surgir ou a aumentar com a progressão da doença.[10]

Implicações bucais e tratamento odontológico

Doenças bucais como a cárie dentária, raízes dentárias infectadas, doença periodontal e infecções oportunistas são frequentemente negligenciadas e têm impacto na saúde geral de pacientes com doenças graves que ameaçam a vida, como as cardiopatias.[11] As necessidades de cuidados bucais diferem em cada fase de evolução da doença. Na fase final de vida, o foco do atendimento odontológico é o conforto bucal e alívio da dor[12] e a melhora da qualidade de vida.[9]

Pacientes idosos com uma insuficiência orgânica grave ou fragilidade apresentam um declínio funcional progressivo,[12] e podemos observar a gravidade e complexidade desses pacientes dependendo da presença de múltiplas morbidades associadas, do uso de dispositivos para sobrevivência, como suporte de oxigênio, sonda nasoenteral ou gastrostomia, e da capacidade funcional reduzida.

A cavidade oral é uma importante via de comunicação e afeto, e está diretamente ligada às questões de saúde nutricional. Mesmo pacientes com suporte nutricional de gastrostomia podem ser beneficiados pela alimentação de conforto, que é a possibilidade de manter o prazer de saborear um alimento de sua preferência.[13] A condição bucal insatisfatória pode levar a complicações como dor e desconforto e dificuldade para sorrir e manifestar sentimentos e emoções por comprometimento das expressões faciais.

Os cuidados com a boca são fundamentais para manter o conforto e prevenir infecções. Na fase final da doença, pacientes com insuficiência cardíaca apresentam sintomas decorrentes do baixo débito cardíaco e congestão dos órgãos como dispneia, dor, fadiga, depressão, constipação, edema de membros e náuseas,[14] muitas vezesem uso contínuo de inotrópicos (como dobutamina), o que impacta negativamente no grau de disposição dos pacientes, na vontade e na capacidade de realizar o autocuidado oral.[12]

Com repetidas internações hospitalares e perda progressiva da funcionalidade, aumentam as chances de negligência na saúde bucal, que pode desencadear algumas enfermidades, as quais provocam ardência, dor com desconforto ao paciente, como as candidíases e estomatites,[11] e muitas vezes havendo a necessidade de um cuidador no auxílio à higienização bucal.

Os pacientes em fase final de vida, com *Palliative Performance Scale* (PPS) baixo, apresentam sinais de mucosas e lábios ressecados pois têm maior dificuldade de se hidratar e realizar a própria higiene bucal, dependendo de um cuidador, portanto a boca acaba ficando mais seca.[15] Eles perdem a capacidade de expressar suas necessidades de saúde bucal aos seus cuidadores e, portanto, sofrem com dor ou infecção em cavidade bucal que poderia ser tratada. Além disso, seus familiares não priorizam o tratamento odontológico devido a sobrecarga de cuidado, impacto de doenças, dificuldades de transporte e sofrimento psíquico no final da vida.[15]

Nessa fase, além da diminuição do fluxo salivar, a mucosa bucal é mais suscetível a lesões devido às alterações do metabolismo, por isso notamos frequentemente os lábios ressecados e a presença de úlceras quanto mais próximo do óbito.[15]

Com a perda de massa muscular decorrente da caquexia cardíaca presente em fase avançada da doença, a desadaptação protética (próteses dentárias ficam soltas e frouxas) dificulta a mastigação e a alimentação, contribuindo com a perda ponderal, além de influenciar no aparecimento de hiperplasias e lesões orais ulceradas em tecidos moles, com sintomatologia dolorosa pelo trauma constante da prótese mal adaptada,[16] o que pode até mesmo acelerar o processo de morte ou levar a sérias complicações sistêmicas. O reembasamento das próteses com condicionadores de tecidos permite a estabilização das próteses e da função mandibular.[11]

A presença de arestas fraturadas, bordas cortantes e superfícies dentárias pontiagudas[11] associadas a hipossalivação pode contribuir com traumatismo mucoso e sangramento oral, principalmente nos pacientes em uso de medicação anticoagulante e/ou antiplaquetária. Medidas de hemostasia local com uso de antifibrinolíticos devem ser incluídas no planejamento odontológico.

Os problemas bucais mais comuns nos pacientes em cuidados paliativos são xerostomia, candidíase, disfagia, sensibilidade dentária, infecção bucal, dor em região orofacial e próteses desadaptadas que afetam diretamente a fala, impedindo ou dificultando a comunicação com os familiares e os profissionais de saúde.[10] Além de interferir na alimentação, com perda do apetite e dificuldade de deglutição, podem gerar quadros de dor e perda de peso significativos, com impacto negativo na função bucal, na nutrição geral e na qualidade de vida.[12] Esse é um aspecto importante, e o cirurgião-dentista deve proporcionar medidas de suporte para que se mantenha a cavidade oral limpa e livre de infecção e dor.[9]

A xerostomia (sensação subjetiva da boca seca) e a hipossalivação (diminuição do fluxo salivar) são o sintoma e o sinal mais prevalentes em pacientes em cuidados paliativos principalmente no fim de vida. Ocorrem devido a uma combinação de fatores, como insuficiência renal, desidratação, desequilíbrio metabólico e polifarmácia, uma vez que medicamentos utilizados para controle dos sintomas, como os anti-hipertensivos, opioides, anticolinérgicos e antidepressivos, têm como efeito colateral a diminuição do fluxo salivar.[17] Há uma maior chance do aparecimento de infecções oportunistas devido ao comprometimento do sistema imunológico.

A falta da saliva na cavidade oral pode ocasionar diminuição da retenção de próteses, ardência bucal, língua despapilada e fissurada, ressecamento labial, presença de crostas, aumento da saburra no dorso da língua, alterações na sensibilidade gustativa e halitose,[17] além de aumentar o risco de alterações e doenças bucais, entre elas: candidíase, cárie dentária, disfagia e dificuldade de mastigação.[10]

A disfagia causa debilidade e perda ponderal, além de ser um dos principais fatores de risco na ocorrência de pneumonia por aspiração (uma das causas de morte em idosos com comprometimento sistêmico), que, juntamente com a imunossupressão, hipossalivação e higiene bucal insatisfatória, propicia a colonização de microrganismos patógenos na orofaringe.[11]

Outro sintoma frequente e menos tolerado pelos pacientes, com a progressão da doença e os sinais de falência cardíaca, é a sede, devido à restrição hídrica diária associada ao uso de diuréticos.[18] Podemos hidratar a cavidade oral com gaze umedecida ou swab embebido em água filtrada ou estimulando a ingestão de pequena quantidade de líquidos,[17] desde que seja vontade do paciente. É muito importante orientar todos os familiares envolvidos na assistência a não forçar a ingestão de líquidos e/ou alimentos quando o paciente estiver com rebaixamento do nível de consciência, devido ao risco de broncoaspiração.

Normalmente, na fase final de vida, em processo ativo de morte o doente respira com a cavidade oral aberta, o que predispõe à ocorrência de ressecamento das mucosas e presença de crostas aderidas em palato, língua e mucosa jugal (Figura 22.1). A higiene oral deve ser realizada de maneira adaptada e individualizada em função do grau de dependência do paciente, com escova de dente, *swab* (esponja com haste flexível) ou gaze embebida em solução de clorexidina 0,12% sem álcool.[11,17] O uso de saliva artificial auxilia na manutenção da integridade da mucosa, e a hidratação à base de vaselina ajuda na proteção dos lábios (Figura 22.2).

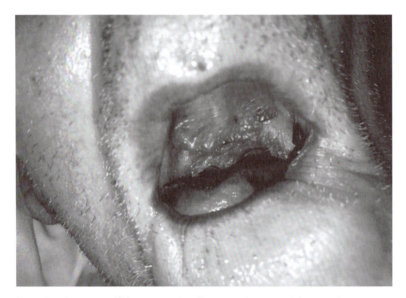

Figura 22.1. Hipossalivação, crostas, lábios ressecados. (Fonte: arquivo pessoal da autora.)

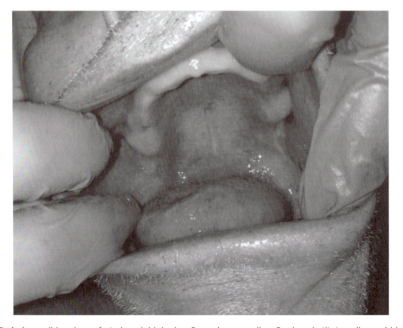

Figura 22.2. Após medidas de conforto bucal: higienização oral, com aplicação de substituto salivar e hidratante labial. (Fonte: arquivo pessoal da autora.)

Não há relatos na literatura de sinais e sintomas bucais nos pacientes com doenças cardiovasculares em cuidados paliativos, tampouco da importância do cuidado bucal. A maioria aborda uma única patologia, sendo o câncer o mais frequentemente relatado.

A saúde bucal deve ser considerada parte do plano de cuidados integral da doença nos pacientes em cuidados paliativos, principalmente quando há o comprometimento da cavidade oral e impacto na qualidade de vida.[11] Deve-se avaliar a condição clínica do paciente ao planejar o tipo de atendimento odontológico a ser realizado (preventivo, curativo e paliativo) norteado na fase de vida em que esses doentes se encontram, priorizando o alívio de sintomas, o manejo da dor e o controle de focos de infecção e da dor na fase final de vida.[12,16]

FISIOTERAPIA E CUIDADOS PALIATIVOS

A fisioterapia é uma profissão que vem ganhando espaço nas equipes multiprofissionais em cuidados paliativos. A fim de se estabelecer as melhores condutas, uma avaliação completa se torna fundamental para a determinação dos objetivos dos pacientes. Não é possível falar sobre a função de um fisioterapeuta em um caso sem antes compreender o diagnóstico e prognóstico do paciente em questão. Assim, a atuação pode ser completamente diferente em pacientes que têm horas a dias de vida ou meses a anos.[19]

De maneira geral, a fisioterapia pode contribuir para a melhora ou a manutenção da funcionalidade de modo direto ou indireto tratando outros sintomas como dor, edema, astenia, fadiga, dispneia, *delirium*, entre outros, garantindo, assim, maior qualidade de vida ou de fim de vida aos pacientes.[19]

Funcionalidade, astenia e fadiga

O objetivo de alcançar a qualidade de vida está diretamente relacionado à funcionalidade e à autonomia, pois estas apresentam declínio durante todo o processo de doença. É importante que esses objetivos sejam estabelecidos a curto prazo, enfatizando os pequenos resultados para restauração de dignidade, melhora da autoestima e reinserção na sociedade por meio da independência funcional. Para isso, é fundamental estimular o fortalecimento muscular e a capacidade cardiorrespiratória com atividades funcionais que permitam a manutenção ou a melhora de capacidades como levantar de uma cama, trocar passos, realizar higiene pessoal ou mesmo se alimentarem sozinhos ou com o mínimo de auxílio possível. Esses estímulos, quando associados a outros psicocognitivos, podem contribuir também para a melhora do *delirium*.[20] Conforme representado na Tabela 22.1, a função de um indivíduo está associada a diversos fatores que devem estar alinhados,[21] porém nem sempre isso é possível devido ao avanço da doença. Assim, é necessário adequar o processo de reabilitação constantemente. Quanto melhor a funcionalidade de um paciente, melhor a qualidade de vida ou de fim de vida que ele terá. A avaliação do perfil funcional é essencial para que se trace um plano terapêutico factível para atingir a máxima qualidade de vida do paciente em cuidado paliativo, de seus familiares e dos cuidadores.[22]

Tabela 22.1. Palliative Performance Scale (PPS)[21]

%	Deambulação	Atividade e evidência da doença	Autocuidado	Ingesta	Nível de consciência
100	Completa	Atividade normal e trabalha sem evidência de doença	Completo	Normal	Completa
90	Completa	Atividade normal e trabalha com alguma evidência de doença	Completo	Normal	Completa
80	Completa	Atividade normal com esforço; alguma evidência de doença	Completo	Normal ou Reduzida	Completa
70	Reduzida	Incapaz para o trabalho; doença significativa	Completo	Normal ou Reduzida	Completa
60	Reduzida	Incapaz para *hobbies* e trabalho doméstico; doença significativa	Assistência ocasional	Normal ou Reduzida	Completa ou períodos de confusão
50	Maior parte do tempo sentado ou deitado	Incapacitado para qualquer trabalho. Doença extensa	Assistência considerável	Normal ou Reduzida	Completa ou períodos de confusão
40	Maior parte do tempo acamado	Incapacitado para a maioria das atividades. Doença extensa	Assistência quase completa	Normal ou Reduzida	Completa ou períodos de confusão +/- sonolência
30	Totalmente acamado	Incapacitado para qualquer atividade. Doença extensa	Dependência completa	Normal ou Reduzida	Completa ou períodos de confusão +/- sonolência
20	Totalmente acamado	Incapacitado para qualquer atividade. Doença extensa	Dependência completa	Mínima a pequenos goles	Completa ou períodos de confusão +/- sonolência
10	Totalmente acamado	Incapacitado para qualquer atividade. Doença extensa	Dependência completa	Cuidados com a boca	Sonolência ou coma +/- Confusão
0	Morte				

DOR

Conhecer as características da dor percebida é fundamental para que seja possível traçar um programa de abordagem da mesma. Apesar de ser extremamente importante a determinação do local, da intensidade, do tipo, da frequência, entre outras características da dor, é comum que o fisioterapeuta se depare com dores difíceis de serem apontadas ou de terem corretamente explicadas sua localização e origem. Estudos vêm demonstrando resultados satisfatórios em dores locais com o uso da eletroanalgesia, principalmente o TENS, usado no tratamento de dores de pacientes sob cuidados paliativos. Entretanto, apesar das evidências, ainda não existe um consenso sobre a escolha da melhor modalidade analgésica.[23,24] Outros métodos bastante estudados são as técnicas de terapias manuais, como massagem clássica, drenagem linfática, liberação miofascial, entre outras, que apresentam efeitos positivos tanto locais quanto sistêmicos em pacientes em todas as fases de doença, tendo como efeito alívio de dores nociceptivas, neuropáticas e dor total. Recursos como termoterapia (aplicação de calor e frio), exercícios ativos ou movimentações passivas em pacientes sob cuidados paliativos devem ser propostos, também com indicação de alívio de dor em situações nas quais a troca postural, movimentação passiva articular e alongamentos poderiam promover o alivio da dor ou mesmo no intuito de fortalecimento visando melhora funcional a fim de que dores oriundas do imobilismo possam ser minimizadas.[23]

DISPNEIA

A dispneia é um dos sintomas mais comuns experimentado por muitos pacientes com diferentes patologias em cuidados paliativos. É muito importante estar atento às possíveis causas da dispneia, que podem ser obstruções mecânicas, metabólicas ou fraquezas musculares e caquexia. Saber avaliar a causa é fundamental para que se determine a reversibilidade ou não do quadro. No caso da fisioterapia poderemos utilizar, se for necessário, a oxigenoterapia, a ventilação não invasiva e o ventilador de mão para o auxílio do controle da dispneia. Os dois primeiros são indicados somente em casos nos quais os pacientes estão conscientes, orientados e relatam melhora significativa por um longo período com a introdução da medida. O ventilador na direção da face é indicado sempre que o paciente estiver com dispneia refratária a outras medidas, pois o vento estimula os receptores do V par de nevos cranianos trazendo sensação de alívio, preferencialmente associado a outras medidas farmacológicas como opioides e sedação paliativa sempre que necessário.[25,26]

Existem também os casos em que a dispneia é causada por acúmulo de secreções em vias aéreas. Em pacientes sob cuidados paliativos devemos evitar ao máximo a aspiração, por se tratar de um procedimento invasivo, doloroso e que causa angústia em pacientes e familiares, entretanto devemos considerar que existem diferentes graus de desconforto nesse procedimento, por exemplo, aspiração de cavidade oral pode ser realizada quantas vezes forem necessárias, pois praticamente não causa desconforto ao paciente. Tubos orotraqueais e traqueostomias devem ser aspirados ao menos duas vezes ao dia para que se verifique se a via aérea artificial está pérvia ou com formação de "rolhas de secreção". Já para a aspiração nasotraqueal fizemos um fluxograma que pode ser visto na Figura 22.3 a seguir, para nortear a decisão de aspiração dos pacientes.[26]

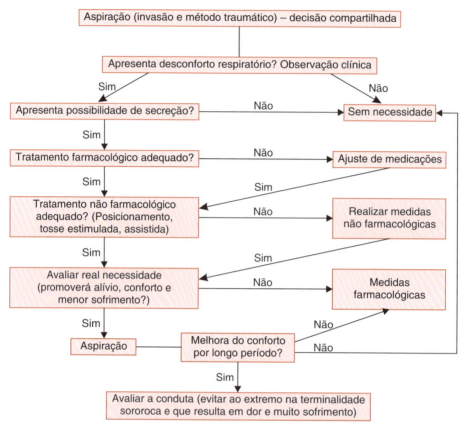

Figura 22.3. Fluxograma para decisão de aspiração nasotraqueal de pacientes sob cuidados paliativos.[26] Fonte: Marraccini e Lucato, 2017.

REFERÊNCIAS BIBLIOGRÁFICAS

1. Santos AF dos, Lima FR da S, Maciel MG, Martins ICV da S, Dias PP, Barros CM, et al. Avaliação nutricional de pacientes com câncer gástrico e de outras localizações. Rev Pesq Saúde. 2017;18(1):24-7.

2. Mello MPB, Bottaro SM. Assistência nutricional da terapia da criança com câncer. Rev Context e Saúde. 2010;10(19):9-16.

3. INCA. Consenso Nacional de Nutrição Oncológica. 2 ed. Casado L, editor. Rio de Janeiro: Ministério da Saúde, 2015. 182p.

4. Carneiro TA, Rossoni C, Velho SF, Baptistella AR, Dallacosta FM. Avaliação nutricional de pacientes com câncer em atendimento ambulatorial. Cogitare Enferm. 2017;22(4).

5. Bozzetti F. Nutritional interventions in elderly gastrointestinal cancer patients: the evidence from randomized controlled trials. Support Care Cancer [Internet]. Supportive Care in Cancer; 2018. Disponível em: http://www.embase.com/search/results?subaction=viewrecord&from=export&id=L624863089%0Ahttp://dx.doi.org/10.1007/s00520-018-4532-3.

6. Pinho-Reis C. Suporte nutricional em cuidados paliativos. Rev Nutrícias. 2012;15:24-7.

7. Corrêa PH, Shibuya E. Administração da terapia nutricional em cuidados paliativos. Rev Bras Cancerol. 2007;53(3):317-23.

8. Benarroz M de O, Faillace GBD, Barbosa LA. Bioética e nutrição em cuidados paliativos oncológicos em adultos. Cad Saúde Pública. 2009;25(9):1875-82.

9. Wiseman M. Palliative care dentistry: focusing on quality of life. Compend Contin Educ Dent. 2017; 38(8):529-34.

10. Jales SMCP, Vilas Boas PD. Avaliação orofacial e tratamento odontológico. In: Carvalho RT et al., editores. Manual da residência de cuidados paliativos: Abordagem multidisciplinar. Barueri, SP:Manole,2018. p. 887-94.

11. Jales SMCP, Siqueira JTT. O papel do dentista na equipe. In: Carvalho RT, Parsons HA, editores. Manual de Cuidados Paliativos ANCP. 2ª ed. Porto Alegre: Meridional; 2012. p. 366-72.

12. Chen X, Kistler CE. Oral health care for older adults with serious illness: when and how? J Am Geriatr Soc. 2015 Feb;63(2):375-8.

13. Friedman PK. Geriatric Dentistry Caring for Our Aging Population. 1 ed. Elsevier, 2014.

14. World Health Organization [Internet]. WHO. Global atlas on palliative care at the end of life. 2014. Disponível em: http://www.thewhpca.org/resources/global-atlas-on-end-of-life-care [acesso em 11 de março de 2019, citada em 11 de março de 2019].

15. Vilas Boas PD. Avaliação das complicações bucais na fase de vida de pacientes em cuidados paliativos. [Monografia]. São Paulo: Residência multiprofissional de saúde do idoso em cuidados paliativos do Hospital das Clínicas da Faculdade de Medicina da Universidade de São Paulo, 2017.

16. Chen X, Chen H, Douglas C, Preisser JS, Shuman SK. Dental treatment intensity in frail older adults in the last year of life. Journal of the American Dental Association 2013;144(11):1234-42.

17. Andrade ACP. Xerostomia. In: Carvalho RT et al., editores. Manual da residência de cuidados paliativos: abordagem multidisciplinar. Barueri, SP:Manole, 2018. p. 324-36.

18. Bocchi EA, Marcondes-Braga FG, Bacal F, et al. Sociedade Brasileira de Cardiologia. Atualização da Diretriz Brasileira de Insuficiência Cardíaca Crônica - 2012. Arq Bras Cardiol 2012: 98(1 supl. 1): 1-33.

19. Wittry SA; Lam NY; McNalley, T. The value of rehabilitation medicine for patients receiving palliative care. Am J Hosp Palliat Care 2018 June; 35(6): 889-96.

20. Jensen W, Bialy L, Ketels G, Baumann FT, Oeshsle K. Physical exercise and therapy in terminally ill cancer patients: a retrospective feasibility analysis. Support Care Cancer 2014;22: 1261-68.

21. Anderson F, Downing GM, Hill J, et al. Palliative performance scale (PPS): a new tool. J Palliat Care 1996;12:5-11.

22. Lai TT, Yip OM, Sham MMK. Clinical parameters of wound healing in patients with advanced illness. Ann Palliat Med 2019;8(Suppl 1):S5-S14.

23. Kumar SP. Cancer pain: a critical review of mechanism-based classification and physical therapy management in palliative care. Indian Journal of Palliative Care May-Aug 2011; 17(2).

24. Robb K, Oxberry SG, Bennett MI, Johnson MI, Simpson KH, Searle RD. A Cochrane systematic review of transcutaneous electrical nerve stimulation for cancer pain. Journal of Pain and Symptom ManagementApril 2009; 37(4).

25. Abernethy AB, McDonald CF, Frith PA, Clark K, Herndon JE, MarcelloJ, Young IH, Bull J, Wilcock A, Booyh S, WheelerJL, Tulsky JA, Crockett AJ, Currow DC. Effect of palliative oxygen versus room air in relief of breathlessness in patients with refractory dyspnoea: a double-blind, randomised controlled trial Lancet. 2010 Sept 4;376(9743):784-93.

26. Antunes BO, Alveno DA. Aspectos práticos do processo reabilitador. In: Cunha TMN, Lucato JJJ. Guia Prático de Fisioterapia e Cuidados Paliativos no Ambiente Hospitalar. 1ª edição. São Paulo: Editora Atheneu, 2017. Cap 29; p. 329-43.

Suporte Psicossocial ao Idoso Cardiopata em Cuidados Paliativos

Karla Fabiana Begosso Sampaio da Fonseca Carbonari
Rafael Trevizoli Neves
Sandra dos Santos Cruz

23
Capítulo

"quero desaprender para aprender de novo...
raspar as tintas com que me pintaram...
desencaixotar emoções, recuperar sentidos!"

Rubem Alves

CUIDADOS PALIATIVOS EM CARDIOLOGIA: A TRANSIÇÃO DO OLHAR

Introdução

É justamente daqui que partiremos, desencaixotando afetos, permitindo reaprender, recriar... contando com a inspiração de filósofos, teólogos, mulheres que são luz, gestam vidas, verdadeiros processos de cocriação envolvendo a relação entre significados e significantes.

Não basta usar a "Arte de Cuidar" como expressão capaz de protagonizar aquele que a anuncia. Mais do que isso, é urgente incorporar e realizar o *ethos* político do cuidado!

Deleuze e Guattari[1] fortalecem este propósito de definir o conceito que aqui propomos "*Slow Care*", na medida em que o concebem como pedaços ou componentes vindos de outros conceitos, respondendo algumas demandas e prováveis estratégias. Diante da aparente simplicidade ao elaborar e/ou definir o conceito "*Slow Care*" como a representação máxima da transição do olhar, experimentando um infinito particular de significados e significantes, absolutamente dinâmico, permeado de crítica, multiplicidade, intensos processos que envolvem a desidentificação, identificação, transmutação, transformação, elaboração e integração do cuidado, apontam uma outra maneira de caminhar pelo território do cuidar!

Ao definir a palavra "cuidado" – *cura* em latim –, surgiu em um contexto de relações de amor e amizade, como expressão de inquietação pelo Ser ou objeto estimado.[2]

"Cuidado" – *cogitare* – cura expressa o universo da solicitude, do ato de colocar atenção, mostrar interesse, zelar.[3] Logo, parece que ontologicamente cuidar é uma atitude, um colocar-se interessado, inquieto, responsável e afetado pelo outro.[3]

Em essência, a arte de cuidar é o que nos tece enquanto sujeitos! Somos filhos e filhas do cuidado, herdamos um modo aberto e inclusivo de abordar o sintoma, escutando-o e interpretando-o a partir da realidade singular de cada sujeito e de suas inter-relações. Assim, o mistério do cuidado é o amor unificado e diferenciado que religa o saber ao SER, o existencial ao essencial.[4]

Ao definir o cuidado, buscamos fortalecer a essência humana que somos, gozando da liberdade de interpretar o que sou, de onde vim, para onde estou caminhando e como... dando assim um novo sentido às experiências vividas, redirecionando sonhos e desejos meus e do outro que partilha o caminho. Enquanto sujeito, somos livres para transformar o processo de saúde e doença, explorando os significados a ele atribuídos, despertando os melhores recursos de enfrentamento para tais vivências. É possível resgatar em cada sujeito seu papel ativo nesse processo enquanto sujeito de sua enfermidade, atribuindo-lhe sentido.[5]

A proposição do "*slow care*" transcende o simples fato de cunhar um conceito, mas de refletir sobre o exercício do cuidar. Tomando como inspiração o primoroso trabalho de Dennis McCullough, expoente da filosofia *Slow Medicine* nos EUA, sugerindo que o *slow care* seja a essência do Cuidado Paliativo, funcionando como norteador da questão conceitual que não é algo pronto, mas fruto do tempo, tendo como expressão o movimento.[6]

Slow Care não é um conceito isolado, mas prescinde de outros, assim como a luz e a sombra, presença e ausência. Ao refletir sobre o cuidado e a maneira como cuidamos e somos cuidados, o lugar de fala é um lugar de pertencimento.

Qual então será a direção que esse conceito manifesta? *Slow Care* se move, se insere, caminha, percorre a história do conceito de cuidado, acumula expressões temporais que a ciência e a tecnologia o atravessam, interagindo com a delicadeza das particularidades de cada sujeito, sua família, seu contexto socioespírito-cultural e a equipe que o acompanha.

O *Slow Care* é a prática generosa e gentil da escuta e das escolhas permeada por um tempo *Kayrós*, plenificando a existência e dando sentido ao ato de cuidar. É o tempo que valoriza a vida, ressignifica dores, promove reconciliações dentro e fora e com o sagrado. É o tempo medido pelas batidas do coração, segundo Rubem Alves. O tempo *Kayrós* se torna tão presente que o momento se torna inesquecível, ele contempla a dimensão do encontro![7]

Slow Care é a transição do olhar da causa-efeito linear para a integralidade do sujeito que somos e cuidamos, logo essa boa prática prescinde do autocuidado. Segundo Clarissa Estés, "... quando uma pessoa vive de verdade, todos os outros também vivem... ".[8]

Slow Care envolve aceitação dos limites, compreendendo que essa escolha nos faz o melhor possível, naquele momento... responsabilizarmo-nos por nossas histórias, nossos limites são fundamentais para vivermos no presente e fazermos o melhor possível. Esse exercício diário de autoescuta nos torna disponíveis para o Outro e para uma escuta atenta e gentil para com as histórias, sentidos e significados do Outro, nos tornamos presentes...

> "Não se pode fazer grandes coisas. Só se pode fazer pequenas coisas com grande amor", segundo Madre Teresa de Calcutá.

O autocuidado é também uma maneira de cuidar do outro, dessa alteridade que sempre nos escapa... Desse modo, me preparo para o encontro com o Outro, para acolher e receber esse Outro, devolvendo a ele o que está bem... é olhar para o sujeito e não para sua doença, olhar para a família e não para sua perda... olhar para cada membro da equipe e não para suas fragilidades! Olhar para a Pessoa que está diante de nós facilita o resgate de suas potencialidades, de suas raízes, de sua essência... possibilita que essa pessoa não se identifique com o que passa, com a doença ou com o que perdeu... Permite que ela se identifique com a vida que permanece!

Slow Care é cuidar do ser e do sagrado que o habita. Quando facilitamos ao outro essa capacidade, devolvemos a ele o movimento Sagrado da vida, reapresentando-o a sua identidade potencialmente divina. Talvez precisemos começar por nós mesmos, reencontrando nossa generosidade interna... nosso Eu Sagrado assim saudará o Eu Sagrado do Outro!

Slow Care propõe reflexão sobre as prioridades, sobre estar presente em cada escolha e encontro, valorizando onde estamos, como estamos, por que estamos e para onde vamos...

> *"A vida é um presente que merecemos se nós nos entregarmos... ela é um mistério que pede para ser descoberto."*

Rabindranath Tagore

ATENÇÃO E CUIDADO AO SOFRIMENTO DA EQUIPE

Cuidado em saúde e vínculo – Por que falar de "sofrimento da equipe"?

O cuidado em saúde não pode ser pensado apenas em sua dimensão técnica (exames e procedimentos). Ele inclui aspectos relacionados ao vínculo entre pessoas: vínculo profissional-paciente, profissional-família e profissional-profissional. É sobre o impacto dessa relação nos profissionais que se fala ao se abordar o sofrimento da equipe multiprofissional no cuidado aos pacientes e familiares em fase final de vida.

O desenvolvimento de tecnologias avançadas no campo da assistência em saúde a partir do século XIX transfigurou o morrer, que de um evento único, súbito, comunitário e, muitas vezes, imponderável passou a se configurar como um processo gradual, contínuo, isolado do contexto social e "controlado". Com esta mudança, o contato entre profissionais, pacientes e familiares adquiriu contornos diferenciados, uma vez que o aumento do período de hospitalização e a convivência por longo tempo (por exemplo, semanas e meses) passaram a se tornar parte do cotidiano das instituições de saúde.[9]

De acordo com Magalhães e Melo,[9] outros fatores que contribuem para o estreitamento dos laços entre pacientes/familiares e profissionais da saúde são referentes às características do próprio processo de trabalho. O isolamento social e o confinamento são elementos frequentes da atividade laboral em instituições hospitalares, principalmente em enfermarias e unidades fechadas, como as de terapia intensiva.[8] Não são raras rotinas de trabalho em que os profissionais não sabem dizer se fora do hospital chove ou faz sol.

Além disso, o processo de cuidar demanda uma atenção minuciosa aos sinais e sintomas, um olhar constante para o outro e seu sofrimento, o que promove interações frequentes entre pacientes, familiares e profissionais. Por fim, a dificuldade de compartilhar as benesses e os desafios do cuidado em saúde com pessoas que não são da área acaba fazendo do trabalho algo solitário, incapaz de ser divido extramuros.[9,10] Um exemplo ilustrativo: quantos de nós já conversamos com nossos familiares, durante um jantar, sobre algum paciente que estava em situação crítica e ouvimos "Que horror!", "Não sei como você aguenta essas coisas...".

Seja pelas transformações do processo de cuidar, seja pela sua natureza, o estreitamento dos vínculos entre pacientes/familiares e profissionais pode desencadear reações emocionais imprevisíveis, porém manejáveis, que, somadas às condições adversas de trabalho dentro da complexidade que envolve a rotina hospitalar, contribuem para a suscetibilidade da equipe ao estresse ocupacional e ampliam as insatisfações com a profissão, gerando afastamentos e adoecimentos.[11]

O PROFISSIONAL DA SAÚDE E A MORTE

O paradigma prevalente que orienta o processo de formação dos profissionais da saúde mantém-se voltado para a abordagem curativa, com pouco ou nenhum espaço para discussão de tópicos relacionados à morte, ao morrer e aos cuidados de fim de vida.[9,10] Dois aspectos podem ser levantados para ajudar a compreender esse fato: primeiro, a definição de um paciente fora de perspectivas terapêuticas de cura é complexa, arbitrária e sem parâmetros definitivos. Mesmo os profissionais mais experientes por vezes prescindem de fazer qualquer avaliação de prognóstico, uma vez que a evolução do caso pode não se confirmar e, assim, fazê-los cair em descrédito ou dar a percepção de que "abandonaram" o paciente.[10]

O segundo aspecto a ser considerado é que a morte constitui um tabu, uma temática a ser evitada, suprimida, maquiada, principalmente no mundo ocidental, em que os valores de produtividade, longevidade e eterna juventude são fomentados pela sociedade de mercado. Assim, falar e ouvir sobre a morte é entrar em contato com aquilo que "contamina", que dá "azar", que representa um "erro", um "fracasso", uma "falha". Apesar de sua formação, o profissional da saúde também é permeado pelo discurso social e tais valores são internalizados no decorrer de seu desenvolvimento pessoal.[12-14]

De modo geral, existe uma semelhança na reação emocional de profissionais, pacientes e familiares que enfrentam uma doença grave e/ou se defrontam com a inexorabilidade da morte, isso porque tais manifestações compõem uma reação humana perante a finitude. O processo final de vida irremediavelmente leva todos os envolvidos (paciente, familiares e profissionais) a vivenciarem sentimentos de culpa, raiva, frustração, tristeza, ansiedade, irritabilidade e, principalmente, impotência. Diante dessa gama complexa de afetos, defesas como negação, minimização, racionalização e esquiva/afastamento não são incomuns, porém quando não são devidamente identificadas e trabalhadas podem afetar o processo de cuidado, seja pelo desamparo às necessidades do paciente, seja pela obstinação terapêutica.[9-14]

O desafio dos profissionais da saúde adquire contornos específicos quando pensamos nas tarefas desempenhadas pelos membros da equipe multiprofissional. Como cabe aos médicos as comunicações de más notícias (diagnóstico e prognóstico) e óbito, é frequente que eles se sintam impotentes, narcisicamente feridos diante da impossibilidade de cura e recorram a defesas como esquiva/afastamento, conspiração do silêncio e racionalização perante um paciente em fase final de vida.[12]

A equipe de enfermagem (enfermeiros e técnicos de enfermagem) é responsável pelos cuidados corporais e monitoramento de sinais e sintomas, acompanhando o paciente e seus familiares diretamente, 24 horas por dia, sete dias da semana, vivenciando não apenas o momento da morte, mas todo o sofrimento implicado no processo de adoecimento. São os profissionais com maior desgaste físico e emocional, uma vez que dividem sua atenção entre paciente e acompanhantes e a todo momento são alvo das reações emocionais dos mesmos. Apesar da satisfação e do reconhecimento que vivenciam, são os primeiros a sentirem a morte de um paciente, porém encontram dificuldades de manifestarem seus sentimentos, vivendo, com frequência, um luto não autorizado.[9,10]

Pela sua formação e conhecimento sobre saúde mental, o psicólogo recorrentemente é convocado para colaborar com o processo de elaboração de luto antecipatório de paciente e familiares, principalmente quando estes apresentam reações e comportamentos que não são necessariamente patológicos, mas com os quais a equipe não se sente preparada para lidar. Não raro, recebe ainda a demanda do luto não autorizado da equipe de saúde, além de ter que enfrentar seu próprio luto.[15]

Recentemente, a atenção aos aspectos emocionais de colaboradores indiretos dos cuidados aos pacientes com doença grave ou em fase final de vida tem ganhado destaque. A equipe de limpeza, recepcionistas, seguranças e funcionários administrativos, uma vez que se sentem corresponsáveis pelo bem-estar de pacientes e familiares e, dessa maneira, também se percebem despreparados e afetados pela morte.[16]

POSSIBILIDADES DE ACOLHIMENTO E CUIDADO AOS PROFISSIONAIS

A atenção às reações emocionais dos profissionais que cuidam de um doente grave, em processo de terminalidade, tem ganhado progressivo destaque, porém ainda são incipientes as iniciativas de cuidado, principalmente quando consideramos dispositivos coletivos/institucionais de suporte à equipe multiprofissional.[9-17]

De maneira didática, podemos dividir a atenção e cuidado aos profissionais entre estratégias individuais e estratégias coletivas/institucionais. As estratégias individuais são estratégias de autocuidado desenvolvidas pelos próprios profissionais para lidar com os conteúdos suscitados pela experiência de cuidar de alguém em fase final de vida. São exemplos de estratégias individuais:

- Busca espontânea de capacitação/treinamento/formação em tanatologia;
- Realização de psicoterapia individual e/ou outras estratégias de desenvolvimento de autoconhecimento;
- Resgate da espiritualidade;
- Utilização de práticas integrativas (meditação, acupuntura, técnicas de relaxamento etc.).

Apesar de tais estratégias serem recomendadas, é imprescindível que as instituições de saúde se corresponsabilizem pela atenção às reações emocionais suscitadas pelo cuidado aos pacientes graves e/ou em fase final de vida, desenvolvendo dispositivos que acolham, capacitem e contribuam para a promoção de qualidade de vida e de saúde de seus colaboradores. São exemplos de estratégias coletivas/institucionais:

- Redimensionamento de jornadas de trabalho e composição da equipe de cuidado, considerando as demandas às quais estão sujeitas as equipes que atuam com pacientes em fase final de vida;
- Desenvolvimento de atividades de recreação e descontração no ambiente de trabalho;
- Capacitação/treinamento das equipes por meio da realização de seminários/palestras sobre a morte e o morrer;

- Disponibilização de suporte emocional e espiritual aos colaboradores;
- Realização de grupos de reflexão para compartilhamento de experiências.

ATENÇÃO ÀS FAMÍLIAS

A Constituição brasileira, em seu artigo 226,[18] declara que a família é a base da sociedade, ou seja, a família é um espaço social em que se apresentam as regras, as normas sociais que estabelecem a relação entre os indivíduos e a sociedade. É também na família que o indivíduo aprende a perceber o mundo e se situar nele, de acordo com a classe social na qual está inserido.

Sob o ponto de vista de Szymasky,[19] a família caracteriza-se por um "(...) agrupamento humano com um núcleo em torno do qual as pessoas se unem, primordialmente por razões afetivas, dentro de um projeto de vida comum, em que compartilham um cotidiano, e, no decorrer das trocas intersubjetivas, transmitem tradições, planejam seu futuro, acolhem-se, atendem os idosos, formam crianças e adolescentes".

A nossa sociedade atribui grande importância a essa instituição, sendo ela o espaço de aprendizado para a vida em sociedade, e também o lugar dos afetos, cuidados e sentimentos, que promove, sem separação, a sobrevivência biológica e social dos seres humanos.

Ao longo da história as famílias passaram por muitas mudanças e transformações decorrentes de fatores econômicos, políticos, sociais, culturais e religiosos e, especialmente no que diz respeito aos seus arranjos e funções, desenvolveram diferentes maneiras de viver, conviver e se entender como família.

A entrada da mulher no mercado de trabalho, a queda da incidência do casamento formal, a redução do número de filhos, o crescimento dos divórcios são fenômenos estruturais que favorecem a constituição de novas configurações familiares.[20]

Essa diversidade de situações implicou no surgimento de novas possibilidades de arranjos e destituiu a predominância do modelo familiar nuclear burguês, composto por homem e mulher unidos pelo matrimônio e cuidados por seus descendentes.

Como núcleo de interação e socialização do indivíduo a família é responsável por construir laços e vínculos que perduram durante toda a vida, tornando a enfermidade de um dos seus membros uma situação que provoca sofrimento e alterações psicossociais em todo o núcleo.

> *O processo de adoecer não é apenas um acontecimento individual "(...) gera desequilíbrios que vão além do aspecto corporal do doente, exigindo reorganização em diferentes dimensões da vida da família"*
>
> Souza Gomes, 2012.[21]

A descoberta de uma doença no seio familiar abala todos os membros, porém cada indivíduo é afetado de modo singular. As reações familiares, algumas bastante próximas, outras estremecidas, interferem diretamente na comoção de cada familiar. Independentemente da qualidade dessas relações, é o núcleo familiar que acompanha o processo de doença e terminalidades desse indivíduo. Assim, a presença de uma morbidade estende-se a toda a estrutura familiar, impondo ao grupo uma necessidade de reorganização emocional, alterando, inclusive, as relações interpessoais presentes no contexto.[22]

Com isso é possível afirmar que quando um membro da família adoece significa que algo mudou na estrutura e no modo de organização do grupo e consequentemente

Suporte Psicossocial ao Idoso Cardiopata em Cuidados Paliativos

novos desafios e alternativas surgirão em busca do equilíbrio dessa estrutura, seja por meio de seus papéis, funções, padrões de enfrentamento ou regras de comunicação.

A Organização Mundial de Saúde (OMS),[23] com o objetivo de melhoria da qualidade de vida do paciente e de seus familiares, define cuidados paliativos como a prática de cuidar desenvolvida por uma equipe interdisciplinar, por meio da prevenção e do alívio do sofrimento, da identificação precoce, avaliação criteriosa e tratamento da dor e demais sintomas físicos, sociais, psicológicos e espirituais. Nessa perspectiva é possível observar que a OMS, em sua definição sobre Cuidados Paliativos, reconhece que a família também necessita de cuidados, haja vista o impacto socioemocional que ela vivencia durante o acompanhamento do seu ente querido no processo de finitude.

A doença em fase terminal pode provocar nos familiares uma série de reações emocionais, comportamentais, relacionais etc. Nesse sentido, a tarefa da equipe é estabelecer uma relação de ajuda que permita aos familiares passarem por esse processo sentindo que são acompanhados. Para além de proporcionarem os cuidados necessários à pessoa doente, os profissionais de cuidados paliativos devem também direcionar os seus esforços aos familiares e/ou pessoas relacionadas, com o objetivo de reforçar as suas capacidades e potencialidades, possibilitando assim que a família recupere a confiança, tantas vezes perdida. Esta confiança refere-se à tomada de consciência das suas próprias capacidades (do doente/família) que irão permitir transitar por esse período de vida tão sobrecarregado de experiências agudas e assim chegar à etapa da morte da melhor maneira possível.[24]

O processo adaptativo de aceitação e convivência com antecipação da perda e do risco iminente da morte traz muitos sofrimentos para as famílias. O núcleo familiar entra numa espécie de esgotamento exaustivo e emocional que os deixa em um lugar muito vulnerável, abrindo espaço a sentimentos como culpa, revolta, medos, impotência, incompreensão, entre outros.

Para um indivíduo que tem um familiar gravemente doente, a sua condição de cuidar enquanto papel socialmente determinado na maioria das vezes é incontestável.[24] Isso significa dizer que não existe uma escolha, pois essa se torna a única saída e os familiares precisam buscar o equilíbrio do grupo, conservar suas funções dentro desse paradoxo.

Dentro da família, geralmente existem pessoas que são legadas a exercerem determinados papéis, tais como o de cuidador, que depende de fatores tais como: gênero, idade, fatores geracionais, grau de parentesco com o paciente, local da residência do cuidador, tempo de que o cuidador dispõe, efetividade entre o paciente e o cuidador e personalidade daquele que cuida.[25]

As redes de suporte social também são de extrema importância para manutenção do vínculo e da segurança dos pacientes e dos familiares. Além de exercerem o papel de facilitadores na interação social, promovem auxílio material e manutenção da identidade social.

Apoiar as famílias em cuidados paliativos requer, por parte das equipes interdisciplinares, a incorporação de metodologias de trabalho que se traduzam em benefícios que favoreçam autonomia e qualidade de vida dos pacientes e de seus familiares. Assim, um estudo[26] com o objetivo de detectar capacidades que facilitam ou dificultam as ações em cuidados paliativos elencou quatro eixos que se traduziram em:

1. Eixo da prática – Quando a família consegue ter acesso a recursos práticos como ajudas técnicas e serviços de apoio domiciliário de higiene e alimentação, bem como acesso rápido ao internamento quando necessário para

controle de sintomas ou descanso do cuidador, aumenta a capacidade da família para cuidar.

2. Eixo relacional – Quando numa família se encontram presentes vínculos afetivos e boa comunicação, principalmente no que respeita à partilha de experiências, a capacidade para cuidar aumenta.

3. Eixo da experiência interna – Possuir estratégias de *coping* e conseguir manifestar sentimentos positivos, como o amor, a segurança e a esperança, são indicadores de maior capacidade familiar para cuidar.

4. Eixo do estado de saúde – Ter conhecimento acerca do estado de saúde do doente, conhecendo as consequências da doença e o que fazer quando se deparar com agravamento/descontrole de sintomas, capacita a família para cuidar.

Apesar de todo sofrimento e adversidades, a família possui uma dinâmica em constante transformação, e diante das situações encontradas ela se reorganiza, se readapta em busca do seu conforto e equilíbrio.

As capacidades emocionais básicas na família, para que esta se torne funcional, são: capacidade de gerar amor, capacidade de promover a esperança, capacidade de expressar sentimentos de uma maneira ajustada e capacidade de reflexão.[27]

Afinal, o que é o exercício da vida senão a busca pelo amor? Essa busca pelo Santo Graal da existência está em cada um de nós... na essência humana amorosa que nos liberta, à medida que nos habilitamos para integrar nossa história, as bases da nossa existência: Família!

> *"Os lugares-comuns, as frases feitas, os bordões, os narizes-de-cera, as sentenças de almanaque, os rifões e provérbios, tudo pode aparecer como novidade, a questão está só em saber manejar adequadamente as palavras que estejam antes e depois."*
>
> *José Saramago*

REFERÊNCIAS BIBLIOGRÁFICAS

1. Deleuze G, Guattari F. O que é a filosofia? Rio de Janeiro: Ed. 34, 1992.

2. Fernandes M, Silva MJP. Cuidar em Enfermagem é assim.... São Caetano do Sul (SP): Difusão; 2006.

3. Heidegger M. Ser e tempo, Parte I e II. 3a ed. Petrópolis: Vozes; 2008.

4. Leloup JY. Uma arte de cuidar. Petrópolis; 2007.

5. Kerrigan Jr CG. Slow medicine: the barrier on the bridge. J Gerontol Nurs. 2017; 43(5): 49-50.

6. Sellman D. Does the slow movement have anything to offer nursing education? Nurse Educ Today; 2014; 34: 1414-1416.

7. Silva MJP (Org). Qual o tempo do cuidado? Humanizando os cuidados de Enfermagem. São Paulo (SP): Loyola; 2004.

8. Estes CP. A ciranda das mulheres sábias: ser jovem enquanto velha, velha enquanto jovem. Rio de Janeiro(RJ): Rocco, 2007.

9. Magalhães MV & Melo SCA. Morte e luto: o sofrimento do profissional da saúde. Psicologia e Saúde em Debate. 2015 abril; 1(1): 65-77.

10. Kappaun NRC, Gómez CM. O trabalho de cuidar de pacientes terminais com câncer. Ciência & Saúde Coletiva. 2013; 18(9): 2548-2557.

11. Santos MA. Perto da dor do outro, cortejando a própria insanidade: o profissional de saúde e a morte. Revista da SPAGESP. 2003; 04(4): 43-51.

12. Mendes JA, Lustosa MA, Andrade MCM. Paciente terminal, família e equipe de saúde. Rev. SBPH. 2009; 12(1): 151-173.

13. Carvalho JS, Martins AM. A morte no contexto hospitalar: revisão de literatura nacional sobre a atuação do psicólogo. Rev. SBPH. 2015 ago-dez; 18(2): 129-142.

14. Hermes HR, Lamarca ICA. Cuidados Paliativos: uma abordagem a partir das categorias profissionais de saúde. Ciência & Saúde Coletiva. 2013; 19(9): 2577-2588.

15. Ferreira RA, Lira NPM, Siqueira ALN, Queiroz E. Percepções de psicólogos da saúde em relação aos conhecimentos, às habilidades e às atitudes diante da morte. Revista Psicologia: Teoria e Prática. 2013 jan-abr; 15(1): 65-75.

16. Jors K, Tietgen S, Xander C, Momm F, Becker G. Tidying room and tending hearts: na explorative, mixed-methods study of hospital cleaning staff's experiences with seriously ill and dying patients. Palliative Medicine. 2017; 31(1): 63-71.

17. Pereira CP, Lopes SR. O processo de morrer inserido no cotidiano de profissionais da saúde em Unidades de Terapia Intensiva. Rev. SBPH. 2014 ago-dez; 17(2): 49-61.

18. Brasil. Constituição Federal da República Federativa do Brasil, 5 de outubro de 1988. Brasília: Senado Federal, 1988.

19. Szymanski H. Viver em família como uma experiência de cuidado mútuo: Desafios de um mundo em mudança. Serviço Social e Sociedade, 2002. 71: 9-25.

20. Guerreiros D, Azevedo. Família e trabalho social: intervenções no âmbito do Serviço Social. Revista Katálsis, Florianópolis, 2010. 1:126-132.

21. Souza MGG, Gomes AMT. Sentimentos compartilhados por familiares de pacientes oncológicos em tratamento quimioterápico: um estudo de representações sociais, Revista de Enfermagem, Rio de Janeiro, 2010. 20(2):149-154.

22. Schmidt B, Gabarra LM, Gonçalves JR. Intervenção psicológica em terminalidade e morte: relato de experiência, Paidéia (Ribeirão Preto), 2011. 21(50):423-430.

23. World Health Organization (WHO). Definition of Palliative Care [Internet]. Geneva; 2015 [cited 2015 May 13]. Available from: http://www.who.int/cancer/palliative/definition/en.

24. Hudson P. How well do family caregivers cope after caring for a relative with advanced disease and how can health professionals enhance their support?. J Palliat Care Med, 2006. 9(3):694-703.

25. Lopes FS. Desvelos. Novas configurações familiares: Desafios em Saúde. Holambra: Editora Setembro, 2015.

26. Fratezi FR; Gutierresz BAO. Cuidador Familiar do idoso em cuidados paliativos: o processo de morrer no domicílio. Ciencias e Saude Cletiva, São Paulo, 2010. 16(7):126-132.

27. Reigada C, Gonçalves E, Silva E. Importância da despistagem precoce de factores de risco social em cuidados paliativos. DOR, 2008. 16(3):21-26.

28. Meltzer D. El paper educatiu de la família: un model psicoanalític del procés d'aprenentatge. Barcelona: Comp. Espaxs, 1989.

Legislação sobre Terminalidade de Vida no Brasil

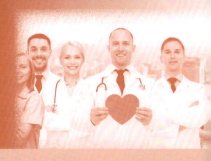

Ricardo Tavares de Carvalho

INTRODUÇÃO

No contexto de Cuidados Paliativos é comum a existência de dúvidas sobre a regulação e adequação da prática às questões ligadas à legislação brasileira. Nesse sentido cabe esclarecer que não se trata de uma legislação referente ao Cuidado Paliativo, posto que essa é uma prática assistencial aplicada no contexto de doenças ameaçadoras da vida já reconhecida mundialmente. Mais que isso e mais abrangente é discutir a legislação brasileira no que se refere ao final da vida, pois trata-se de uma fase limítrofe em que a aplicação dos novos conhecimentos e avanços tecnológicos pode entrar, e frequentemente entra, em conflito com valores e a compreensão dos pacientes e familiares sobre sentido de vida e manifestação de autonomia legítima baseada em informação, compreensão e articulação, que envolve dados técnicos e valores para a tomada de decisões que estejam amparadas nos padrões da nossa legislação.

LEGISLAÇÃO SOBRE O FINAL DA VIDA EM CARDIOLOGIA

Não existem aspectos que façam a discussão da legislação sobre o final da vida ser especial ou diferenciada em Cardiologia. Os mesmos critérios e parâmetros deverão ser usados para a tomada de decisões sobre realização ou suspensão de procedimentos sustentadores de vida, incluindo a retirada, quando indicado, de marca-passos e outros dispositivos implantáveis. Da mesma maneira, faz-se necessário o reconhecimento claro da evolução da doença para identificar-se o momento da terminalidade e da fase final de vida desses doentes, momentos em que a boa prática de Cuidado Paliativo se faz dever do profissional de saúde. Finalmente, a perspectiva de poder deixar registrados de maneira textual seus desejos e vontades no que diz respeito a tratamentos a que quer ou não ser submetido no final de sua vida é direito dessa população de cardiopatas que passam por uma longa trajetória de doença e precisam ser empoderados com elementos técnicos, pelos profissionais de saúde, para traçarem seu plano de cuidados juntamente com seu médico.

Desse modo, como em qualquer outro diagnóstico, os cardiopatas devem gozar do direito de ter sua autonomia e dignidade respeitadas seguindo os mesmos padrões éticos e de legislação usados na discussão de outras doenças e situações clínicas.

A PRÁTICA DO CUIDADO PALIATIVO E A LEGISLAÇÃO BRASILEIRA

Cuidado Paliativo diz respeito a uma prática que visa alívio de sofrimento num contexto de adoecimento grave e potencial ameaça à vida através de um olhar técnico e empático sobre todas as necessidades e dimensões do ser humano durante toda a trajetória da doença.

Equívocos conceituais fazem com que o entendimento dessa assistência, que deve fazer parte de qualquer boa prática em Saúde, seja compreendido como algo que negligencia tratamentos quando o contexto é de iminência da morte.

Dessa maneira, é comum a crença de que a prática de Cuidados Paliativos poderia levar a problemas de ordem jurídica e criminal. Entretanto, o ordenamento jurídico no mundo, e também no Brasil, reconhece a terminalidade da vida e o processo de morrer como instâncias técnicas da prática médica e que sua abordagem é da alçada do profissional da saúde. Não cabe à Justiça apontar uma prática e decidir arbitrariamente por sua ilegalidade sem avaliar a circunstância e os elementos técnicos em cada situação, de maneira individual.[1]

As eventuais denúncias e demandas relativas a qualquer aspecto da prática médica deverão ser avaliadas pela documentação contida na história clínica e exames no prontuário medico, documento considerado de fé pública (os registros são a representação da verdade).

Assim, a qualidade e o detalhamento das informações contidas nesse documento são sempre fundamentais para qualquer tipo de averiguação, sindicância ou processo que possam porventura ocorrer.

A crença de que deixar que a morte de uma pessoa siga seu curso natural (na circunstância da evolução do que chamamos "processo ativo de morte") possa ser encarada como crime é comum, pois, de acordo com o Código Penal Brasileiro, "matar " é considerado fato tipificado que caracteriza crime, seja por comissão (ação) ou omissão. Além disso, se o fato ocorrer no exercício da profissão, por negligência, imprudência ou imperícia, a pena de reclusão será aumentada (art 121 §4 – Código Penal Brasileiro).

Isso aterroriza, indevidamente,[2] o profissional de saúde consciente de uma prática técnica e a serviço do bem-estar do paciente.

Entretanto, no artigo 13, §2 do mesmo Código, quando se fala da relação de causalidade num crime, especificamente com relação a omissão/negligência que poderia levar à morte, a omissão só será considerada penalmente relevante se o omitente podia ou devia evitar o resultado final.

Sendo a fase final da vida e o "processo ativo de morte" uma circunstância a ser diagnosticada, que pode durar de dias a semanas,[3] e irreversível, caracterizada essa fase, entende-se que procedimentos que visem evitar sua ocorrência serão fúteis, danosos e poderão prolongar o tempo de morte e gerar grande sofrimento.

Assim, nessa situação não há como evitar o resultado, a morte. Portanto, a omissão de procedimentos sustentadores de vida não é penalmente relevante.

Portanto, não pode haver criminalização em não se empreender procedimentos fúteis.

Entendida dessa maneira, a realização de procedimentos para impedir a morte em curso (irreversível) não está de acordo com o que a lei permite e poderá ser caracterizada como "constrangimento ilegal" (Código Penal, artigo 146).

Concluindo, a prática de distanásia ou prolongamento inadequado do processo de morrer pode ser tipificada como crime, e processos dessa natureza começam a surgir pelo Brasil, gerando jurisprudência no tema.

O Cuidado Paliativo reconhece a morte como um processo e colabora para a sua condução natural, com intervenções proporcionais visando promover conforto, interação familiar e evitar o sofrimento. Esse aspecto é altamente desejável, tecnicamente apropriado e reconhecido como boa prática em Saúde.

RETIRADA E NÃO INTRODUÇÃO DE PROCEDIMENTOS SUSTENTADORES DE VIDA

Nos últimos 15 anos, principalmente após a fundação da Academia Nacional de Cuidados Paliativos (ANCP), em 2005, houve uma preocupação com a regulamentação da prática de Cuidados Paliativos no Brasil.

Foi instaurada em 2006, pelo Conselho Federal de Medicina (CFM), a Câmara Técnica de Terminalidade da Vida e Cuidados Paliativos.

Os trabalhos desse grupo levaram à redação de um importante documento: a Resolução 1805, em 2006, que permitia ao médico a suspensão de procedimentos sustentadores de vida em caso de doença grave e incurável. Ficou conhecida como a "resolução da ortotanásia".

Essa resolução foi imediatamente cassada pelo Ministério Público do Distrito Federal com a alegação de incitar a eutanásia no país.

A compreensão foi de que ortotanásia era sinônimo de eutanásia passiva (por omissão).

Após longo período de análise pelo Ministério Público Federal, diversas reportagens na mídia e manifestações da sociedade sobre o assunto, em 1º de dezembro de 2010 o parecer julgou a resolução como legal e não ferindo nenhum aspecto da Constituição, em parecer bastante extenso e esclarecedor.[1]

De acordo com o entendimento jurídico dos membros da Câmara Técnica de Terminalidade da Vida e Cuidados Paliativos do CFM, todo esse processo dá à Resolução 1805/2006 o que se chama de efeito *"erga omnes"*,[4] gerando jurisprudência na compreensão do tema.

NOVO CÓDIGO DE ÉTICA MÉDICA

Em 2018, foi realizada a última revisão do Código de Ética Médica.[5]

Pela primeira vez o termo "Cuidado Paliativo" foi escrito num Código de Ética Brasileiro (Princípio Fundamental XXII, artigos 36 e 41).

O grande avanço refere-se ao reconhecimento de que existem doenças irreversíveis e terminais e o DEVER do médico em evitar procedimentos fúteis e obstinados para sustentação da vida nesses casos e promover Cuidados Paliativos para esses pacientes.

Dessa maneira, a prática de Cuidados Paliativos não é opcional ou de exceção, mas deve ser a regra para a condição de terminalidade de vida.

RESPEITO À AUTONOMIA

É considerada uma prática ética e sempre desejável o respeito à dignidade e ao direito de expressão do indivíduo, provendo-o de informações completas e contextualizadas para que possa, no exercício pleno de suas faculdades mentais, expressar-se autonomamente, em respeito à sua vontade, sobre tratamentos e procedimentos no final de sua vida.

Essa situação já foi prevista pela Lei Estadual 10.241, de 1999 (conhecida como Lei Covas),[6] que discorre sobre os direitos dos usuários dos serviços de saúde no estado de São Paulo.

Tendo em vista o reconhecimento de que a prática de promoção de paliação do sofrimento em condição de terminalidade está de acordo com o ordenamento jurídico e com o código de Ética Médica, parece-nos adequado delinear o papel do indivíduo doente como ator do processo de tomada de decisão compartilhada sobre os tratamentos que considera adequados receber numa situação de fim de vida, irreversível e de maneira assegurada, caso não possa se expressar livre e autonomamente nesse momento.

Nesse contexto, surge a discussão sobre as Diretivas Antecipadas de Vontade, como a Resolução do CFM 1995/2012.[7]

O desejo do paciente e da família deve sempre ser levado em conta na tomada de decisão, de modo compartilhado. Porém, a decisão técnica sobre as condutas é do profissional de saúde.

Quanto mais avançado o processo de doença, mais os valores da pessoa doente são importantes para ações focadas no conforto e alívio do sofrimento. Na prática, essa última fase se destina ao resgate e aos significados de vida. No processo ativo de morte, o papel do profissional é proteger o paciente de intervenções e ocorrências que levem ao sofrimento.

Durante todo o processo, o paciente tem assegurado seu direito à recusa de tratamentos e procedimentos médicos, atestada com testemunha e salvo se acarretar risco à saúde pública (Portaria GM/MS 675/2006).

Assim, a boa prática clínica na terminalidade, sem litígios e mal-entendidos, está baseada em um processo de cuidados planejados que incluam a prática de Cuidados Paliativos nas situações de doença avançada e fim de vida e que levem em conta a autonomia e os direitos dos pacientes e dos familiares à participação no processo de tomada de decisão.

REFERÊNCIAS BIBLIOGRÁFICAS

1. http://s.conjur.com.br/dl/sentenca-resolucao-cfm-180596.pdf (acesso em 28/03/2019).
2. Torres JHR. Deixar morrer é matar? Revista do Conselho Regional de Medicina do Estado de São Paulo2008; 43.
3. Kira CM. As últimas 48h de vida. Cuidado Paliativo Cremesp 2008.
4. Moritz RD, (org.). Conflitos Bioéticos do viver e do morrer – CFM, 2011. Disponível em: www.portal.cfm.org.br/imagens/stories/bibliotec/conflitos.pdf (acesso em 03/04/2019).
5. www.portal.cfm.org.br/imagens/stories/bibliotec/conflitos.pdf (acesso em 03/04/2019).
6. https://governo-sp.jusbrasil.com.br/legislacao/168477/lei-10241-99 (acesso em 05/04/2019).
7. http://www.portalmedico.org.br/resolucoes/cfm/2012/1995_2012.pdf (acesso em 05/04/2019).
8. http://www.saude.pr.gov.br/arquivos/File/CIB/LEGIS/PortGMMS_675_30marco_2006_carta_dos_direitos.pdf (acesso em 08/04/2019).

ÍNDICE REMISSIVO

A

Absorção, 55, 56
Abuso físico, 11, 24
Academias, 159
Acidente vascular encefálico, 94, 120
Ácidos graxos poli-insaturados, 78
Acolhimento e cuidado aos profissionais, 245
Acompanhamento psicológico, 37
Adesão terapêutica, 60
Ado-trastuzumabe entansina, 205
Adoecimento psíquico em idosos cardiopatas, 35
Afatinibe, 205
Alergia, 86
Alta
    da reabilitação, 157
    hospitalar, 142
    por intercorrência, 158
    por objetivos
        atingidos, 157
        não atingidos, 158
        parcialmente atingidos, 158
    por solicitação, 158
Alterações
    farmacocinéticas, 55
    farmacodinâmicas, 55
    relacionadas à idade no metabolismo
        dos fármacos, 64
Amiodarona, 58
Amplitude de movimento, 147
Anamnese completa, 146
Antagonistas de canais de cálcio, 58
Anti-inflamatórios não esteroides, 58
Antiagregantes plaquetários, 58
Anticolinérgicos, 58
Antidepressivos tricíclicos, 58

Antraciclinas, 205
Apoio formal e informal, 26
Aposentadoria, 33
Aspectos
    fisiológicos, 32
        ligados ao aparelho motor, 85
    psicológicos, 33
    psicossociais, 32, 85
    sociais, 33
Assistência domiciliar, 39
Astenia, 235
Atenção
    básica de saúde, 12
    domiciliar no âmbito do SUS e, 21
    Primária à Saúde (APS), 169
Atendimento ao idoso, 38
Ativação da intenção, 173
Atividade(s)
    de vida diária (AVD), 13
    domiciliar, 159
    rural, 159
Ausculta, 147
Autocuidado, 170
Autonegligência, 24
Avaliação
    antropométrica de idosos, 75
    da composição corporal de idosos, 77
    da estatura, 76
    da massa corporal, 76
    da medicação prescrita, 60
    funcional, 148
    geriátrica ampla, 68
    muscular, 147
    neurológica, 148
    postural, 147
    pré-participação, 118, 126
    Subjetiva Global (ASG), 230
    Subjetiva Global Produzida pelo
        Paciente (ASG-PPP), 230

B

Baixa adesão ao tratamento
  medicamentoso, 66
Benzodiazepínicos, 58
Betabloqueadores, 58
Bioética, 231
Bloqueadores
  alfa-1, 66
  alfa-adrenérgicos, 58
  de receptores da angiotensina II, 65
  dos receptores AT1 da
    angiotensina I, 58

C

Cálcio, 78
Câncer, 204
  de cabeça e pescoço, 204
  e eventos tromboembólicos, 205
Candidíase bucal, 207
Capecitabina, 205
Cardiologia e cuidados paliativos, 241
Cardiopatia manejo de sintomas no
  idoso com, 219
Cardioversor desfibrilador implantável, 226
Cárie dentária, 206, 232
Casais, 42
  homossexuais com ou sem crianças, 42
Cavidade oral, 232
Centros comunitários, 159
CFS (*Clinical Frailty Scale*), 138
Circunferência da cintura (CC), 77
Clubes, 159
Comorbidade de ordem psíquica, 35
Conciliação medicamentosa, 60
Condicionamento físico aeróbico, 150
Conselho Nacional
  do Idoso, 20
  dos Direitos do Idoso (CNDI), 20
Consensos internacionais sobre
  o processo de envelhecimento
  populacional, 5
Constipação, 221
Consumo máximo de oxigênio, 105
Coordenação de Saúde da Pessoa Idosa, 21
Corticosteroides, 221

Creatina, 89
Cuidado, 241
  em saúde e vínculo, 243
Cuidador, 25
  de pacientes crônicos, 47
  definindo um, 46
  principal, 46
Cuidados
  circulatórios, 186
  paliativos, 213, 215, 216, 222, 251
    e a legislação brasileira, 252
    e odontologia, 231
    em cardiologia, 241

D

Dados
  antropométricos, 147
  clínicos, 146
Dasatinibe, 206
Daunorrubicina, 205
Débito cardíaco, 106
Demência(s), 197
  vascular, 36
Depressão, 196
  em pacientes cardiovasculares, 36
Desmame da NP, 97
Dexametasona, 221
Diabetes mellitus, 121, 195
Diálise, 220
Dieta do idoso dificuldades e
  limitações na, 83
Digoxina, 58, 66
Dinâmicas familiares, 41
Direitos sociais do idoso, 17
"Diretrizes para o cuidado das pessoas
  idosas no SUS: proposta de modelo de
  atenção integral", 21
Disfagia, 233
Disfunção
  pulmonar, 141
  ventricular esquerda, 142
Dislipidemia, 122
Dispneia, 220, 237
Dispositivos implantáveis cardíacos, 224
Distribuição de fármacos, 55, 56
Diuréticos, 58

poupadores de potássio, 65
Dobutamina, 221
Docetaxe, 205
Doença(s)
 arterial coronariana, 127, 145
  prescrição de exercício, 149
 associadas ao envelhecimento, 85
 cardiovasculares
  microbiota intestinal e, 79
  polifarmácia e, 53
  prescrição de exercício físico, 131
 crônicas não transmissíveis, 32
 de Alzheimer, 197
 de Parkinson, 197
 na família, 44
 periodontal, 201
 renal crônica, 120
Dor, 221, 237
Doxorrubicina, 205
Drogas e seus efeitos na ingestão de
 nutrientes, 86

E

Edema agudo de pulmão de origem
 cardiogênica, 142
Edmonton Symptom Assessment Scale
 (ESAS), 216
Ejeção ventricular, 106
Encaminhamento médico, 146
Endocardite infecciosa, 192
Entrevista, 146
 motivacional, 175
Envelhecimento
 e incapacidade, 138
 efeitos biológicos do, 105
 fisiológico, 32
 gênero e racismo, 11
 muscular, 106
 populacional, 31
  brasileiro e as políticas de saúde, 3
 processo de, 4
 sobre o metabolismo dos fármacos, 54
Epirrubicina, 205
Equilíbrio, 110, 147
Erlotinibe, 206
Escala de Fragilidade Edmonton ou a
 Rockwood, 138

Estatinas, 58
Estatuto do Idoso, 13, 20, 43
Estresse, 147
Exame(s)
 complementares, 146
 físico, 147
 laboratoriais, 146
Excreção de fármacos, 55, 56
Exercício(s)
 aeróbio, 110
 cardiorrespiratório, 108
 de equilíbrio e coordenação, 151
 físico efeitos do, 107
 resistido, 108, 110

F

Fadiga, 221, 235
Família(s), 25, 26, 41, 246
 adotivas, 42
 extensas, 42
 monoparentais, 42
 nuclear, 42
 reconstituídas depois do divórcio, 42
 temporárias, 42
Farmacocinética, 63
Farmacodinâmica, 63, 64
Ferramentas eletrônicas, 68
Fisioterapia
 cardiovascular, 145
 e cuidados paliativos, 235
Flexibilidade, 110, 147
Fluoropirimidinas, 205
5-fluorouracil, 205
Força muscular, 147
Fragilidade, 107, 148, 69
Fraqueza, 69
Frequência cardíaca de repouso, 106
Função cardiovascular, 106
Funcionalidade, 235

H

Hábitos
 alimentares, 80
 de vida, 147
Hidratação do paciente idoso em estado
 crítico, 93

– β-Hidroxy-β-Metilbutirato – HMB, 88
Higiene bucal do idoso, 202, 203
Hiperplasia fibrosa inflamatória, 207
Hipertensão arterial, 120, 194
Hiponatremia, 94
Hipossalivação, 203, 233
Hipotireoidismo, 196
Home Care, 39

I

Idarrubicina, 205
Idoso, conceito de, 22
IECA/BRA, 66
Impacto emocional trazido pelo
  adoecimento somático, 36
Inatividade física, 69
Incapacidade envelhecimento e, 138
Indicadores de qualidade no paciente
  idoso crítico, 98
Índice
  de Alimentação Saudável (IAS), 84
  de Fragilidade do Fenótipo de Fried
    (PFI), 138, 139
  de Massa Corporal (IMC), 76, 230
  de Qualidade da Dieta revisado
    (IQD-R), 84
  tornozelo-braquial, 148
Infarto agudo do miocárdio, 120
Inibidores
  da enzima conversora da
    angiotensina, 58
  de tirosina cinase, 206
Insuficiência
  arterial, 186
  cardíaca, 120, 128, 152, 193
    crônica, 141, 145
      prescrição de exercício para
        idosos com, 152
Interações medicamentosas, 57, 65, 85
  entre fármacos e doença, 65, 66
Intervenção
  Breve, 175
  Implementation Intention, 173
Intolerância
  à atividade, 180, 182
  alimentar, 86
  ao exercício, 130

L

Lapatinibe, 205, 206
Legislação sobre o final da vida em
  cardiologia, 251
Lentidão, 69
Lesões de tecidos moles, 206, 207
Leucina, 78, 88
Lítio, 66

M

Manejo nutricional do paciente idoso, 93
Marca-passo, 225
Marcadores bioquímicos no idoso, 79
Marcha, 147
Maus-tratos, 24
Medicamentos inapropriados para
  idosos, 59
Medicina
  de precisão, 67, 68
  personalizada, 68
Metabolismo, 56
Métodos de avaliação nutricional, 230
Microbiota intestinal, 79, 80
Ministério da Saúde, 22
Miocardiopatias, 195
Modelo(s)
  de cuidado integrado, 179
  de efetivação da ação, 173
  de estágios de mudança, 173
  de saúde, 67
  motivacionais, 173
Morfina, 221
Morte, 244
Mudança de comportamentos, 171

N

N-óxido de trimetilamina (TMAO), 80
Necessidades nutricionais, 230
Negligência, 22, 24
Neratinibe, 205
Networks, 26
Nilotinibe, 206
Novas tecnologia, 67
Novo código de ética médica, 253
Nutrição no fim da vida, 229

O

Obesidade, 121
Odontologia e cuidados paliativos, 231
Ômega 3, 78, 89
Opioides, 220

P

Paclitaxel, 205
Palliative Performance Scale (PPS), 216
PAR-Q, 115
Parâmetros bioquímicos, 79
Parques e praças, 159
Pazopanive, 206
Pertuzumabe, 205
Planejamento
    de ação, 173, 174
    de enfrentamento de obstáculos, 174
Polifarmácia, 53, 222
    consequências no idoso, 56
    e doenças cardiovasculares, 53
    estratégias para controle da, 59
Política Nacional
    da Saúde do Idoso (PNSI), 20
    de Saúde da Pessoa Idosa
        (PNSPI), 11, 20
    do Idoso, 20
Políticas
    de saúde para promoção do
        envelhecimento ativo, 110
    públicas direcionadas ao idoso, 19
Ponatinibe, 206
Prática de exercícios físicos regulares por
    idosos, 115
Prescrição
    de exercício, 118
        doença arterial coronariana, 149
        doenças cardiovasculares, 131
        físico domiciliar, 159
        insuficiência cardíaca crônica, 152
        para idosos, 109
    de medicamentos para idosos
        cardiopatas, 70
    em cascata, 60
Pressão arterial sistólica, 106
Prevenção de quedas, 186
Problemas ortopédicos, 147

Procedimentos sustentadores de vida, 253
Profissional da saúde e a morte, 244
Programa(s)
    Farmácia Popular, 21
    Melhor em Casa, 21
    Nacional de Imunização (PNI), 21
    Viaja Mais Melhor Idade, 22
    de Saúde da Família (PSF), 39
    de treinamento físico e fatores de
        risco, 120
Promoção do autocuidado no paciente
    com doença crônica, 170
Proteína, 78, 88

Q

Qualidade de vida, 148
Questionário FRAIL, 138
Quimioterapia, 205

R

Reabilitação cardiovascular baseada em
    exercício físico, 125, 139, 145
Reações adversas, 56
Recomendações calóricas e proteicas, 97
Rede(s), 26
    de Atenção à Saúde da Pessoa Idosa
        (RASPI), 21
    de suporte social, 25, 26
Relação
    do cuidado-cuidador, 47
    terapêutica, 39
Renda mensal vitalícia, 6
Resistência muscular, 150
Respeito à autonomia, 254
Restrição calórica, 78
Revisão e otimização do esquema
    medicamentoso, 60
Risco
    cardiovascular para a prática da
        atividade física, 116
    de quedas, 180, 182, 183

S

Sarcopenia, 121
    rastreio e avaliação da, 86
    suplementos nutricionais e, 87

Saúde
   bucal, 191 192
      do idoso no Sistema Único de
         Saúde, 198
      integral intersetorial, 14
      Não Tem Preço, 21
Sede, 233
Serviço social, 25
Serviço Social do Comércio (SESC), 22
Sessão de treinamento, 150
Sinais vitais, 147
Síndrome
   coronária aguda, 174
   da fragilidade no idoso, 107, 138
Sintomas psicológicos, 221
Sistema nervoso, 147
Sistema Único de Saúde
   implantação do, 12
   saúde bucal do idoso no, 198
Slow care, 242
Sofrimento da equipe, 243
Sono, 147
Sorafenibe, 206
Sunitinibe, 206
Suplementos nutricionais
   ao paciente idoso crítico, 95
   e sarcopenia, 87
Suporte emocional ao idoso, 36

T

Taxanos, 205
Tecnologias de saúde, 67
Telemedicina, 68
Telerreabilitação, 163
Teoria do apego, 48
Terapia(s)
   antiandrogênica, 206
   Anti-Her, 205
   nutricional, 100, 231
      no idoso criticamente enfermo, 95
Teste
   de avaliação cardiovascular, 148
   de esforço, 118, 119, 148
      físico dinâmico
         contínuo do tipo degraus, 148
         descontínuo, 148

   ideal, 119
   ergoespirométrico ou
      cardiopulmonar, 119
   ergométrico, 119, 129
Tipo de exercício, 110
Trastuzumabe, 205
Tratamento odontológico, 232
Trato gastrintestinal, 79
Treinamento
   de resistência, 151
   físico, 129
Trimetilamina (TMA), 80

U

Úlcera traumática, 207
Unidades Básicas de Saúde (UBS)
   com Estratégia de Saúde da Família
   (ESF), 159

V

Valvopatias, 195
Vandetanibe, 206
Varfarina, 65, 66
Ventilação
   mecânica não invasiva, 153
   não invasiva, 220
Vínculo, 48
Violência contra os idosos, 11, 22, 23
   fatores de risco para, 25
   física, 11, 23, 24
   institucional, 24
   intrafamiliar, 24
   moral, 24
   psicológica, 24
   urbana, 23
Vitamina
   C, 78
   D, 78, 89
Volume
   de líquido corporal excessivo, 180, 182
   infundido, 95
   prescrito, 95
Vulnerabilidade, 44

X

Xerostomia, 202, 203, 222, 233